어지럼과 이명
그림으로 보다

어지럼 · 이명의 진단과 치료 실전 매뉴얼

2010

어지럼과 이명 그림으로 보다

어지럼 · 이명의 진단과 치료 실전 매뉴얼

2010년 8월 25일 초판 1쇄 발행
2017년 6월 20일 초판 2쇄 발행

저자 / 한병인 임준성 김지수 김태유 송현석 오희종 이호원
그림 / 한병인

발행자 / 박홍주
영업부 / 장상진
관리부 / 이수경
디자인 / 이산

발행처 / 도서출판 푸른솔
편집부 / 715-2493
영업부 / 704-2571~2
팩스 / 3273-4649
주소 / 서울시 마포구 도화동 251-1 근신빌딩 별관 302호
등록번호 / 제 1-825

값 / 48,000원

ISBN 978-89-93596-14-4 (93510)

어지럼과 이명
그림으로 보다

어지럼 · 이명의 진단과 치료 실전 매뉴얼

대표저자 한병인
임준성 김지수 김태유 송현석 오희종 이호원

푸른솔

C O N T E N T S

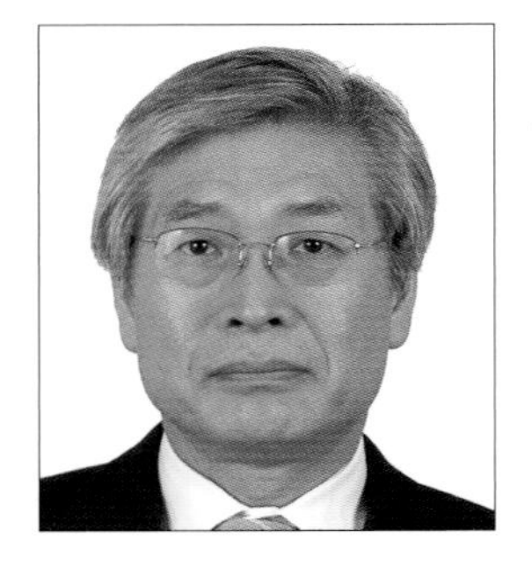

한병인 박사가 저술한『어지럼과 이명 그림으로 보다』의 발간을 경축합니다.

한 박사께서는 1990년에 경북대학교 의과대학을 졸업하셨으며, 응급의학과와 신경과의 전공의 과정을 수료하시고, 미국 알바니 의과대학병원에서의 연수생활과 종합병원 및 개원가에서의 풍부한 임상적 경험을 통하여 급성기 신경계 증상에 대한 폭넓고 깊이 있는 개념을 정립하셨습니다. 이러한 임상적 및 학술적 업적을 바탕으로 한 박사는 현재 이 분야의 권위자로 꼽히고 있으며, 이미『초음파 뇌혈류검사』,『욕창의 치료』,『어지럼증의 진단과 치료』등의 여러 저서와 역서를 출간하신 바 있습니다.

한 박사께서는 여러 신경계 증상 중에서도 특히 어지럼증과 이명에 대하여 많은 흥미를 가지고 계시면서 오래 전부터 이 분야의 전문 진료를 표방하셨으며, 오희종 신경과의원 부원장을 역임하신 후 현재는 두(頭) 신경과 의원의 원장으로 계시면서 이 분야에서는 그 누구보다도 풍부한 임상적 경험을 축적하게 되었습니다. 한 원장께서는 단순한 임상가의 생활에 안주하기를 거부하시고, 경험한 환자들의 증례와 관련 의학지식을 꾸준히 연계시키는 학술활동을 계속하시면서 학술대회 및 연구회에서의 증례토의와 강연활동을 주도하고 계십니다.

한 원장께서는 이제 그의 20년 임상적 경험을 정리하여『어지럼과 이명 그림으로 보다』라는 제목으로 의학서를 발간하게 되었습니다. 이 책의 특징은 저자가 직접 경험한 증례들을 충분한 의학적 고찰과 알기 쉬운 비유를 통하여 독자나 환자들이 쉽게 이해할 수 있도록 하였고, 또한 저자가 직접 그린 삽화를 통하여 증상의 명확한 이해가 가능하도록 하였다는 것입니다. "어지럼증과 이명"이란 아직까지 그 의학적 규명이 완전하게 정립되지 못한 상태로, 이에 대한 정확한 개념을 이해한다는 것은 신경과 의사나 이비인후과 전문의들에게조차 그리 쉽지 않은 것이 사실입니다. 그럼에도 불구하고 이 책의 내용들이 모두 명쾌하게 이해되는 이유는 저자의 풍부한 임상적 경험과 오랜 기간 동안 이루어진 학술적 토의와 고찰이 그 근간에 내재되어 있기 때문입니다.

『어지럼과 이명 그림으로 보다』의 발간을 다시 한 번 축하하면서 한 박사의 진료에 대한 의욕과 사명감 그리고 집필을 위한 노고에 대하여 신경과학회를 대표하여 깊은 감사를 드립니다. 이 책이 환자들뿐만 아니라 이 분야에 종사하는 의료인들의 지침서로 값지게 사용될 것을 확신합니다.

대한신경과학회 회장 **이병인**

| 추천사 |

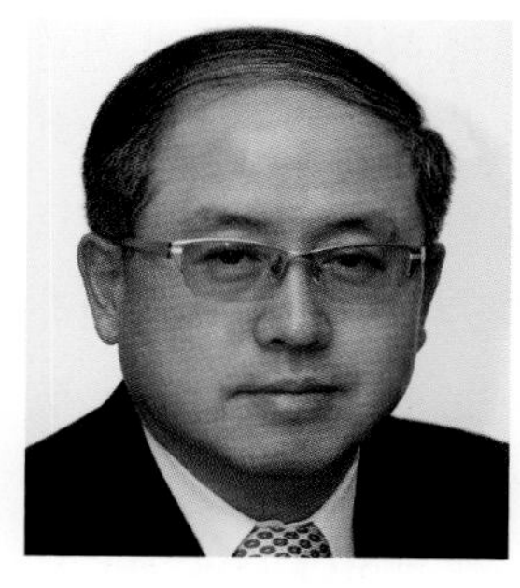

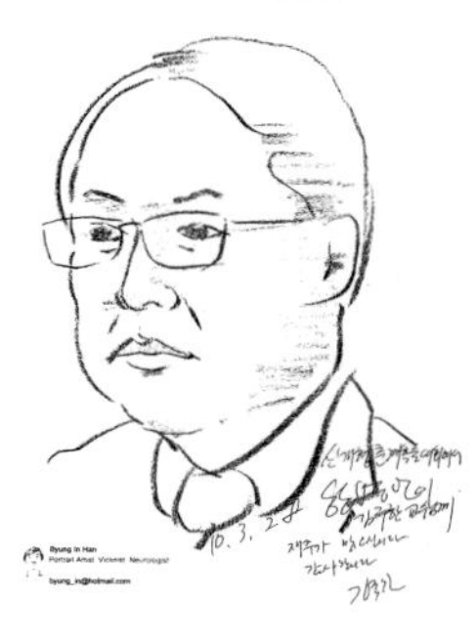

하느님이 인간을 창조하실 때 불공평하게 만드신 것 같습니다. 사람의 재주는 개인에 따라 음악, 그림, 글과 같은 예술, 학문, 운동능력 등으로 다양하게 표현되며, 한두 가지 이상 능력을 발휘하는 것이 힘듭니다. 얼마 전 신경과개원의협의회 학술대회에서 한병인 원장이 그려준 캐리커처를 받을 기회가 있었는데, 의자에 앉자마자 순식간에 완성하는 것을 보고 깜짝 놀랐고 "참 재주가 많으십니다"라고 감사의 말을 한 적이 있습니다.

신경과 개원의로서 병원을 유지, 발전시키기도 바쁠 텐데 언제 집필 준비를 하여 어지럼과 이명에 대한 책을 쓸 시간이 있었는지 궁금합니다. 책을 발간한다는 것이 얼마나 어려운지 많은 분들이 동감하실 것이며, 해당 분야에 대한 지식도 중요하지만 그 외에도 글재주, 예능감각 등이 어우러져야 좋은 책이 나올 수 있습니다. 『어지럼과 이명 그림으로 보다』 책을 발간하기 전에도 경두개 초음파에 관한 책 2권과 욕창에 대한 책을 쓴 것을 보면 왕성한 집필력에 감탄이 저절로 나옵니다.

저자가 다양한 학문 영역(응급의학과, 면역학, 신경학)을 넘나들며 골고루 지식을 쌓았기에 좋은 책을 만들 수 있었을 것으로 생각합니다. 의학의 한 분야를 제대로 아는 것은 힘들고 다양한 의학을 심도 있게 파악하는 것도 쉽지 않습니다만, 그 분야에 대해 책을 쓴다는 것은 더군다나 힘든 작업입니다.

어지럼과 이명은 신경과 영역에서 흔히 접하는 분야인데, 이 분야에 대한 책이 많지 않고 이 책만큼 쉽게 쓰여지지 않아서 큰 도움이 되지 않았습니다. 저자가 알기 쉽게 삽화를 직접 그려 친근감이 느껴지고 이해하는 데 많은 도움이 됩니다. 또한 내용도 쉽게 기술하여 기본적인 해부학 지식이 있으면 내용을 파악하는 데 어려움이 없을 겁니다.

아무쪼록 이 책이 널리 읽혀져 어지럼과 이명이 있는 환자들이 빨리 치유된다면 저자의 노력이 다소나마 빛을 발할 것으로 생각합니다.

대한신경과학회 이사장 **김주한**

| 머리말 |

필자가 이 책을 쓴 이유는 어지럼증이나 이명으로 고통 받는 분들이 하루라도 빨리 치료 받을 수 있게 하기 위해서입니다. 어지럼증 때문에 수 년 간 약물을 복용하시던 분이 오히려 약물이 치료를 지연시켰다는 것을 알게 될 때 그리고 이명을 치료하기 위해 전국의 의료기관을 전전하시던 분들이 이명에 대하여 자세히 설명만 들어도 호전되는 것을 볼 때 필자의 이런 바람은 더욱 간절해져서, 급기야 이를 그림으로 쉽게 설명하는 책을 만들겠다는 생각을 하였습니다. 그로부터 수 년 동안 많은 참고자료를 보고 치료에 응용하면서 자료를 모았습니다. 알기 쉬운 그림을 그리기 위해 필자는 퇴근길에 전철을 탈 때마다 손바닥만 한 종이를 들고, 앉아 있는 승객들의 모습을 그리면서 연습을 하였습니다.

어지럼증에 대해서는 여러 선생님들의 도움이 있었습니다. 오희종 신경과 의원의 오희종 원장님과 분당 서울대병원 신경과의 김지수 교수님께서는 함께 논문 작업을 하면서 많은 가르침을 주셨습니다. 성애병원의 임준성 과장님은 이 책의 “어지럼의 약물치료” 부분을 맡아 집필해 주셨고 경북대학병원 신경과의 송현석 교수님은 평형 재훈련 치료에 대하여 많은 도움을 주셨습니다.

이명에 대해서도 여러 선생님들의 도움이 있었습니다. 경북대학병원 이호원 교수님은 필자와 함께 논문 작업을 하셨고 윌리스 병원의 김태유 원장님은 이명 재훈련 치료에 필요한 여러 가지 도구들을 개발하여 주셨습니다.

그렇지만 그 누구보다 도움을 주신 분들은 저의 치료를 따라주신 환우 여러분들입니다. 그 분들은 저의 시행착오를 몸소 체험함으로써 제게 가르침을 주신 훌륭한 스승이셨습니다.

이 책을 통하여 많은 의사 선생님들께서 어지럼증과 이명에 대한 지식을 쉽게 습득하시고 이 질환으로 고통 받는 환자들을 치료해 주시기 바랍니다.

참고문헌들은 모두 기재하지 않았습니다. 키워드로 문헌 검색을 하면 충분히 찾을 수 있고 참고문헌을 모두 나열하면 본문보다 분량이 더 많아지기 때문입니다. 내용에 있어서 틀린 점이나 보충해야 할 곳이 많으리라 생각합니다. 또한 그림도 미숙한 점이 많으리라 생각합니다. 많은 분들의 지도 편달을 부탁드리며, 수정이나 보완해 주실 점이 있으시면 두신경과의 카페 또는 블로그에 올려 주시거나 메일로 보내 주시면 감사하겠습니다.

대표저자 **한병인**

| 출간에 부쳐 |

이 책의 출간에 공동저자로서 참여하게 되어 기쁘고 영광스럽게 생각합니다.

이 책은 어지럼증과 이명에 대한 최신 지견을 한 단계 더 업그레이드하였고, 특히 글만으로 결코 표현하기 어려운 내용을 그림을 통해 이해하기 쉽게 풀어낸 점은 가히 혁명적이라 할 만큼 신선하다고 감히 말하고 싶습니다.

더욱 중요한 점은 연구실 책상에서 쓰여진 내용이 아니라 환자를 충실히 진찰하고 조금이라도 더 좋은 치료를 하려고 고민하는 과정을 통해 얻어진 노하우가 고스란히 담겨져 있다는 것입니다.

어지럼증과 이명은 매우 흔한 증상으로 최근 많은 연구가 이루어지고 있고 노인 인구가 증가하면서 중요한 분야로 자리 잡게 되었으나, 아직까지 실제 임상에서는 이에 대한 정확한 진단 및 치료가 이루어지지 않는 경우가 종종 있고 그로 인해 환자들의 고통이 지속되기도 합니다.

이러한 현상의 이유로 이 분야와 관련된 해부 구조물들이 눈에 보이는 구조가 아니고 그 기전 또한 삼차원적인 것이 많아 쉽게 숙지하기 힘들며 평형 재훈련 치료 등의 과정도 이해하기 어려운 점이 있습니다. 이번 그림을 통한 획기적인 시도가 이와 같은 난제들을 풀어주리라 생각하며 이러한 어려움을 느껴왔던 의료종사자들에게 매우 귀한 길잡이가 될 것이라 확신합니다.

임준성

| 출간에 부쳐 |

『어지럼과 이명 그림으로 보다』의 발간을 진심으로 축하드립니다. 이 책에는 두신경과 한병인 원장이 그간 진료 현장에서 쌓은 고민과 경험이 자세한 그림들과 함께 담겨 있어 어지럼증과 이명을 진료하는 의사들께 많은 도움이 될 것으로 생각합니다. 바쁜 와중에도 좋은 책자를 준비해 오신 한병인 원장께 진심으로 감사드립니다.

김지수

한병인

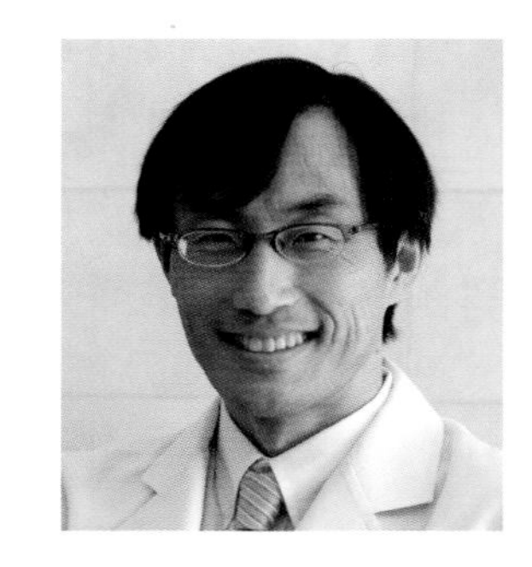

신경과 전문의, 의학박사, 두 신경과 의원 원장
전화: 053-252-2225
홈페이지: http://doclinic.kr
메일: han-byungin@hanmail.net
byung_in@hotmail.com

약력

대한의사협회 네이버 지식iN 의료상담 답변의사
"마르퀴즈 후즈후" 세계 인명사전에 등재(2009~10)
"21세기 탁월한 2000명의 지식인"에 등재(영국 케임브리지 국제인명센터[IBC])(2009~10)
미국이명학회(American Tinnitus Association) 회원
아시아뇌혈류연구회(Asian Neurosonology Research Group) 회원
두 신경과의 뇌혈류 검사, 보건복지부 선정 국가대표 의료기술에 등재(2010. 3.)

저서 및 역서

『초음파 뇌혈류 검사』(한글). 푸른솔 2004.
『욕창의 비수술적 치료』(영문). Non-surgical management of pressure ulcers. Pooreunsol, Korea 2005.
『어지럼증의 진단과 치료』(번역서). 푸른솔 2008.

어지럼과 이명 관련 논문

- Han BI, Lee HW, Kim TY, Lim JS, Shin KS. Tinnitus: Characteristics, Causes, Mechanisms, and Treatments. J Clin Neurol 2009;5(1):11~19.
- Oh HJ, Kim JS, Han BI(corresponding author), Lim JG. Predicting a successful treatment in posterior canal benign paroxysmal positional vertigo. Neurology. 2007 Apr 10;68(15):1219~22.
- Han BI, Oh HJ, Bang OY, Lee JH. A case of vasovagal syncope due to blood-injury phobia successfully treated by physical maneuver. Journal of Clinical Neurology 2006;2(1):66~69.
- Han BI, Oh HJ, Kim JS. Nystagmus while Recumbant in Horizontal Canal Benign Paroxysmal Positional Vertigo. Neurology 2006;66:706~710.
- Han B, Hong J, Oh S, Lee J, Bang O, Joo I, Huh K. Postural Orthostatic Tachycardia Syndrome. J Korean Neurol Assoc 2002;21(5):214~217.

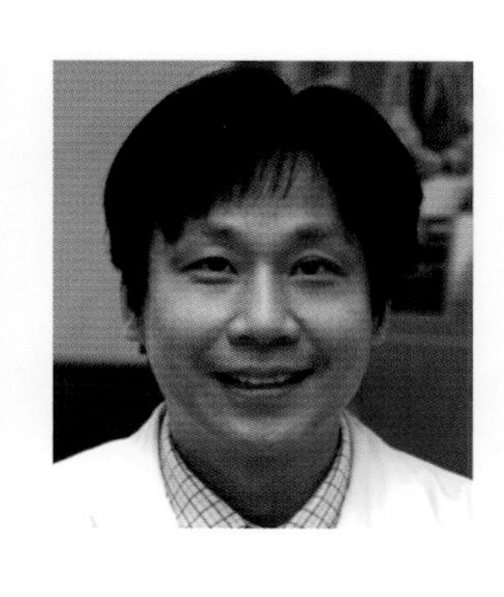

임준성

신경과 전문의, 성애병원 신경과 과장
메일: darling555@hanmail.net

약력

한양대학교 의과대학 및 동 대학원 졸업
한양대학교병원 신경과 전공의
분당서울대학교병원 뇌신경센터 임상전임의
대한치매학회 젊은 연구자상 수상
현 성애병원 신경과 과장(어지럼증 클리닉 운영)

역서

『어지럼증의 진단과 치료』. 푸른솔 2008.

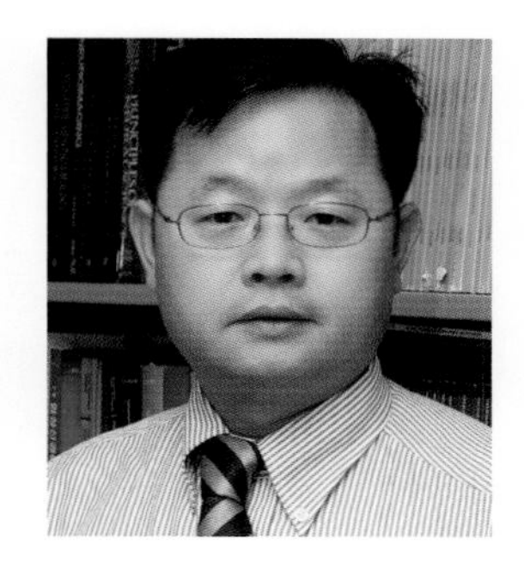

김지수

신경과 전문의, 의학박사, 서울대학교 의과대학 신경과 부교수
메일: jisookim@snu.ac.kr

약력

대한평형의학회 기획이사/총무이사/학술이사
대한임상신경생리학회 기획이사/총무이사
대한신경과학회 재무이사/학술이사
편집위원: Journal of Clinical Neurology, Journal of Neuro-ophthalmology, Frontiers in Neurotology

경력

2006 바라니학회 Young Scientist Award
2008 함춘의학상
논문: 신경이과학/신경안과학 분야에서 100여 편의 SCI 논문을 포함하여 200여 편 발표

김태유

신경과 전문의, 윌리스 병원장
전화: 051-638-7575
홈페이지: www.willishospital.co.kr
www.willisnet.com
www.brainhealth.co.kr
메일: neurology@lycos.co.kr

송현석

신경과 전문의, 경북대학교병원 신경과 임상교수
메일: hyunssong73@hanmail.net

오희종

신경과 전문의, 의학박사, 오희종 신경과 의원 원장
전화: 053-476-7577
메일: ohhj6287@hanmail.net

이호원

신경과 전문의, 의학박사, 경북대학교 의학전문대학원 신경과 조교수
메일: neuromd@knu.ac.kr

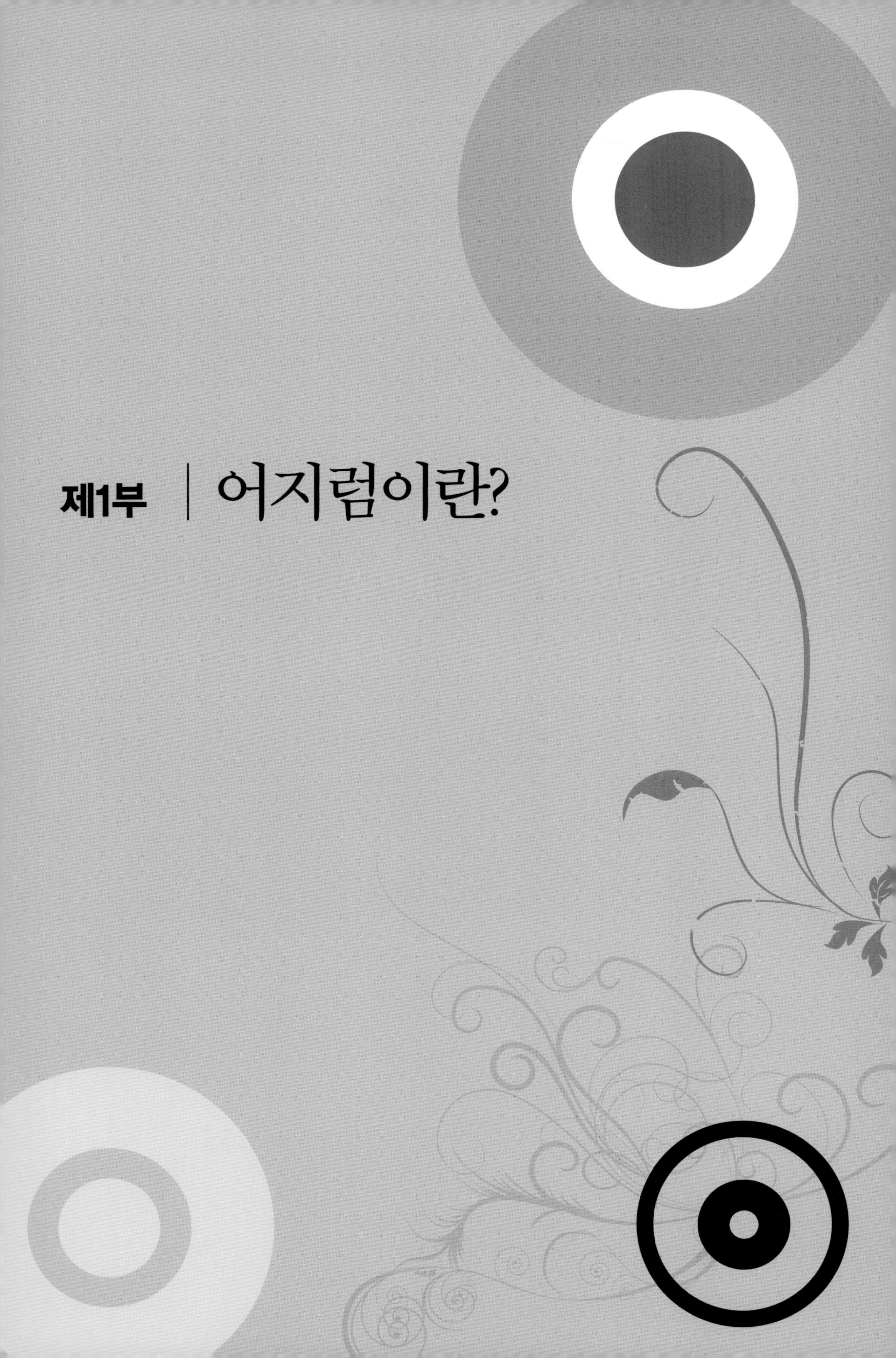

제1부 | 어지럼이란?

제1장 어지럼이 생기는 이유

어지럼이란 주위의 공간이 자신이 기대하는 움직임과 다르게 움직이는 것처럼 느끼는 것을 말한다. 주위에 대한 공간감각 정보는 입력과 분석 과정을 거쳐서 대뇌에 전달된다. 공간감각 정보는 "말초 전정계"를 통해 입력되어 "중추 전정계"에서 분석된다.

[1] 공간감각 정보의 입력에 문제가 있을 때

공간감각 정보가 입력되는 신체기관은 전정기관(前庭器官), 시각계(視覺系)와 체성감각계(體性感覺系)이다. 전정신경염, 백내장, 당뇨병성 신경병증 등이 어지럼을 일으키는 좋은 예이다. 안경 도수가 맞지 않을 때, 귀에 찬물이 고막까지 들어갈 때, 눈을 감고 방석 위에 서 있을 때에도 같은 기전으로 어지럼을 느낀다. 이와 같이 입력에 문제가 있어서 나타나는 어지럼을 "말초성 어지럼"이라 한다.

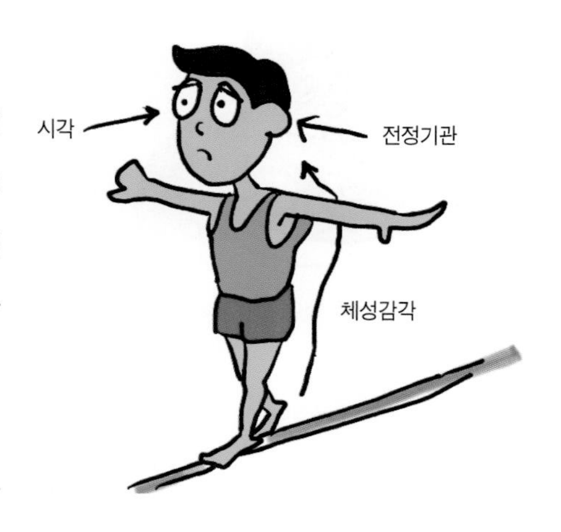

[2] 공간감각 정보의 분석에 문제가 있을 때

공간감각 정보를 분석하는 능력이 떨어져도 어지럼을 느낀다. 대뇌, 소뇌와 뇌간의 병변이나 전신 질환이 있을 때가 이러한 경우이다. 허기짐, 수면부족, 피로, 약물 등도 같은 기전으로 어지럼을 유발한다. 이와 같이 분석능력이 떨어져서 유발되는 어지럼을 "중추성 어지럼"이라 한다.

***"어지럼"과 "어지럼증"에 대하여**

"어지럼"과 "어지럼증"이란 말이 있는데, 서로 차이가 없는 듯하여 이 책에서는 "어지럼"이란 말을 주로 사용하였다. 굳이 구별하자면 어지럼은 "생리적인 어지럼"의 의미로, 어지럼증은 "병적인 어지럼"의 의미로 정의하면 될 것으로 생각한다.

제2장 질병 없이 어지럼이 생기는 경우

질병이 없더라도 아래와 같은 상황에서는 어지럼을 느끼게 된다.

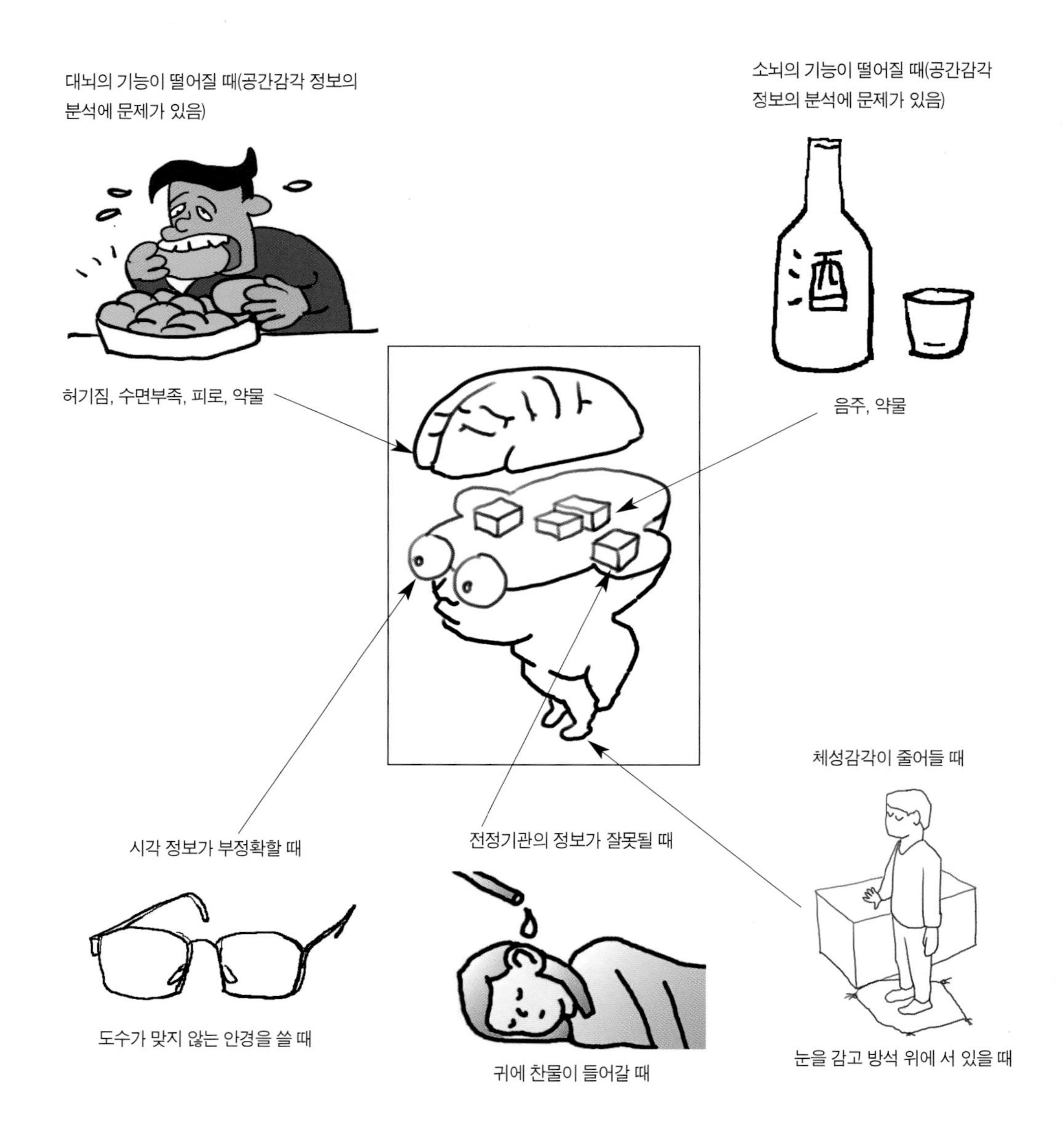

위의 2가지는 중추성 어지럼에, 아래의 3가지는 말초성 어지럼에 해당한다.

제3장 어지럼에 관한 저자의 생각

[1] 컴퓨터

뇌는 컴퓨터와 비슷하다. 컴퓨터에 여러 프로그램을 한꺼번에 사용하면 컴퓨터의 속도가 느려진다. 뇌에도 여러 가지 정보가 한꺼번에 들어오면 뇌의 정보처리 속도가 느려진다. 여러 생각으로 머릿속이 복잡할 때나 방 안에 물건들이 흩어져 있는 것을 볼 때 흔히 "어지럽다"라고 말하는 것은 이러한 이유에서이다.

컴퓨터의 속도가 느려진다면 컴퓨터가 어지럼을 느끼고 있는 것이니 컴퓨터를 쉬게 해 주어야 한다.

불안하거나 우울할 때에도 어지럽다. 불안할 때는 뇌에서 생각을 너무 많이 하기 때문이고, 우울할 때는 뇌의 에너지가 떨어져서 뇌가 너무 느리게 움직이기 때문이다.

[2] 팽이

팽이가 넘어지지 않고 계속 돌아가려면 팽이채로 팽이를 때려서 운동 에너지를 전해 주어야 한다. 사람도 똑바로 서서 걸어 다니려면 음식을 먹어서 에너지를 보충해 주어야 한다. 팽이를 팽이채로 때리지 않으면 팽이가 쓰러지듯이 사람도 음식을 충분히 먹지 않으면 어지럽게 된다. 잠을 충분히 자지 못해도 뇌에 에너지가 부족하기 때문에 어지럼을 느낀다.

[3] 어지럼과 직립보행

사람은 유일하게 두발로 걷는 동물이다. 이는 사람의 전정기관이 잘 발달되어 있기 때문인데, 특히 사람의 수평 반고리관은 다른 동물의 것보다 크기가 크다.

만약 사람이 네발로 기어 다닌다면, 어지럼을 유발하는 질환에 걸리더라도 어지럼을 훨씬 덜 느낄 것이다. 어지럼은 직립보행의 대가라고 생각할 수 있다.

[4] 어지럼과 나이

나이가 들면 뇌의 기능이 떨어진다. 일을 빨리 하려고 서두를 때나 잠을 자는 도중에 누가 불러서 갑자기 깰 때 어지럼을 느낄 수 있다. 가만히 앉아서 여러 가지 생각을 하다가 순간적으로 몇 초간 어지럼을 느끼기도 한다. 걸으면서 걷는 데에 집중하지 않고 옆 사람과 이야기하거나 다른 생각을 하면 넘어질 확률이 높아진다. 그리스 신화에 나오는 스핑크스의 수수께끼는 나이에 따른 평형기능의 발달과 퇴행을 잘 표현하고 있다.

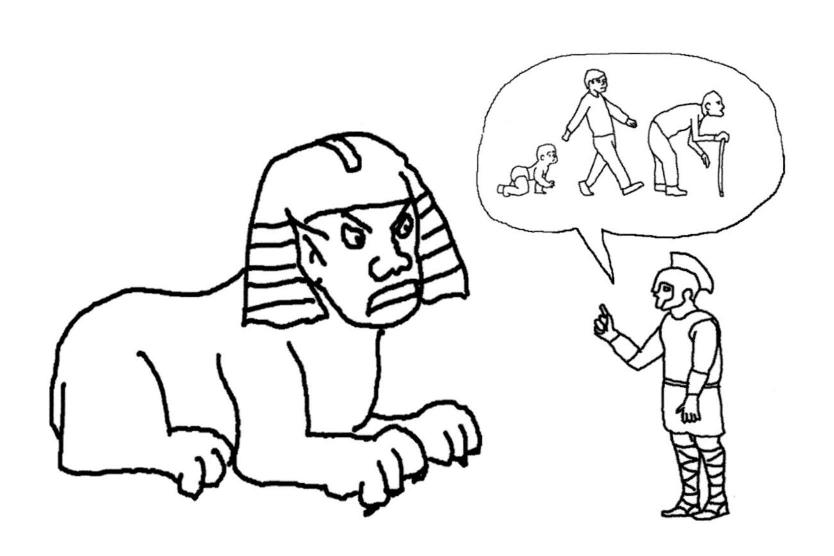

*스핑크스는 그리스의 테베 부근에 살면서 지나가는 사람에게 수수께끼를 내어, 그 수수께끼를 풀지 못한 사람을 잡아먹었다고 한다. 그 수수께끼는 '아침에는 네 다리로, 낮에는 두 다리로, 밤에는 세 다리로 걷는 짐승이 무엇이냐?' 라는 것이었다. 오이디푸스가 정답을 맞추고 스핑크스를 물리쳤다고 한다. 정답은 "사람" 이었다.

제2부 | 어지럼과 관련된 구조물

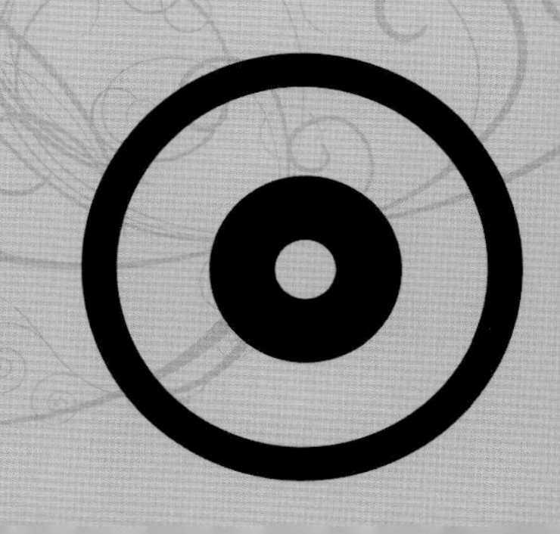

제1장 평형이란?

어지럼을 알기 위해서는 평형(平衡)에 대해 알아야 한다. 평형이란 몸의 균형을 유지하여 몸이 넘어지지 않게 하는 기능이다.

평형을 유지하는 데 필요한 정보는 전정기관(前庭器官), 시각(視覺)과 체성감각(體性感覺)으로부터 들어온다. 이러한 정보는 중추 전정계에서 통합되고 분석된다.

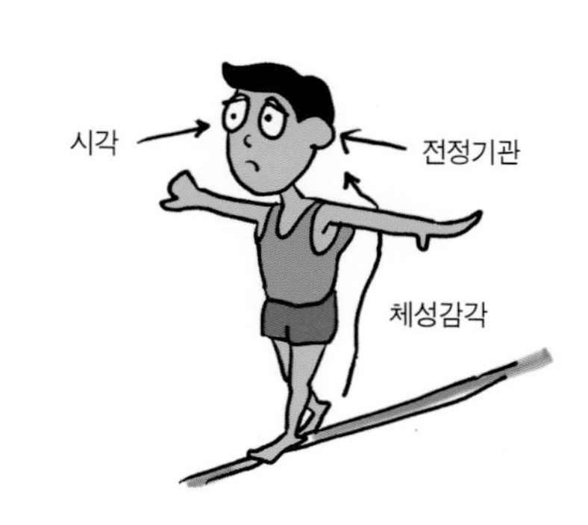

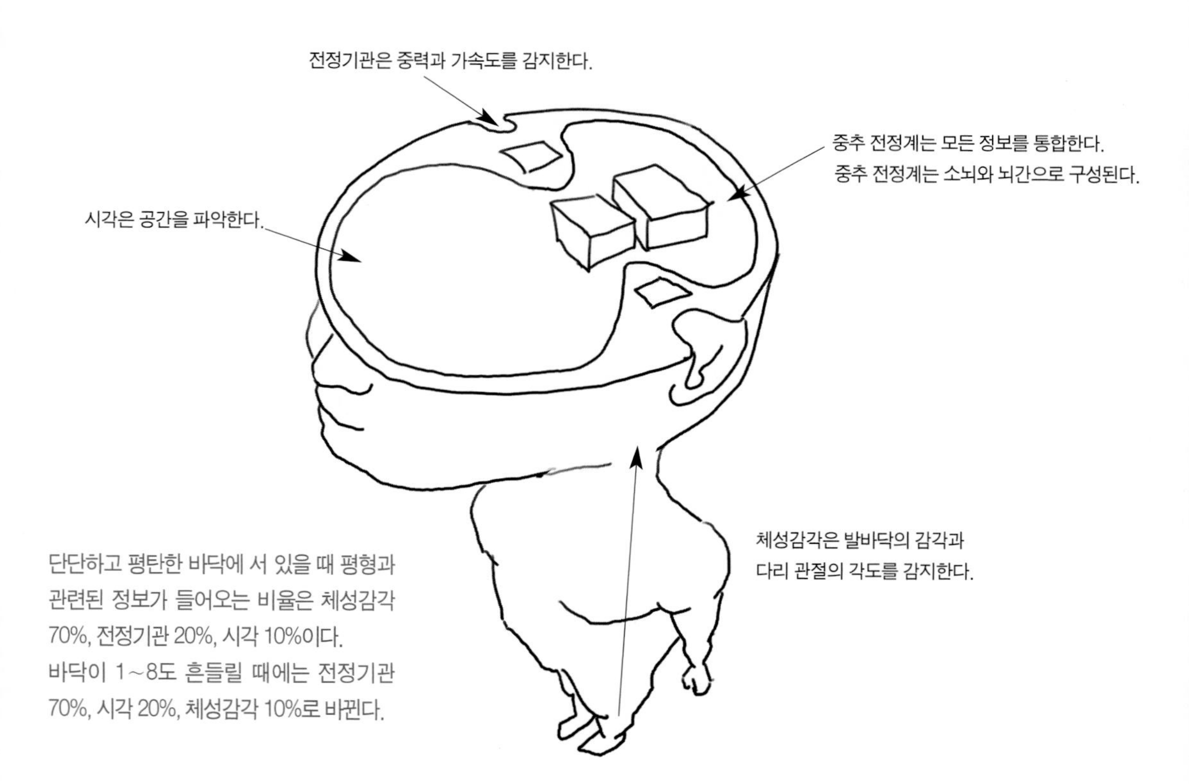

단단하고 평탄한 바닥에 서 있을 때 평형과 관련된 정보가 들어오는 비율은 체성감각 70%, 전정기관 20%, 시각 10%이다.
바닥이 1~8도 흔들릴 때에는 전정기관 70%, 시각 20%, 체성감각 10%로 바뀐다.

제2장 전정계

전정계는 몸의 평형을 담당하는 기관인데, 말초 전정계와 중추 전정계로 나뉜다. 말초 전정계는 전정기관이라 하며, 전정과 반고리관으로 이루어진다. 중추 전정계는 뇌간과 소뇌가 해당된다.

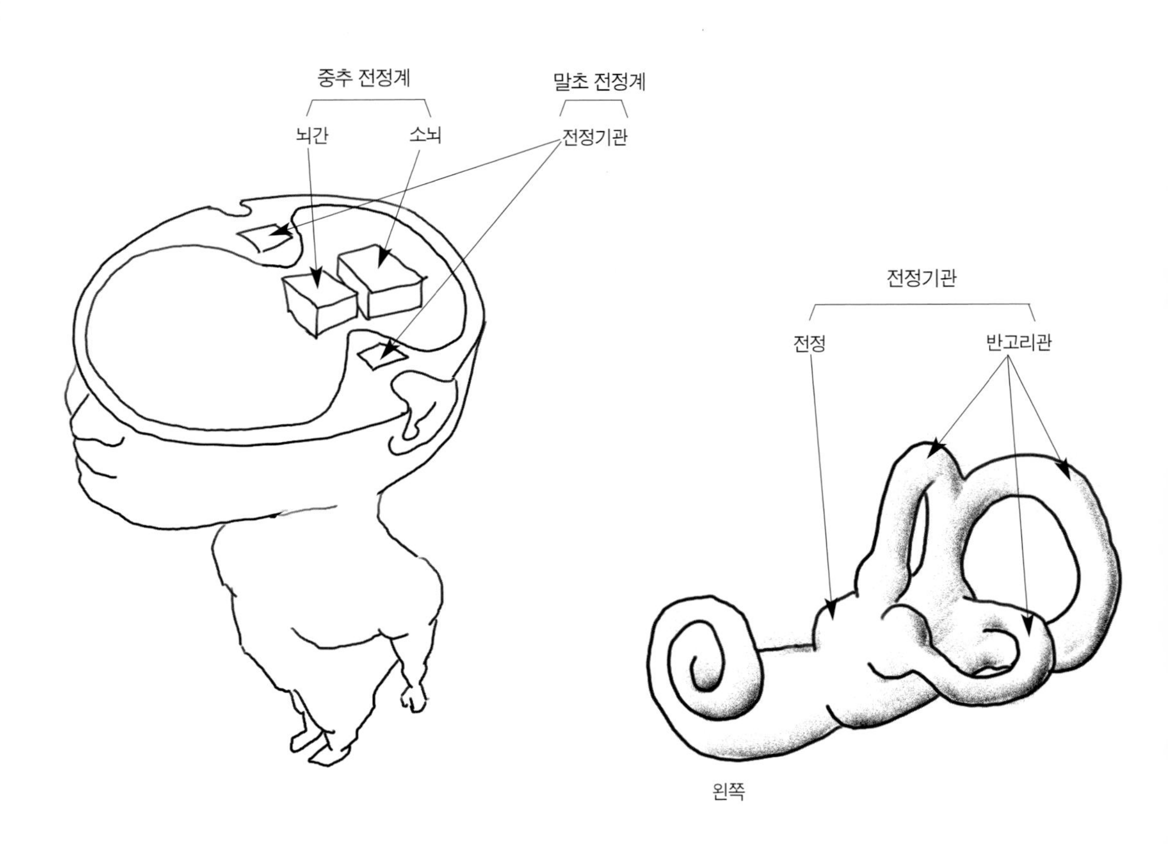

제3장 전정기관

전정기관은 전정과 반고리관으로 이루어져 있고 평형에 가장 중요한 역할을 한다. 우리가 활동할 때 전정기관은 시각과 체성감각을 모두 합친 것보다 더 큰 역할을 한다.

[1] 전정기관의 위치

전정기관은 머리뼈 속에 있다(빨간색 표시).

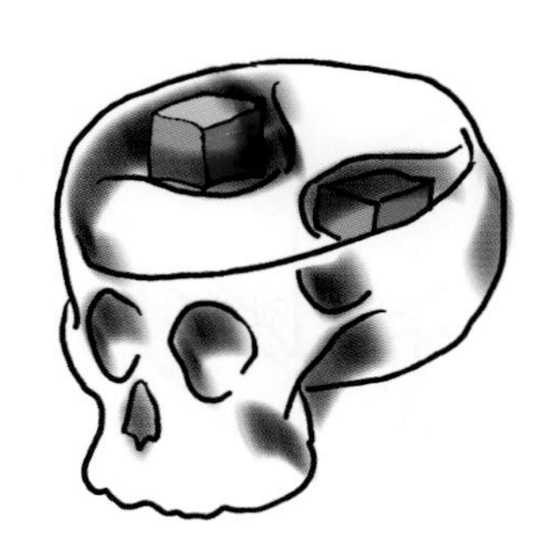

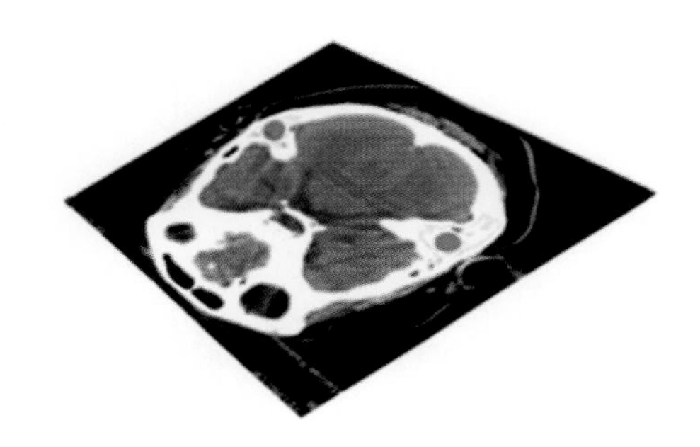

위의 뇌 전산화 단층촬영 사진에서 빨간색 점으로 표시한 부분이 전정기관의 위치이다.

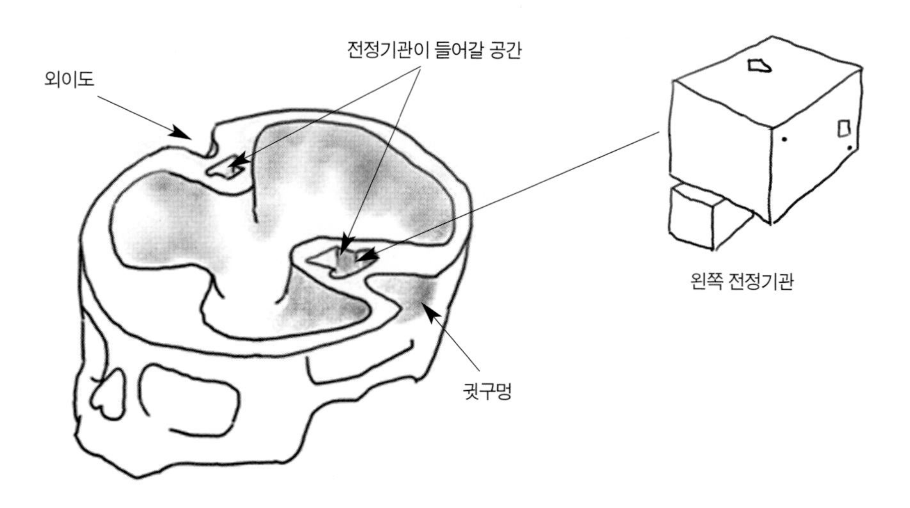

[2] 전정

전정(前庭)은 난형낭(卵形囊, utricle)과 구형낭(球形囊, saccule)이라는 2개의 방으로 구성되어 있다.

1. 난형낭과 구형낭의 위치

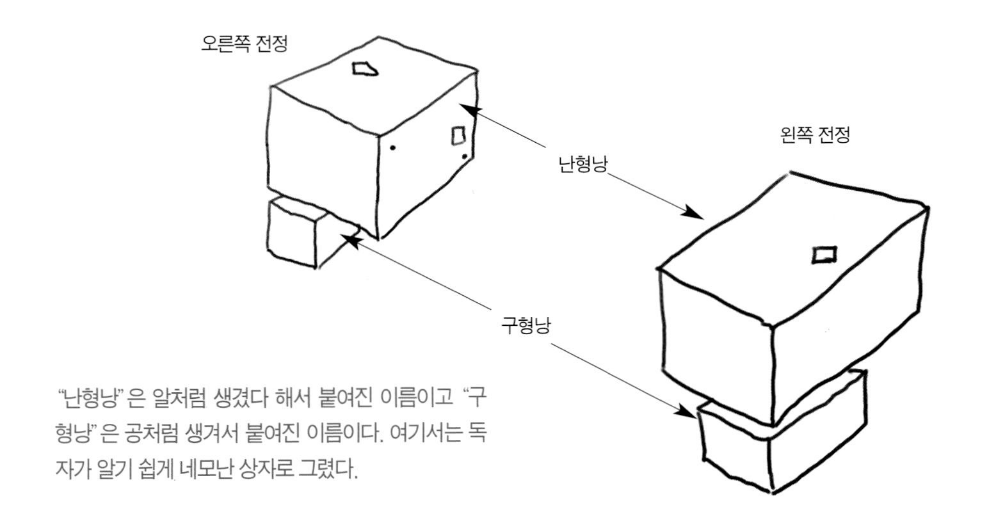

"난형낭" 은 알처럼 생겼다 해서 붙여진 이름이고 "구형낭" 은 공처럼 생겨서 붙여진 이름이다. 여기서는 독자가 알기 쉽게 네모난 상자로 그렸다.

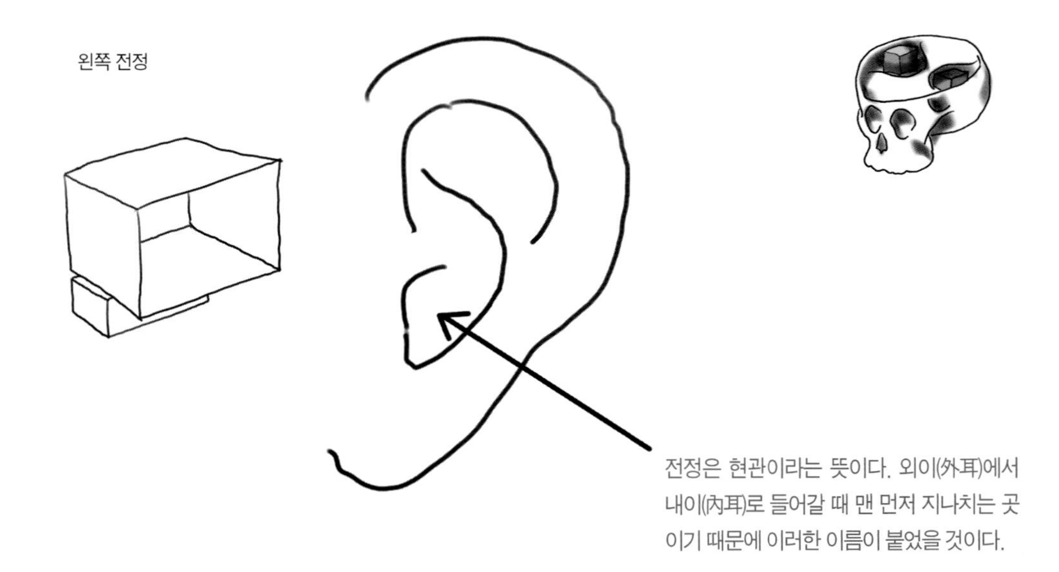

전정은 현관이라는 뜻이다. 외이(外耳)에서 내이(內耳)로 들어갈 때 맨 먼저 지나치는 곳이기 때문에 이러한 이름이 붙었을 것이다.

2. 난형낭과 구형낭의 내부 구조

오른쪽 전정

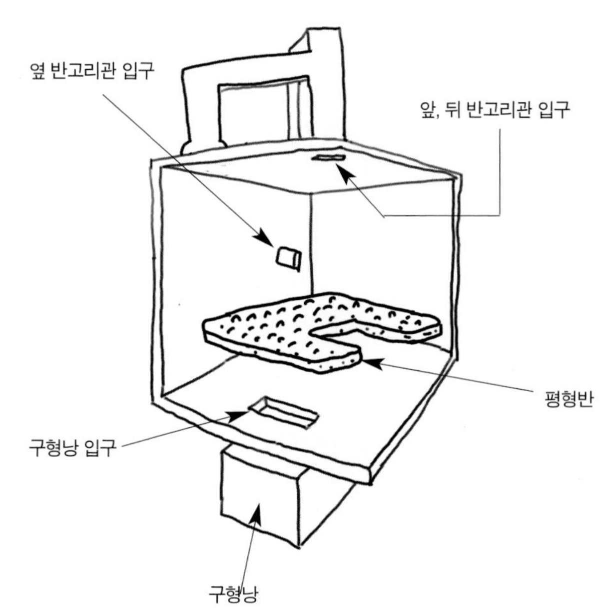

난형낭의 내부에는 중력과 가속도를 느끼는 평형반(平衡斑)이 있고, 반고리관과 구형낭으로 들어가는 입구들이 위치해 있다. 구형낭의 내부에도 평형반이 있다.

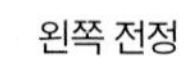

전정의 내부는 림프액으로 가득 차 있으며, 림프액은 반고리관과 달팽이관의 내부를 자유롭게 흘러 다닌다.

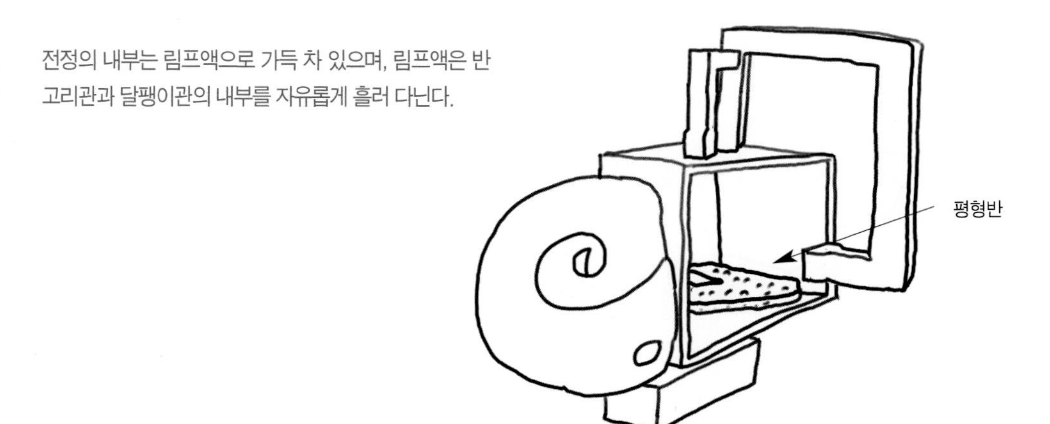

3. 평형반의 구조

난형낭과 구형낭 속에는 평형반(macula)이 있다. 평형반을 "이석기관" 이라고도 하는데, 그 표면에 이석(耳石, otoconia)이 있기 때문이다.

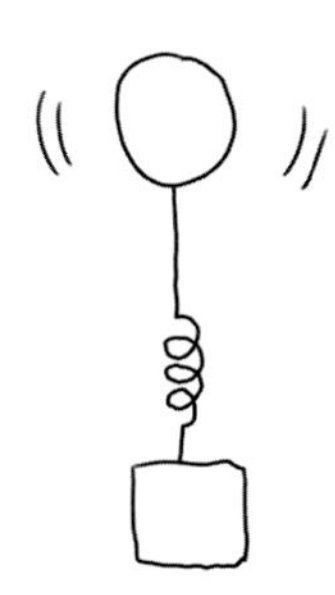

왼쪽 그림과 같은 구조가 흔들림을 느끼기에 가장 알맞은 구조일 것이다.

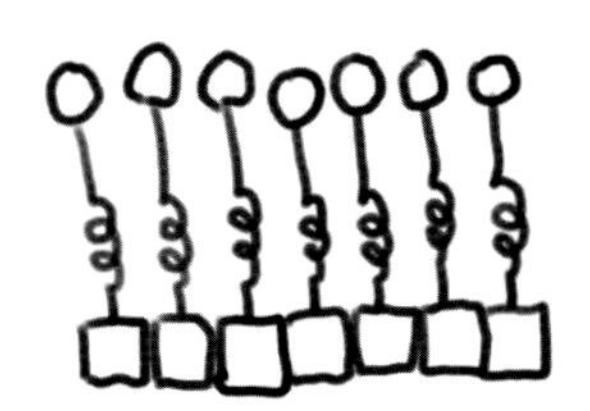

여러 개가 있으면 더 미세한 흔들림도 느낄 수 있을 것이다.

"평형반" 은 이런 구조를 하고 있다.

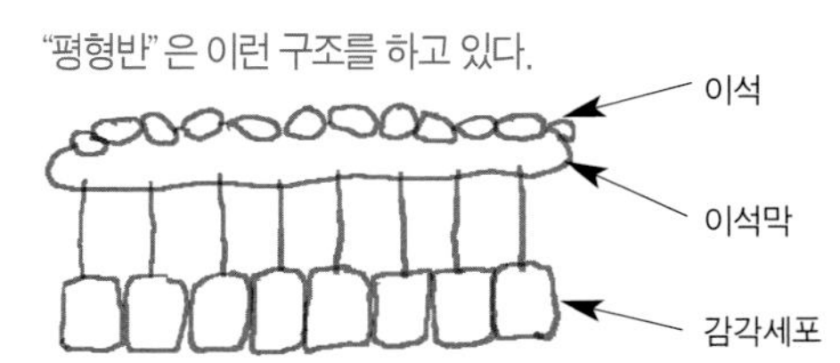

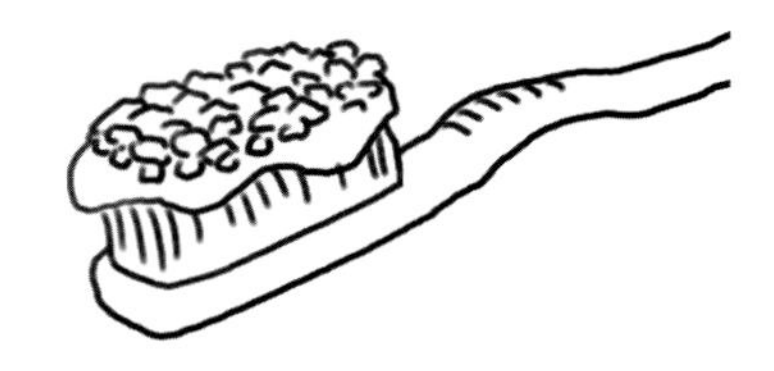

"평형반" 은 칫솔 위에 치약을 바른 후 쌀을 뿌려 놓은 모양과 비슷하다.

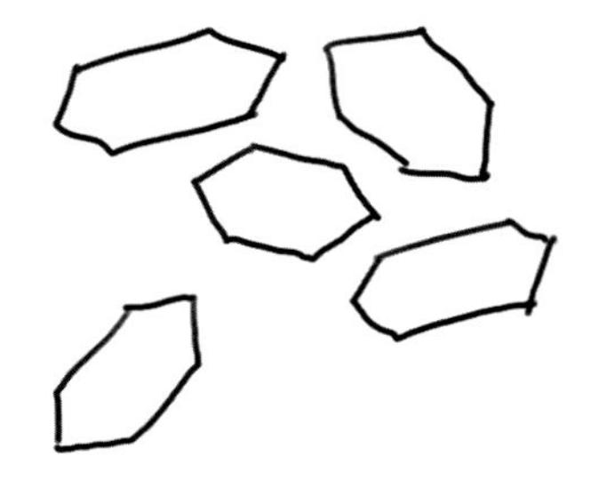

이석은 탄산칼슘의 결정체로 이석 1개의 크기는 6마이크로미터 정도이다. 비중은 2.71로 물에 비해 3배 더 무겁다.

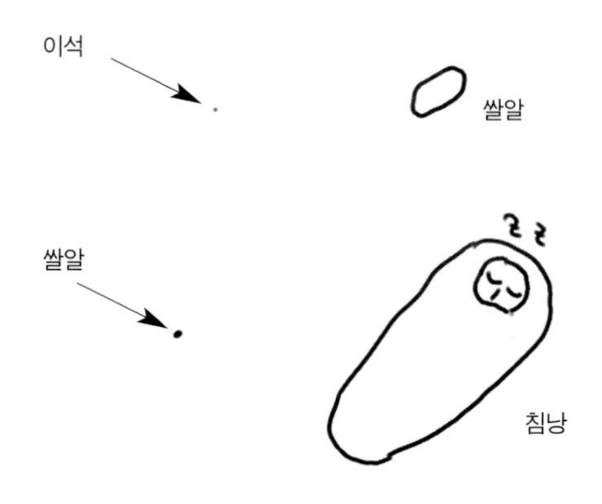

이석과 쌀알의 크기 차이는 쌀알과 침낭의 크기 차이만큼 크다.

4. 이석의 생성과 사멸

이석은 구형낭과 난형낭 평형반의 표면에 위치한 이석막(耳石膜, otoconia membrane)에서 생성된다. 이석막 바로 위에 있는 이석은 최근에 형성된 것이고 상층으로 갈수록 오래된 것이다. 이석의 모양을 보면 생성 초기에는 크기가 작고 방추형, 삼각뿔형, 아령형, 사면입체형 등의 모양이지만, 시간이 지날수록 세 면의 돌출부를 갖는 술통 모양으로 된다.

이석이 난형낭의 평형반에서 떨어져 나와 반고리관으로 들어가면 산도(acidity)와 칼슘 농도의 차이에 의해 서서히 녹아 없어진다. 양성 돌발성 체위성 어지럼(BPPV)이 2~6주 만에 자연 회복되는 것으로 보아, 이석이 녹아 없어지는 기간이 이 정도 될 것으로 생각된다.

한편 평형반에서 떨어져 나온 이석은 "검은 세포(dark cell)"에 의해서도 분해된다. 검은 세포는 구형낭반을 제외한 팽대부릉의 이행부 하부의 주변부, 난형낭반의 주변부에 퍼져 있다.

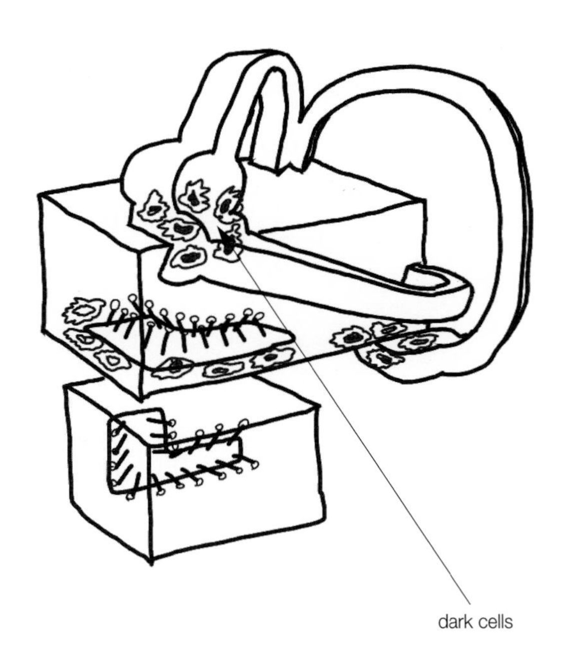

Dark cell의 위치(좌측 전정기관)

5. 평형반의 기능

(1) 난형낭 평형반의 기능

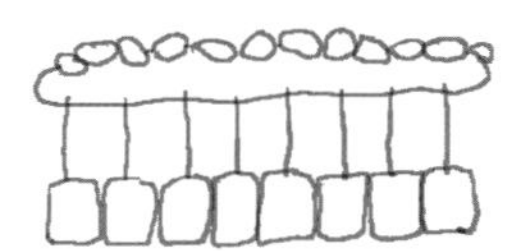

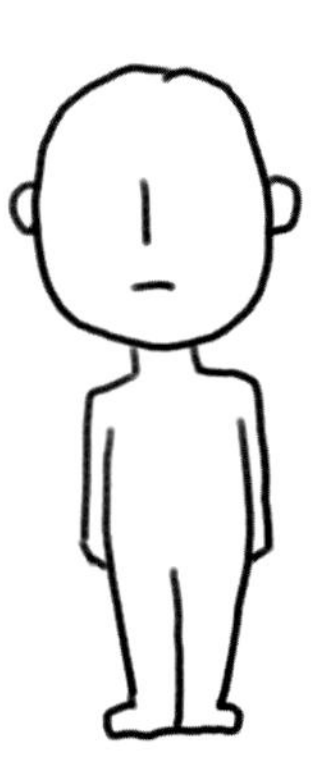

난형낭의 평형반은 수평으로 위치하고 있다.

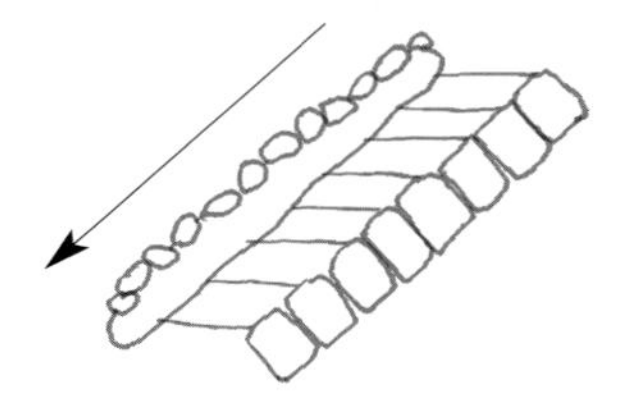

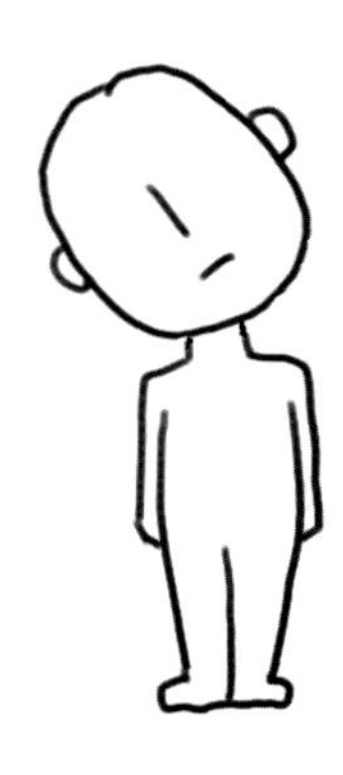

우측으로 머리를 기울이면 평형반이 우측으로 미끌어지면서 변형된다.

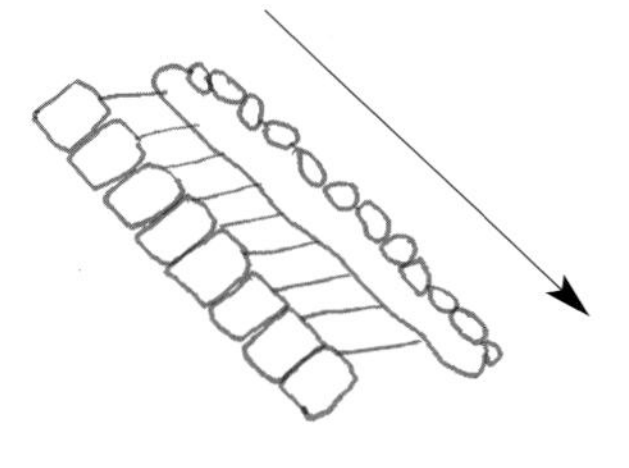

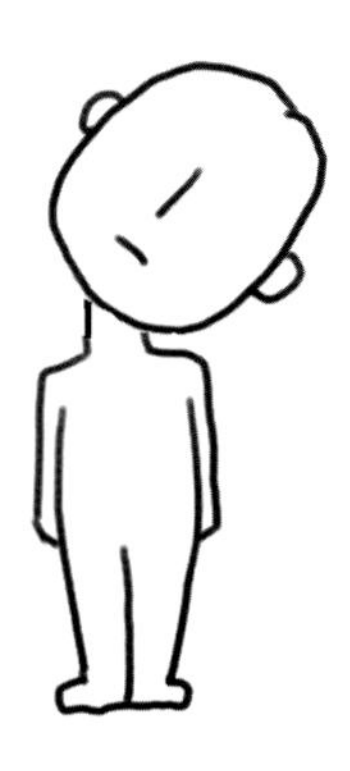

좌측으로 머리를 기울이면 평형반이 좌측으로 미끌어지면서 변형된다.

(2) 구형낭 평형반의 기능

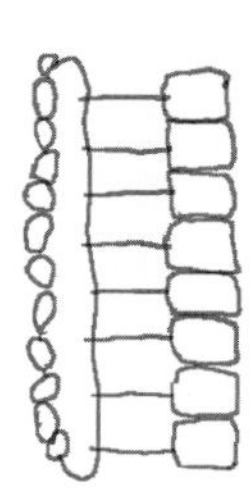

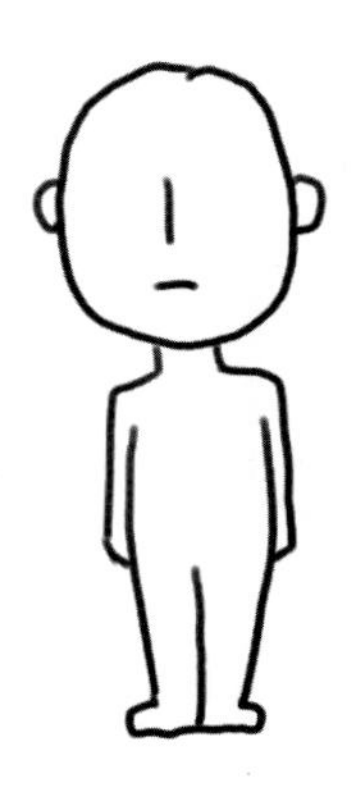

구형낭의 평형반은 수직으로 위치하고 있다.

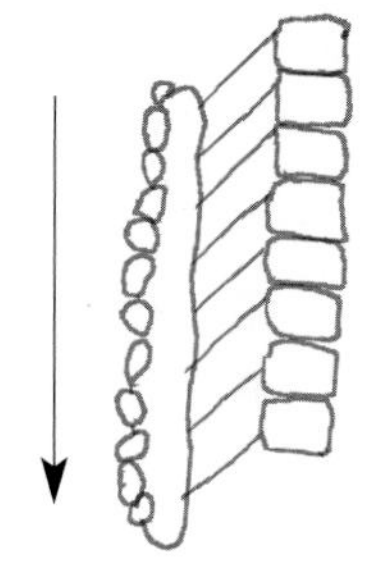

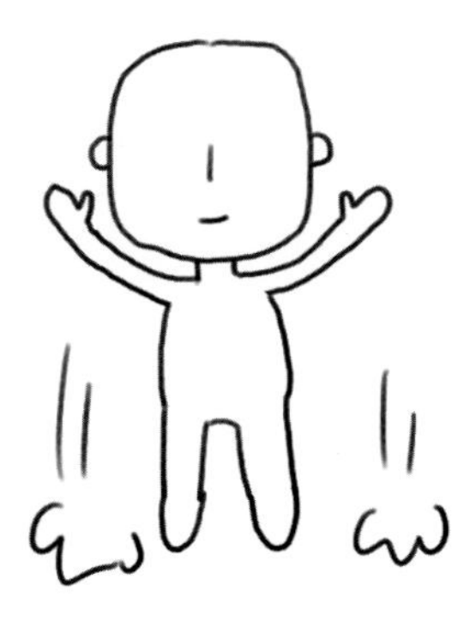

몸이 하늘로 향하는 순간에는 평형반의 이석이
아래쪽으로 변형된다.

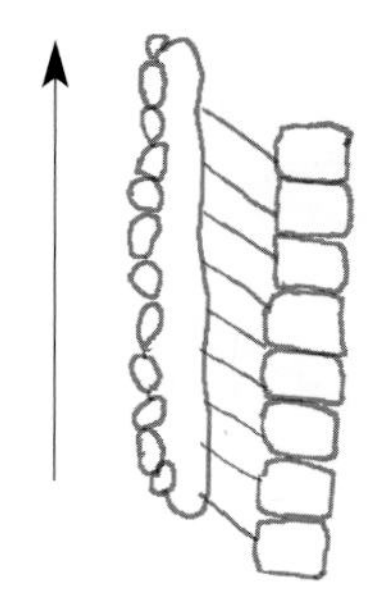

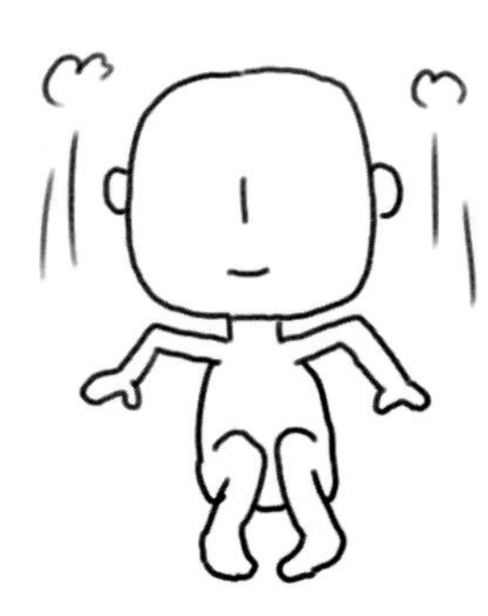

몸이 땅으로 향하는 순간에는 평형반의 이석이
위쪽으로 변형된다.

6. 평형반의 기능적 위치

난형낭에서는 평형반이 수평 방향으로 놓여 있고 구형낭에서는 수직 방향으로 놓여 있다.

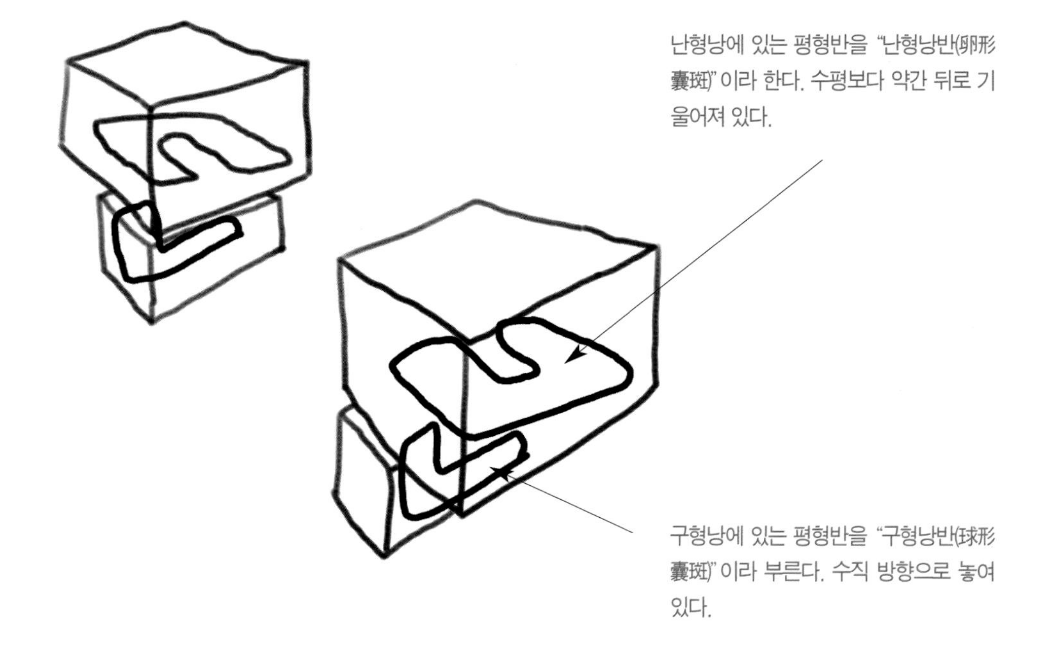

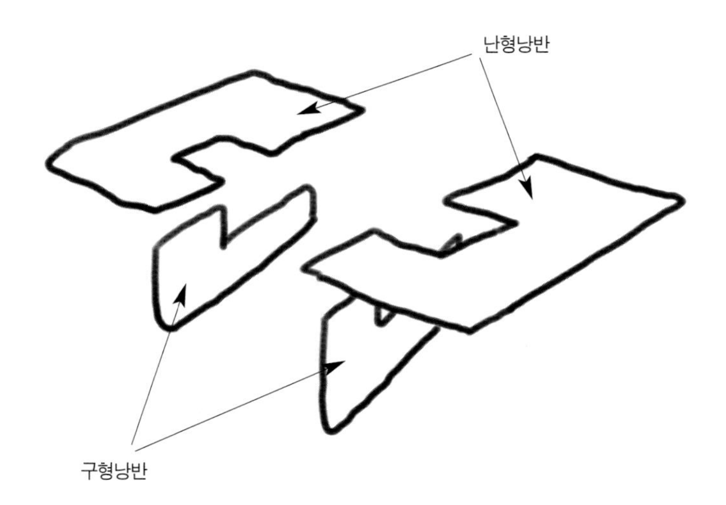

(1) 난형낭반

난형낭반은 위에서 보면 디귿(ㄷ)자 모양으로 되어 있고, 중간이 오목하여 수평 방향의 흔들림을 느끼기에 아주 효율적인 구조로 되어 있다.

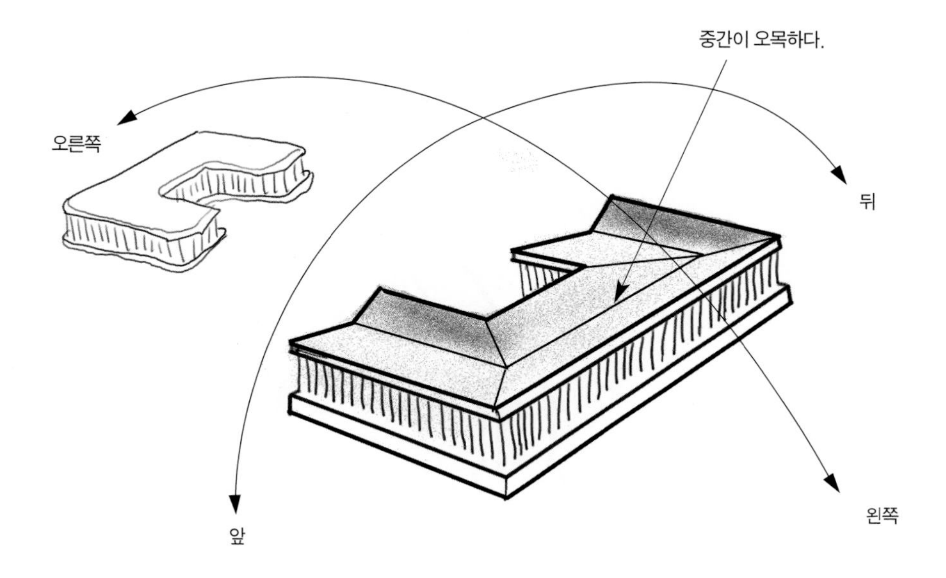

(2) 구형낭반

구형낭반은 옆에서 보면 니은(ㄴ)자 모양으로 되어 있고, 중간이 볼록하게 튀어나와 있어 수직 방향의 흔들림을 느끼기에 적합한 구조로 되어 있다.

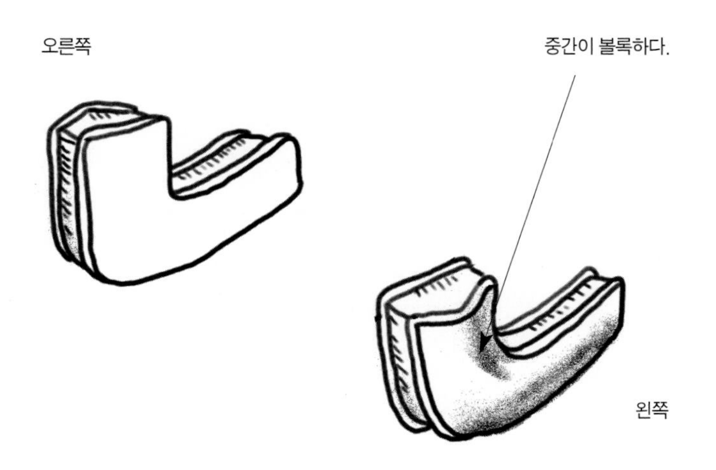

[3] 전정기관의 구조

1. 전정기관과 주위 구조물

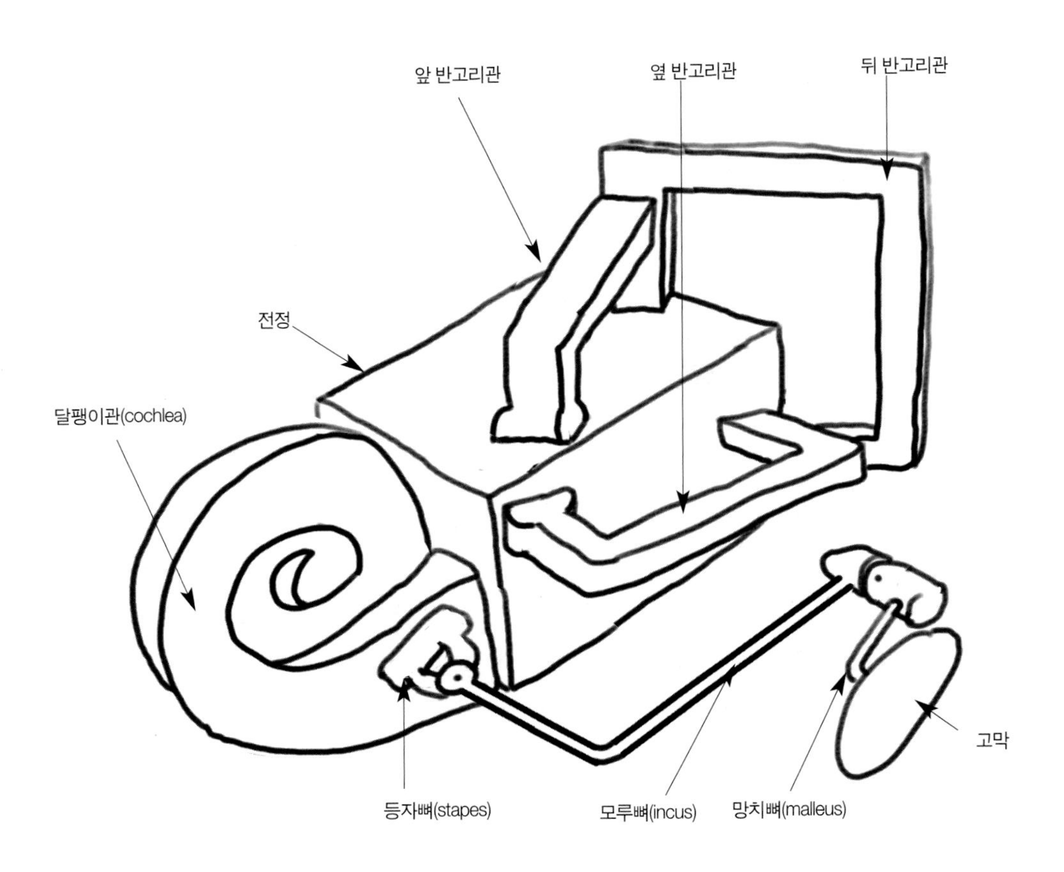

전정기관과 달팽이관을 합하여 "내이(內耳)"라고 한다.

등자뼈, 모루뼈와 망치뼈를 이소골(耳小骨, osicle)이라고 하며 중이(中耳)에 있다.

고막(tympanic membrane)보다 바깥쪽을 "외이(外耳)"라고 한다.

아래 그림은 전정기관 양쪽을 그린 것이다.

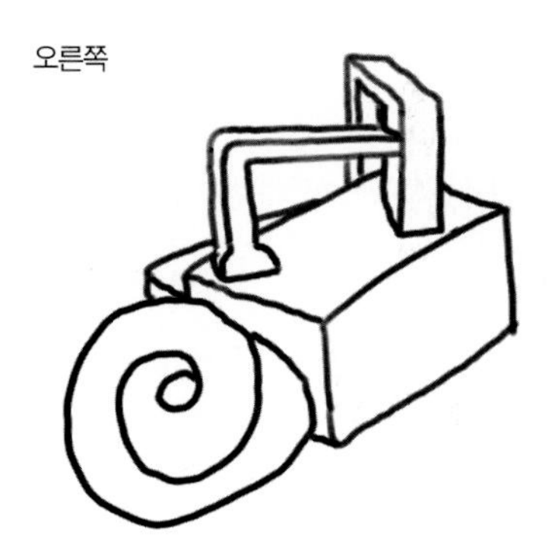

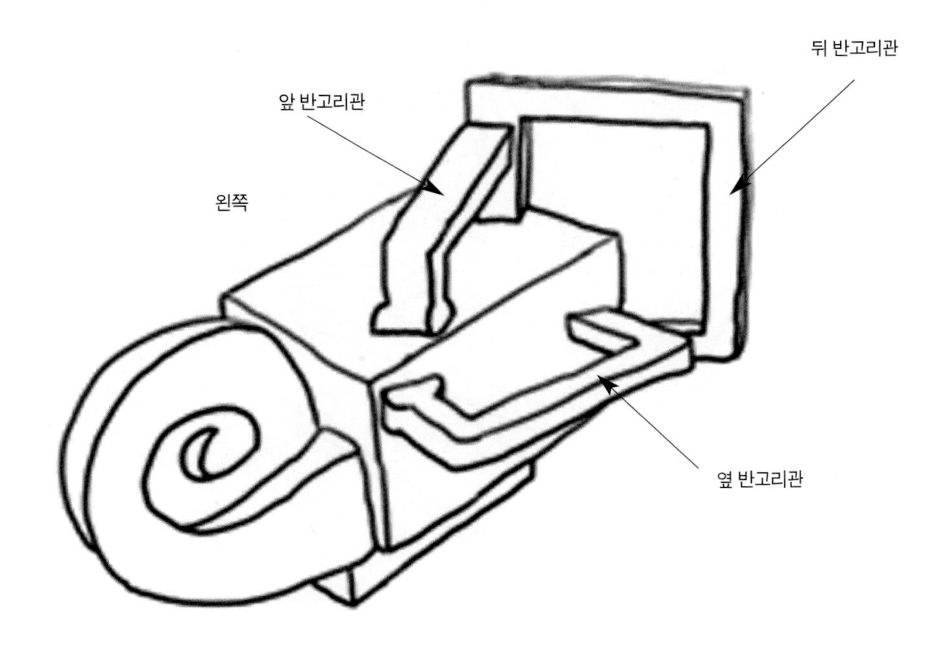

2. 전정기관의 크기

① 전정기관과 달팽이관을 합한 앞뒤의 길이는 18mm이다.

(Anderson JE. Grant's Atlas of Anatomy. 8th ed. Williams & Wilkins 1983;Fig7-166.)

② 전정의 직경은 4mm이다.

(이근호. 전정계의 해부 생리학적 구조. 1998년도 대한신경과학회 하반기 보수교육. 대한신경과학회지 1998;16/Supp.2:71.)

③ 반고리관의 내부 지름은 5mm, 뒤 반고리관의 외경은 1mm, 내경은 0.5mm 정도이다.

(이원상 등. 임상평형의학. 군자출판사 2005;36.)

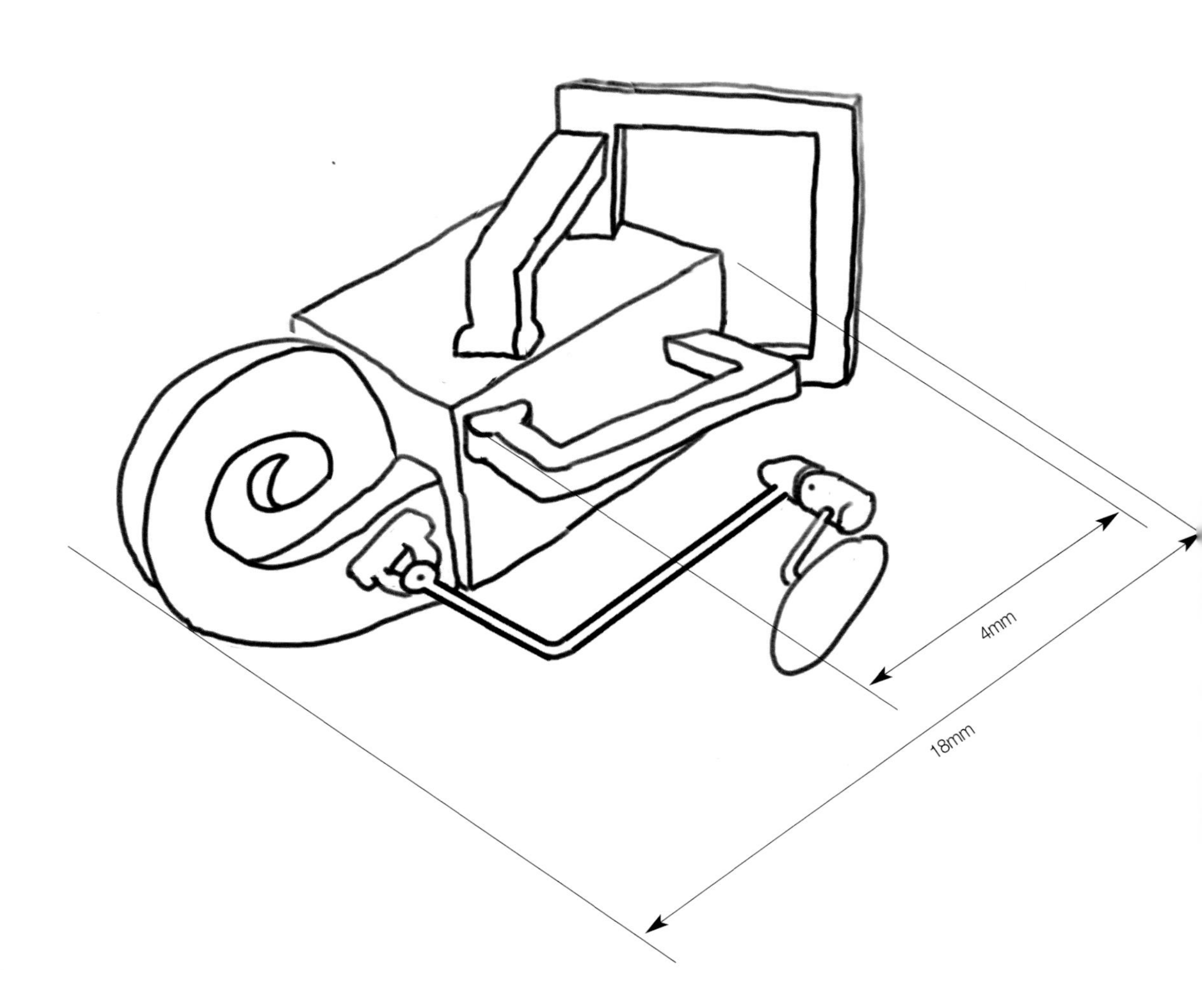

3. 전정기관의 MRI 영상

아래 MRI 사진은 전정기관 및 그와 관련된 내이의 구조를 나타내고 있다.

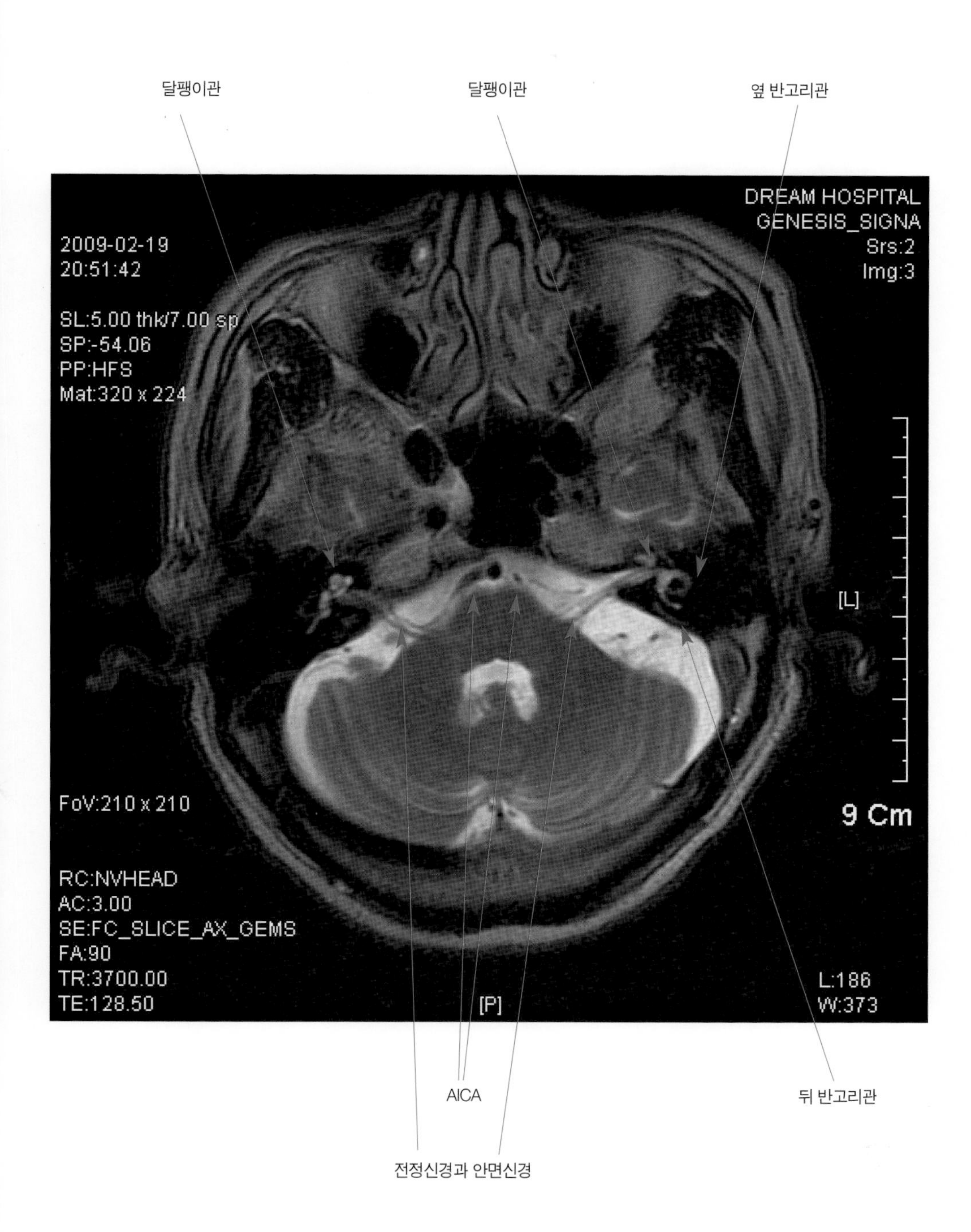

4. 동물의 평형

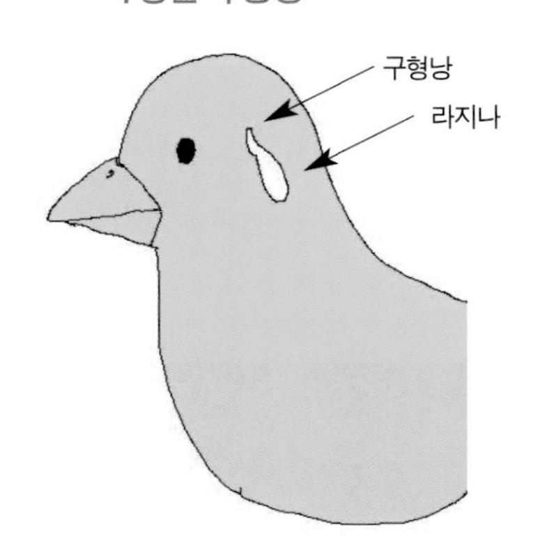

새는 주로 시각을 이용하여 평형을 유지한다. 독수리의 시력은 사람의 8배, 올빼미의 야간시력은 사람의 10배나 된다.

조류와 어류에서는 구형낭이 평형을 담당한다. 라지나(lagena)는 청력을 담당할 뿐만 아니라 지구의 자기장을 감지하여 동서남북을 탐지하는 역할도 한다.

물고기의 평형기관은 옆줄(측선, 側線)이다.

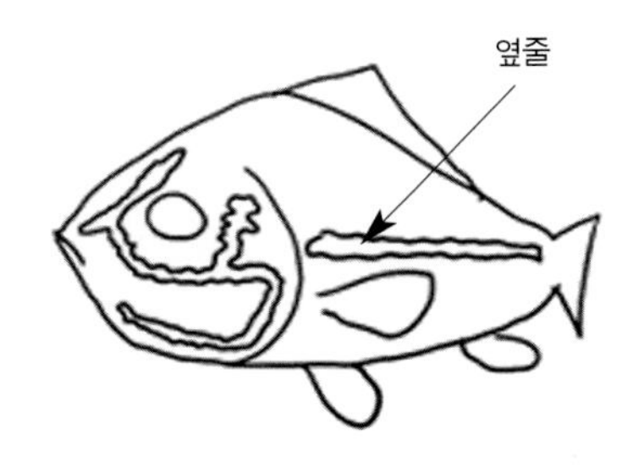

물고기의 피부단면

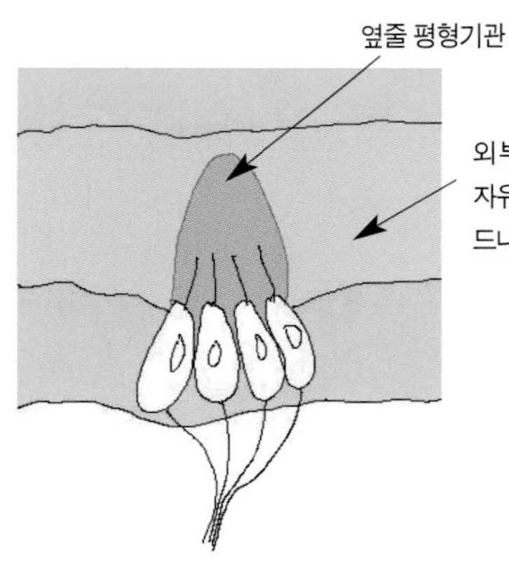

무척추동물에서는 아래 그림과 같이 아주 단순한 구조의 평형기관이 있다.

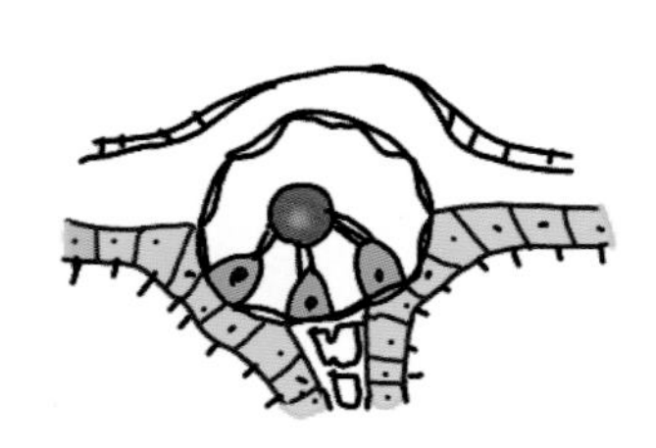

한 개의 이석과 3~4개의 감각세포로 이루어진 해파리의 평형기관

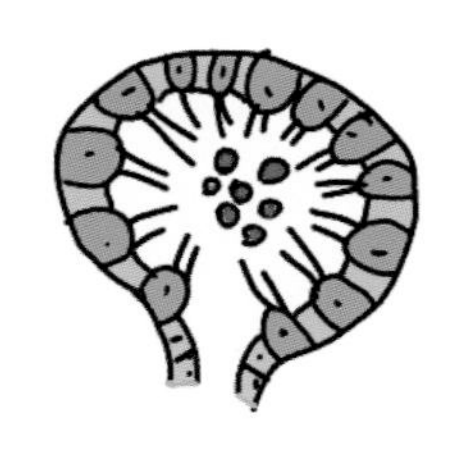

여러 개의 이석과 여러 개의 감각세포로 이루어진 조개의 평형기관

참고문헌

- Kent GC, Carr RK. Comparative Anatomy of the Vertebrates. 9th ed. McGraw-Hill 2001.
- 이원상 등. 임상평형의학. 군자출판사 2005;27.

제4장 반고리관

[1] 반고리관의 모양

반고리관은 고리의 반쪽처럼 생겼다고 해서 붙여진 이름이다.

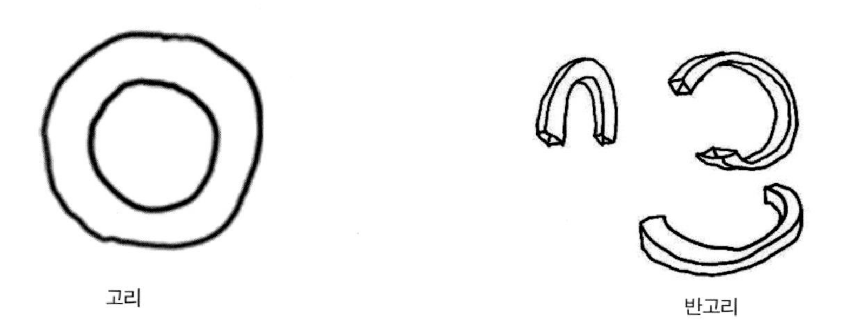

반고리관(semicircular canal)에는 앞, 옆 및 뒤 반고리관이 있으며, 실제 모양은 아래와 같다. 아래 그림은 왼쪽 반고리관이다.

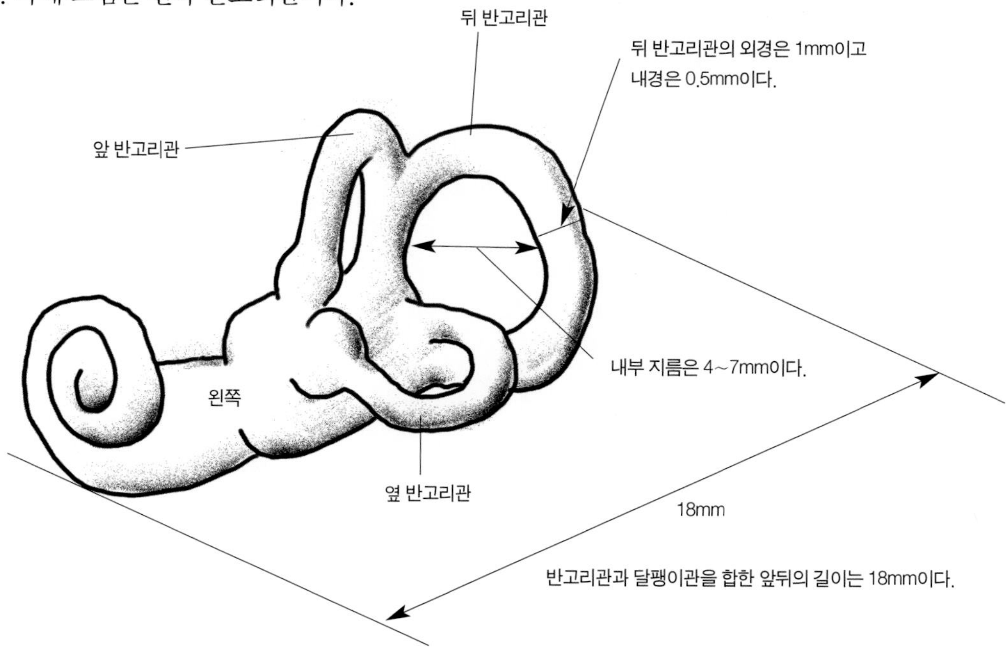

참고문헌
- 이원상 등. 임상평형의학. 군자출판사 2005;36.
- Anderson JE. Grant's Atlas of Anatomy. 8th ed. Williams & Wilkins 1983;Fig7-166.

[2] 반고리관의 내부 구조

1. 팽대부릉정과 섬모

반고리관은 전정-안 반사(前庭眼 反射)를 통해서 안구를 목표물에 고정시키는 역할을 한다. 반고리관의 한쪽 끝에는 다른 부위보다 굵은 부위가 있는데, 이곳을 팽대부(膨大部, ampulla)라고 한다. 팽대부 안에는 섬모들이 있다.

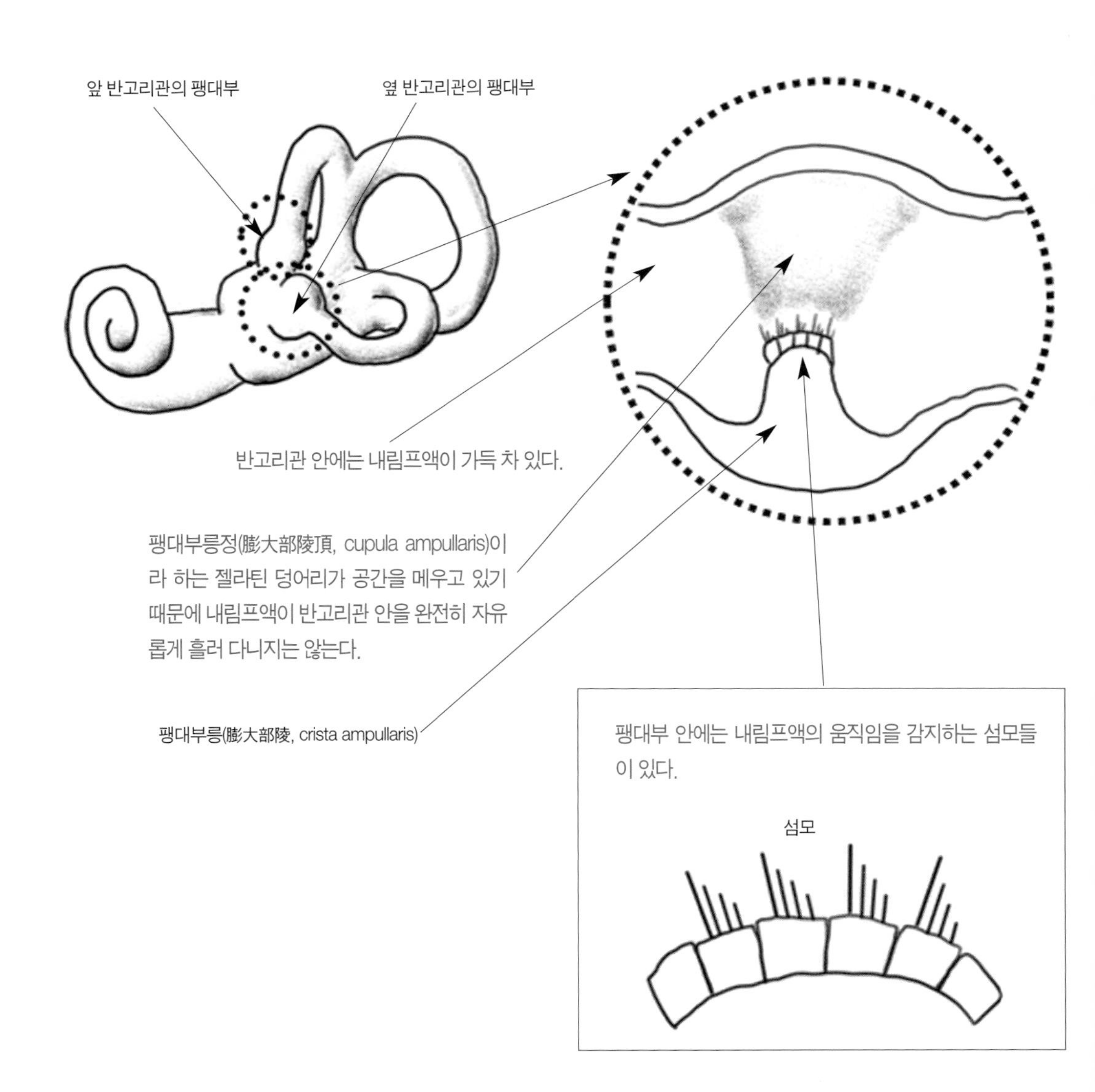

2. 내림프액

반고리관 안에는 내림프액이 가득 차 있다. 반고리관이 움직여도 관성 때문에 내림프액은 움직이지 않는다.

물이 담긴 통을 회전시켜도 관성에 의해서 종이배가 움직이지 않는 것과 같은 원리이다.

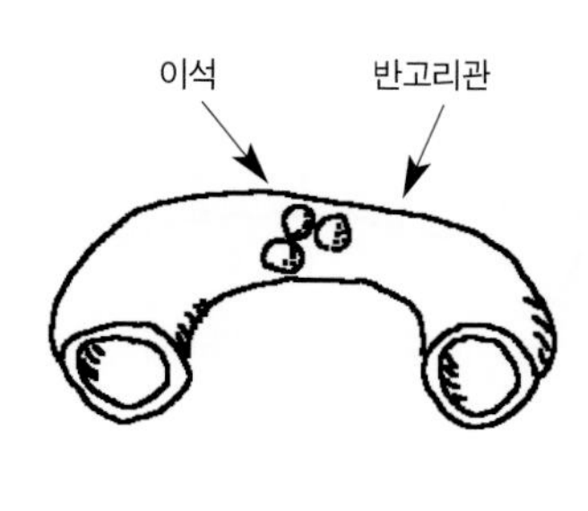

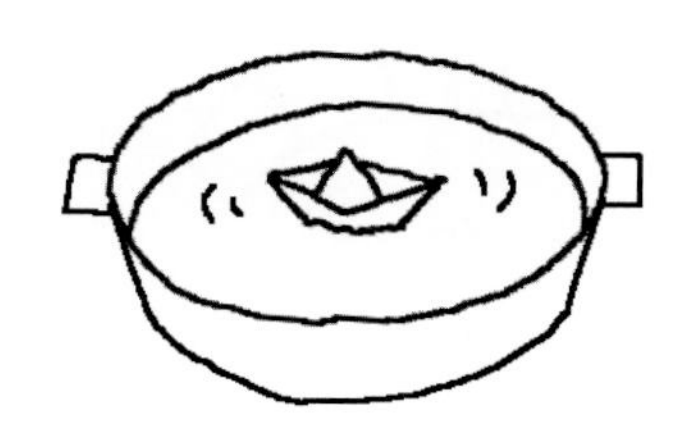

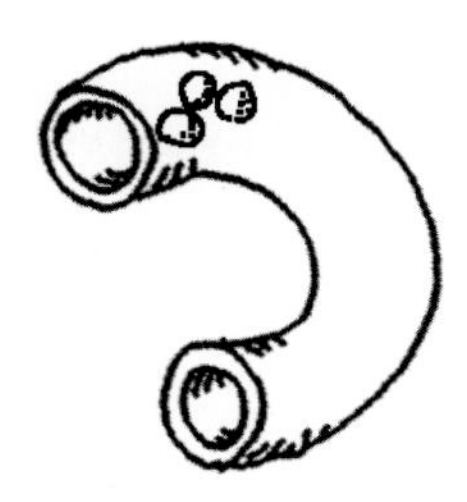

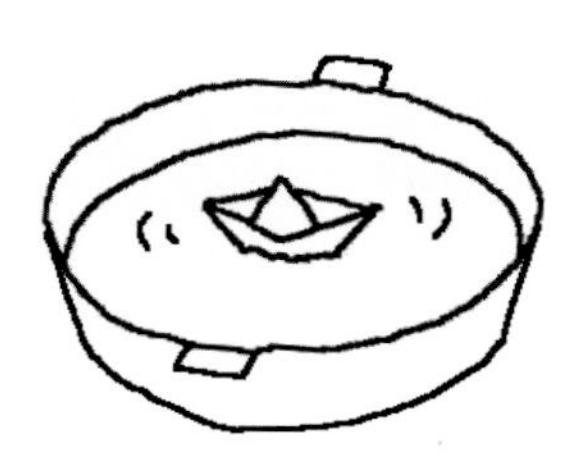

이와 같은 구조는 어떤 기능을 하기 위한 것일까?
: 전정-안 반사를 위한 구조이다.

머리를 움직이면 내림프액이 상대적으로 반대 방향으로 움직이고, 이로 인해 섬모가 구부러져서 신호가 발생한다. 섬모는 한쪽 방향으로만 구부러지는 특징이 있다.

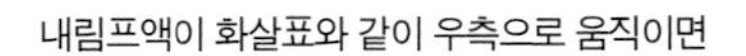

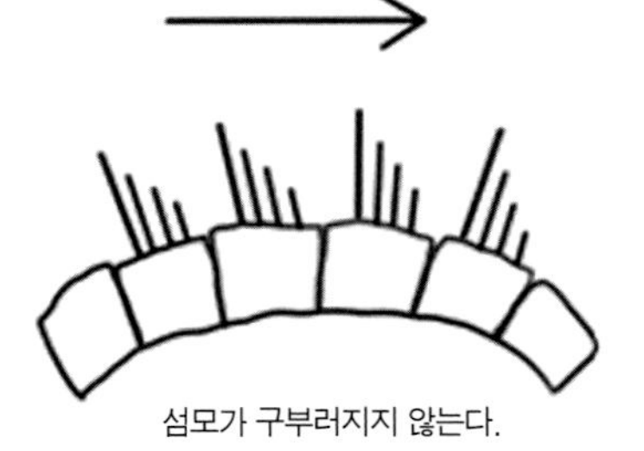

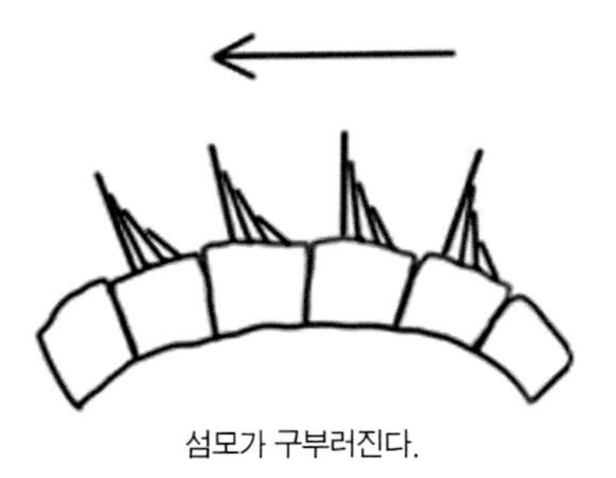

팽대부에 있는 섬모의 방향성은 머리의 운동 방향에 따라 "전정-안 반사"를 적절하게 유발하기 위해서이다. 반고리관마다 섬모가 구부러지는 방향이 각각 다르다.

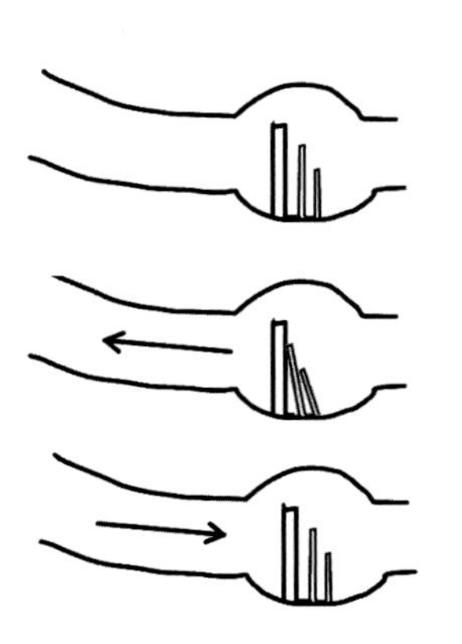

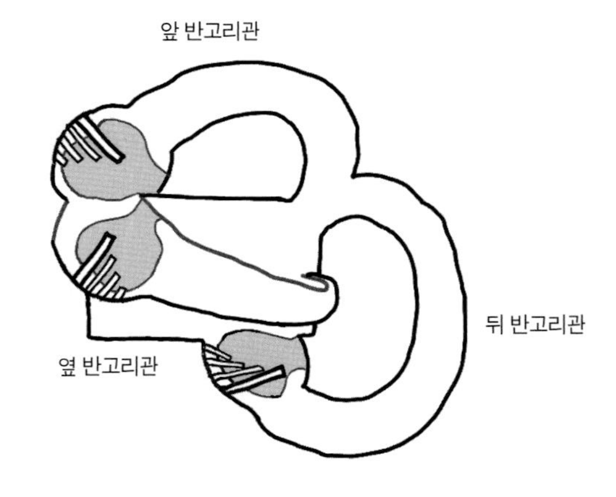

3. Ewald 법칙

섬모가 한쪽 방향으로만 구부러지는 특징에 의해서 나타나는 현상을 Ewald가 정리하였다.

(1) Ewald 1 법칙

눈의 운동은 내림프액의 이동 방향과 같은 평면으로 유발된다.

(2) Ewald 2 법칙

수평 반고리관은 yaw plane(고개를 도리도리하는 동작)으로 머리를 움직일 때와 내림프가 팽대부 방향으로(ampullopetal) 움직일 때 최대의 안진을 일으킨다.

(3) Ewald 3 법칙

앞 반고리관과 뒤 반고리관은 pitch plane(고개를 끄덕이는 동작)으로 머리를 움직일 때와 내림프가 팽대부와는 반대 방향으로(ampullofugal) 움직일 때 최대의 자극을 받는다. 즉 앞 반고리관은 고개를 굴곡시킬 때, 뒤 반고리관은 고개를 신전시킬 때 최대의 안진을 유발한다.

오른쪽의 사진은 Ewald 2 법칙과 Ewald 3 법칙을 나타내는 오른쪽 반고리관 모형이다. 종이를 뚜껑처럼 잘라내어 섬모의 방향을 표현하였다.
(A: 앞 반고리관, H: 옆 반고리관, P: 뒤 반고리관)

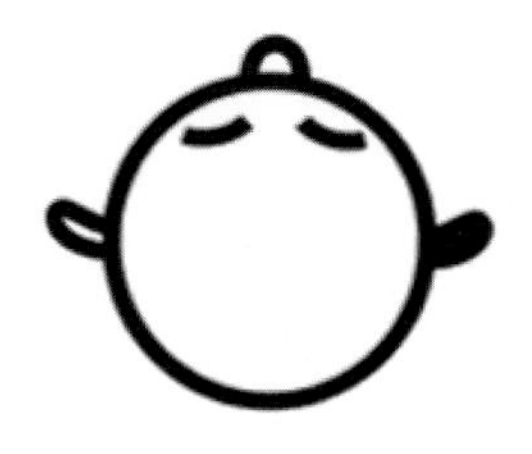

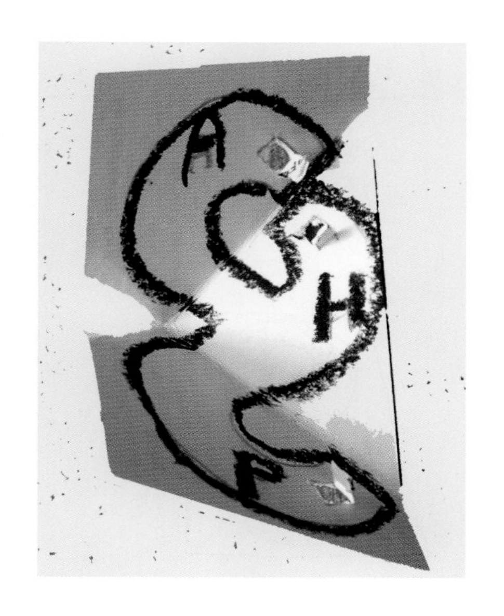

참고문헌
이근호. 전정계의 해부 생리학적 구조(1998년도 대한신경과학회 하반기 보수교육). 대한신경과학회지1998;16/Supp.2:73.

4. 반고리관 모형 만들기

우측 반고리관의 모형을 만들어 보자.

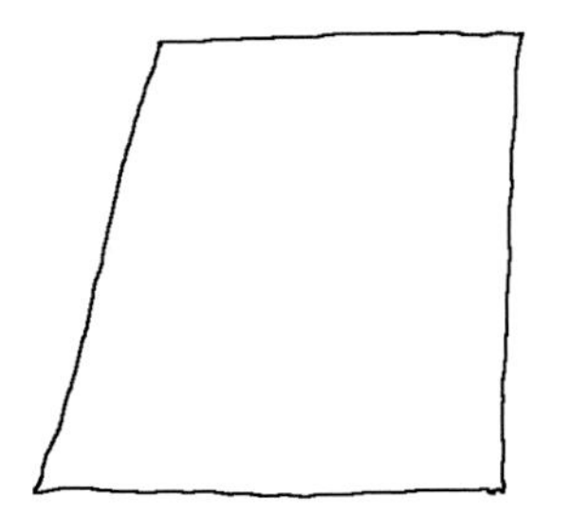

① 사각형 종이를 준비한다.

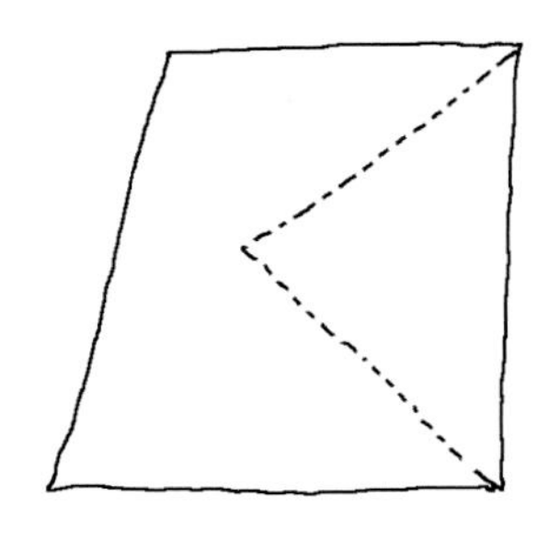

② 접을 곳을 점선으로 표시한다.

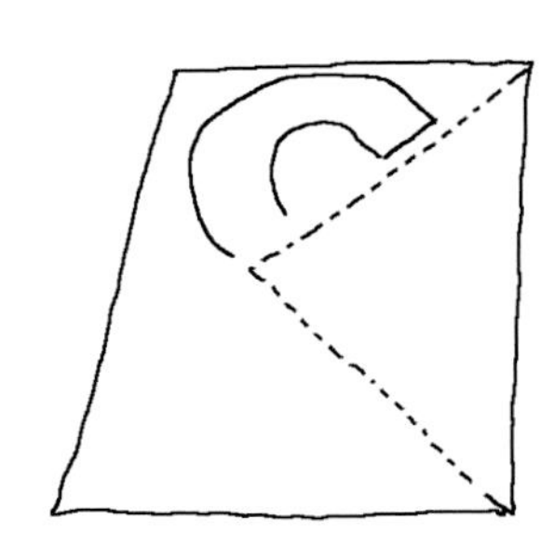

③ 앞 반고리관을 그린다.

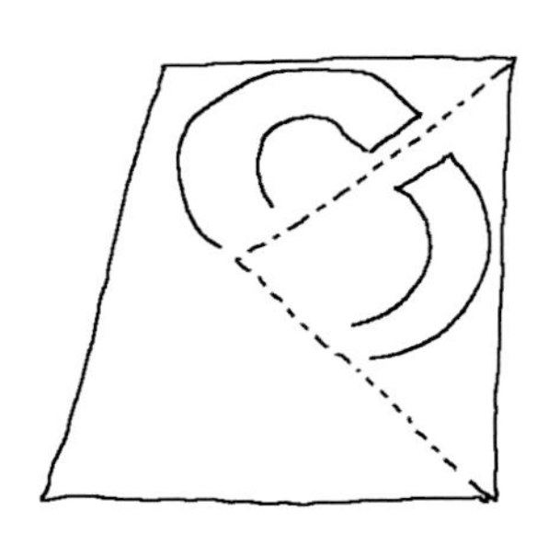

④ 옆 반고리관을 그린다.

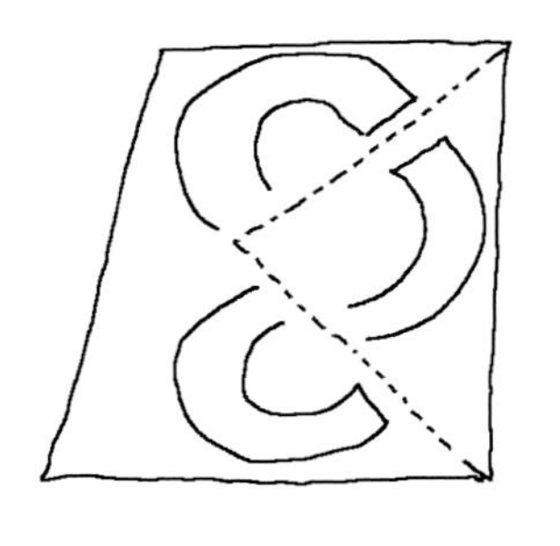

⑤ 뒤 반고리관을 그린다.

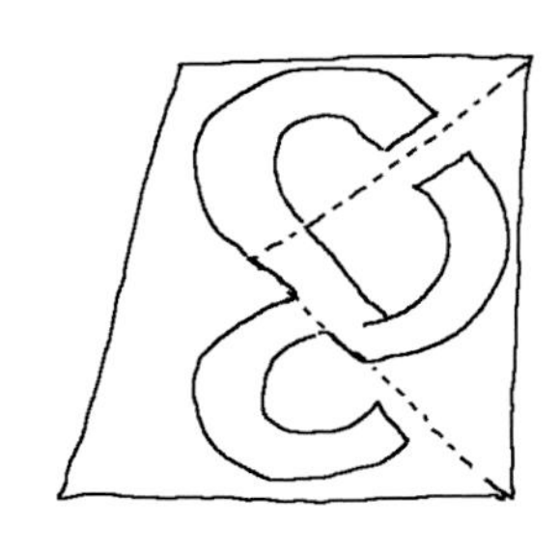

⑥ 세 개의 반고리관을 연결하는 선을 그린다.

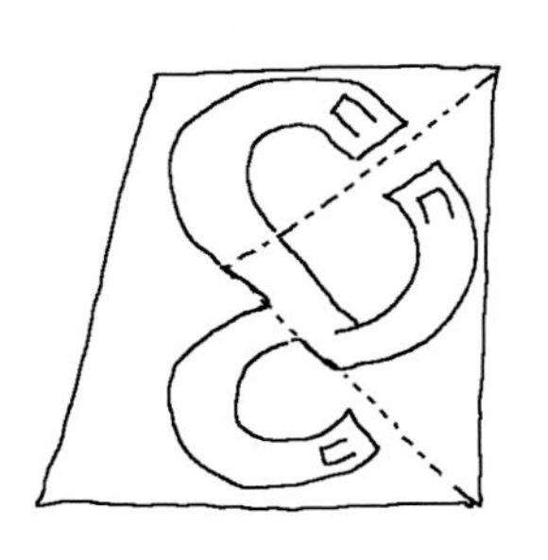

⑦ 섬모를 그린다.

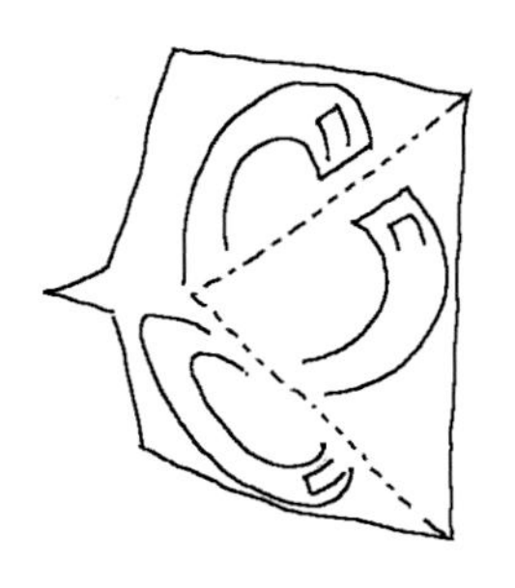

⑧ 점선 부분을 안으로 접는다.

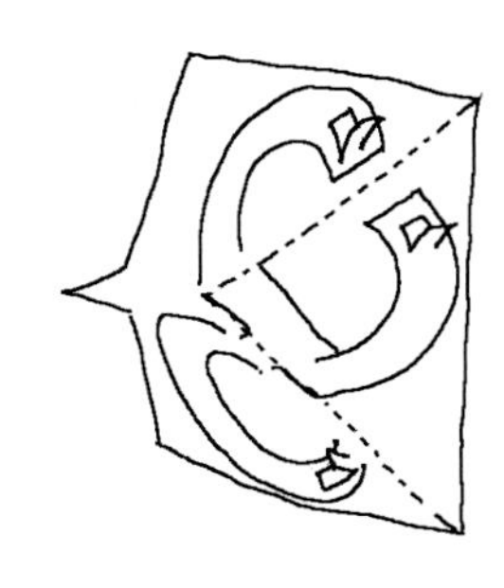

⑨ 섬모를 칼로 오려서 세운다.

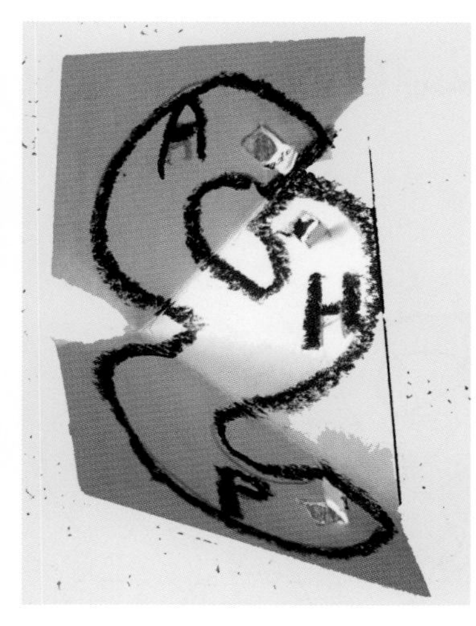

⑩ 모형이 완성되었다.

섬모가 잘 구부러지는 방향이 반고리관이 자극을 받는 방향이다.

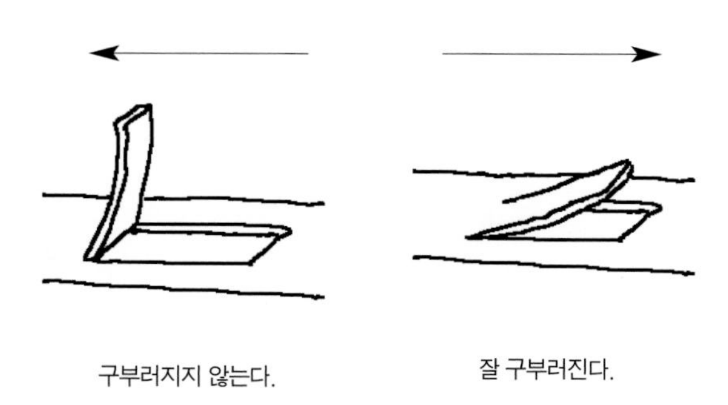

아래와 같이 파란색 화살표로 표시하면 Ewald 법칙을 쉽게 알 수 있다.

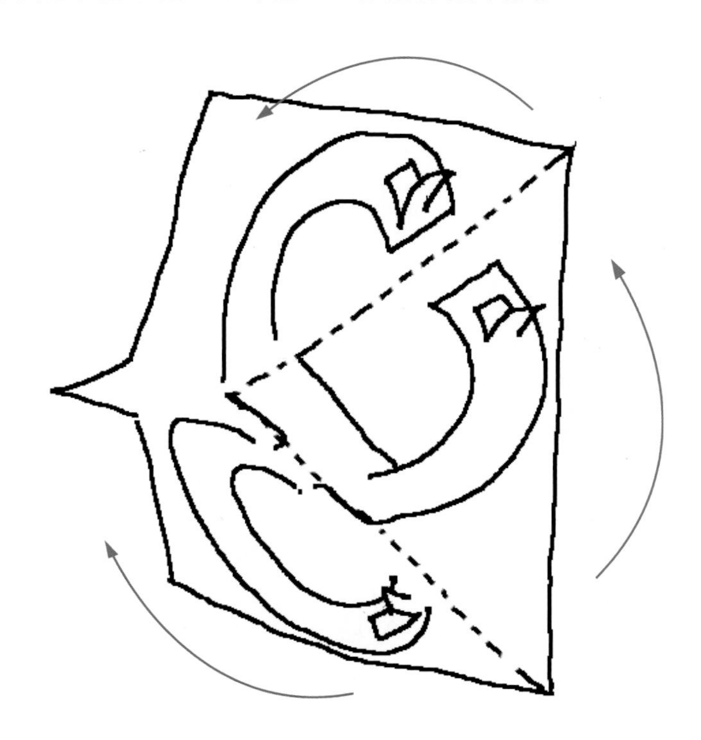

5. 머리와 섬모의 움직임

Ewald 법칙에 대하여 다시 한 번 살펴보자.

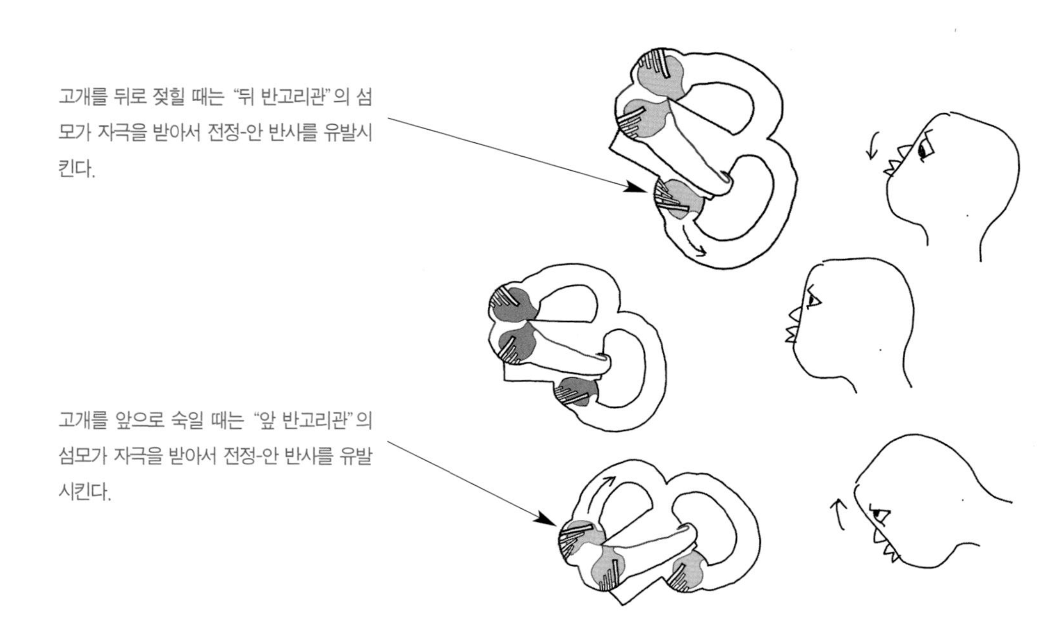

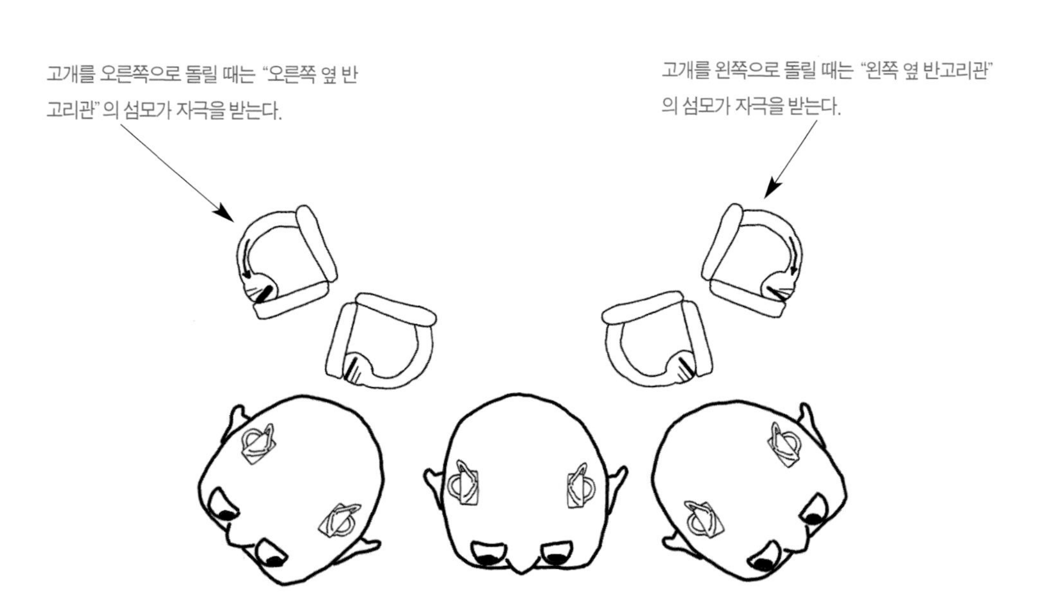

6. 전정-안 반사

전정-안 반사는 머리가 빠르게 움직일 때 반사적으로 안구가 움직여서 목표에 시선을 고정하는 동작을 말한다. 걷거나 뛰어갈 때 머리가 흔들리는 속도는 0.5Hz에서 10Hz 정도이다. 전정-안 반사의 속도는 0~8Hz 정도이다. 이보다 느린 속도에서는 전정-안 반사가 유발되지 않는다.

전정-안 반사 경험하기(옆 반고리관의 경우)

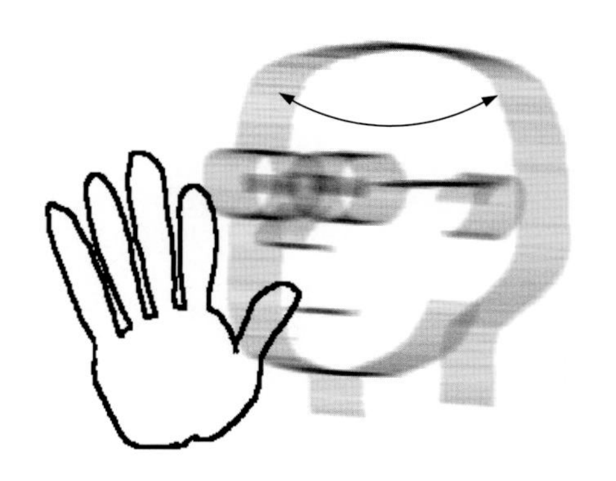

손을 눈앞에 두고 머리를 1초에 두 번 정도 흔들면서 손을 바라본다. 이때 속도는 2Hz이며 손가락이 뚜렷하게 보일 것이다. 전정-안 반사가 작용하기 때문이다.

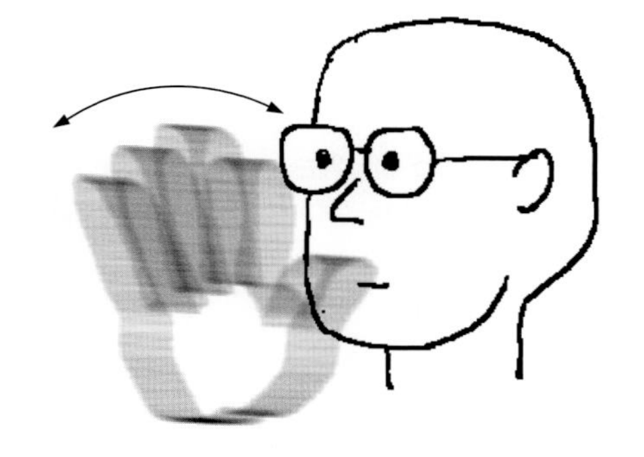

머리를 고정하고 손을 1초에 두 번 정도의 속도로 흔들면서 손을 바라본다. 손가락이 뚜렷하게 보이지 않을 것이다. 전정-안 반사가 작용하지 않기 때문이다.

전정-안 반사는 3개의 반고리관에 모두 존재한다.

참고문헌

Herdman SJ, Whitney SL. Treatment of vestibular hypofunction: Problem-oriented approach. In: Herdman SJ. Vestibular rehabilitation. 2nd ed. F.A. Davis Company. Philadelphia. 2000;309-391.

머리를 좌우로 돌릴 때는 옆 반고리관이 자극된다.

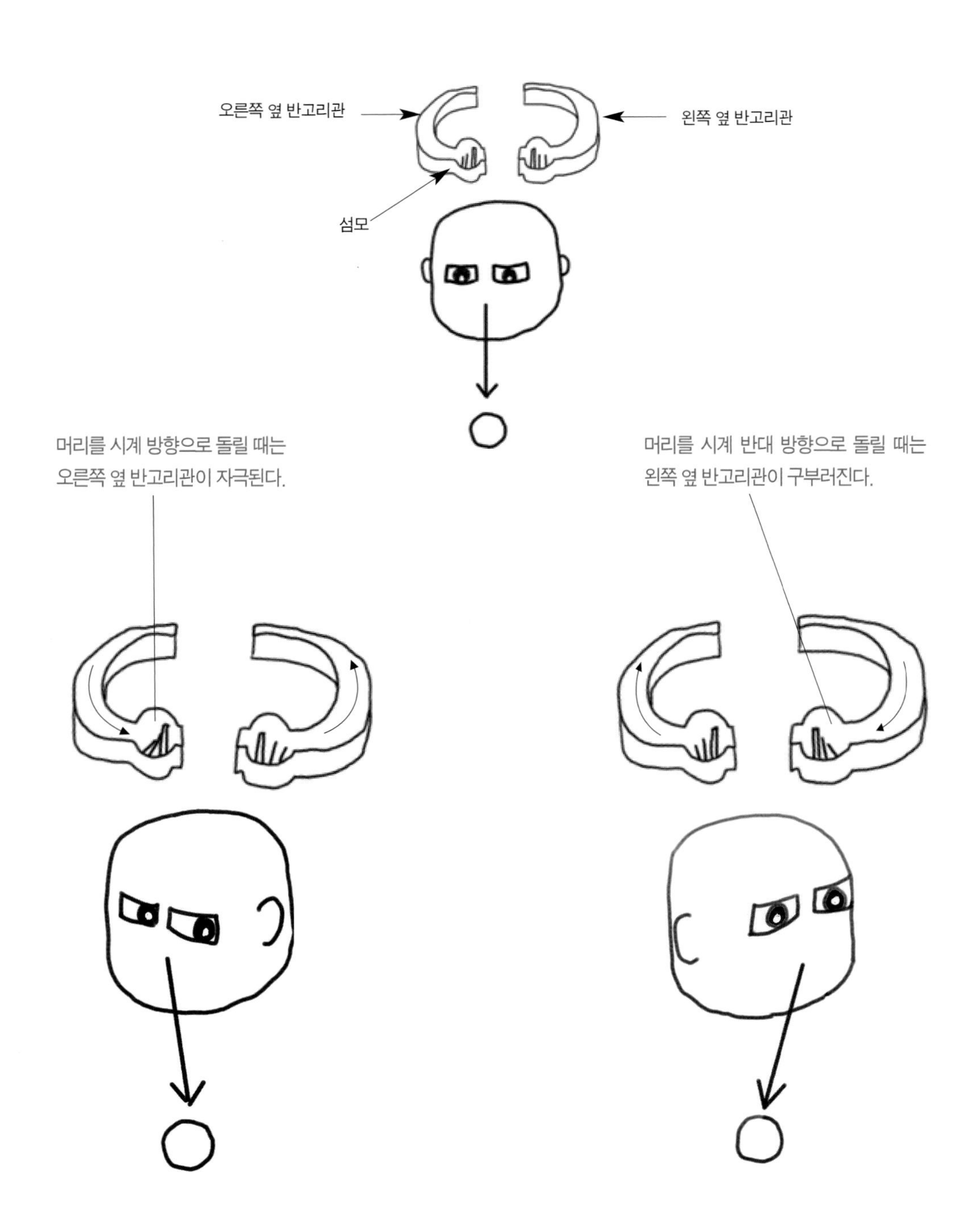

7. 반고리관의 역할

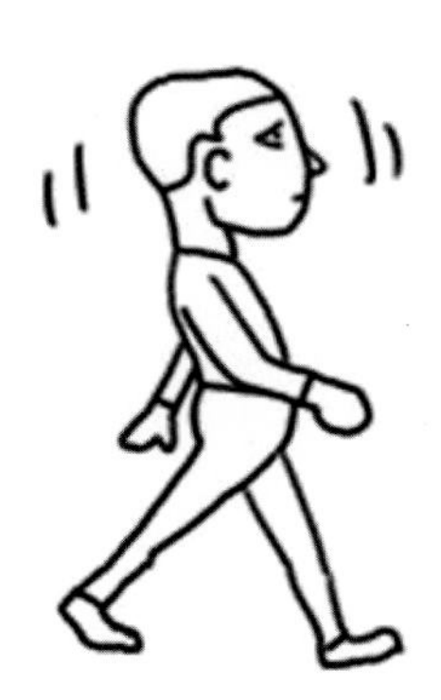

걸어갈 때는 고개가 상하좌우로 흔들린다. 이때 시야가 흔들리지 않게 고정하는 역할을 하는 것이 "전정-안 반사"이며 반고리관에서 담당한다.

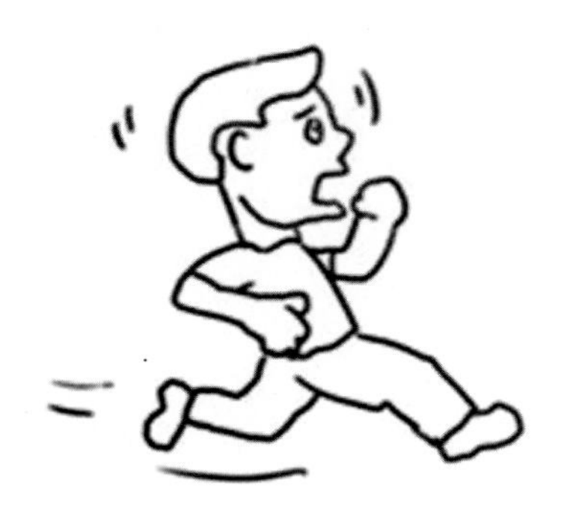

아주 빨리 뛰어갈 때에는 시야가 흔들리는데, 반고리관이 조절할 수 있는 속도보다 빨리 흔들리기 때문이다.

마치 비디오카메라로 촬영할 때와 같은 원리이다.

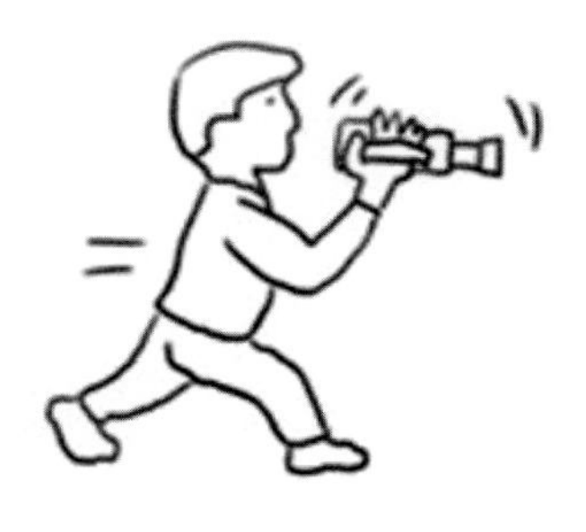

뛰어가면서 촬영하면 화면이 많이 흔들린다.

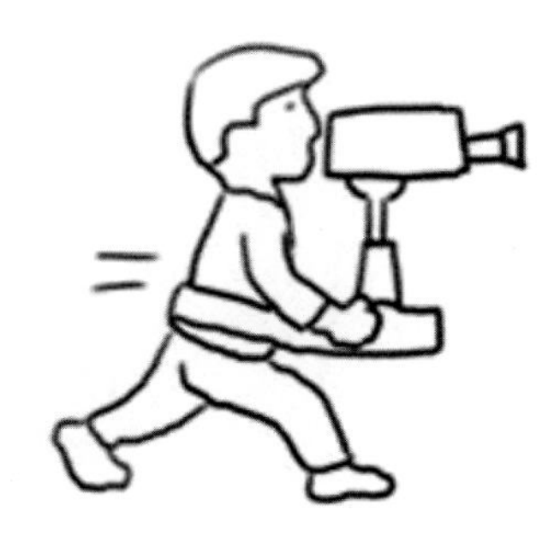

카메라를 흔들리지 않게 하는 장치를 사용하면 화면이 덜 흔들린다. 이 장치도 관성의 원리를 이용하고 있다.

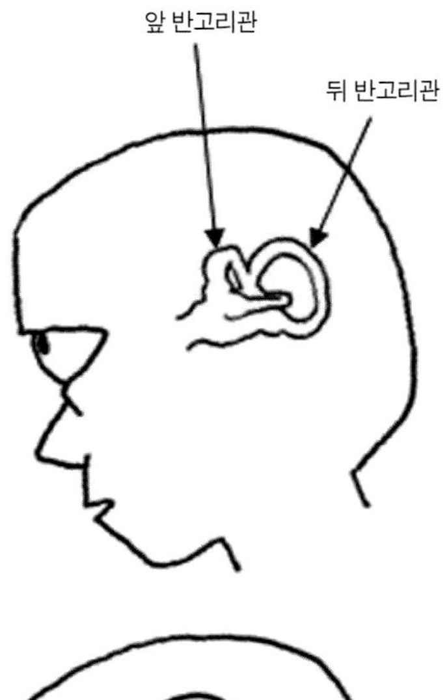

걸으면서 머리가 위아래로 흔들릴 때에는 앞 반고리관과 뒤 반고리관이 작용하여 시야를 고정한다.

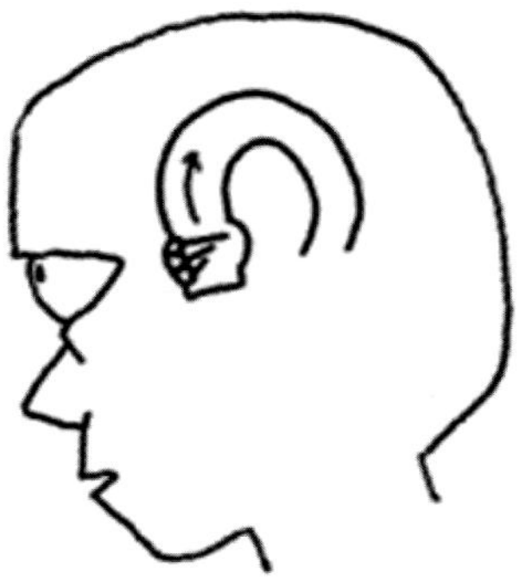

머리가 앞으로 기울어질 때는 앞 반고리관이 작용한다.

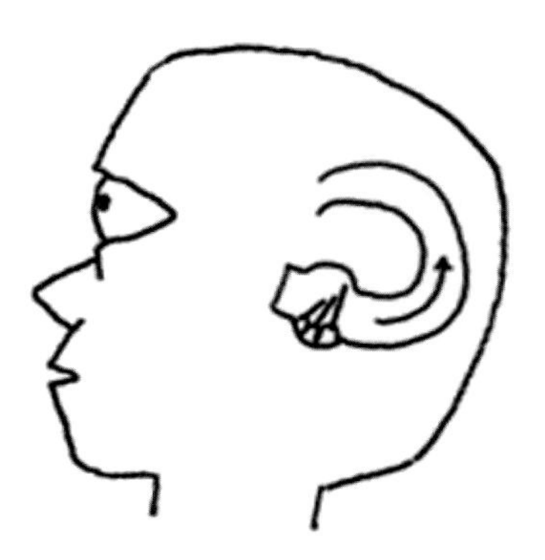

머리가 뒤로 기울어질 때는 뒤 반고리관이 작용한다.

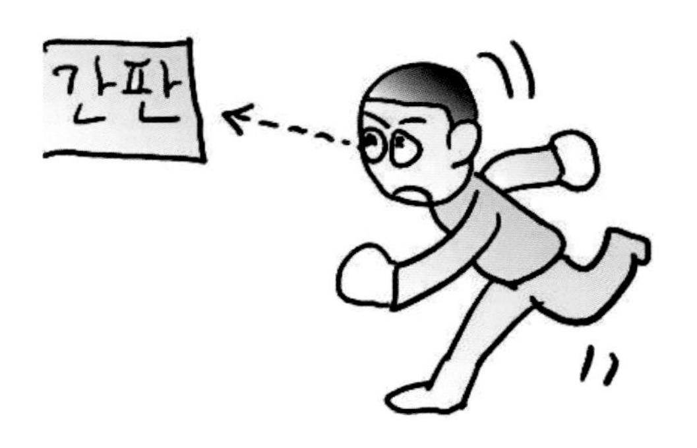

반고리관의 역할 때문에 뛰어가면서도 간판 글을 읽을 수 있다.

아래와 같이 생각하면 쉽다.

그림처럼 반고리관이 안구와 연결되어 있다고 생각할 수 있다.

머리가 움직여도 안구는 목표물에 고정되어 있다.

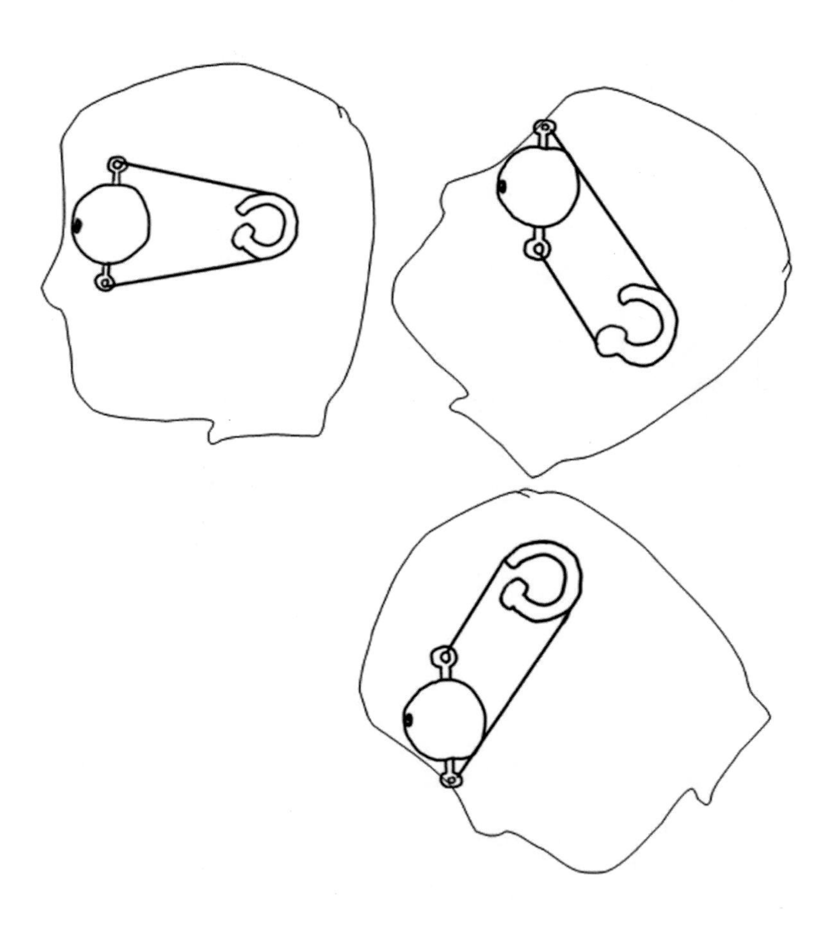

8. 반고리관의 3차원적 구조와 역할

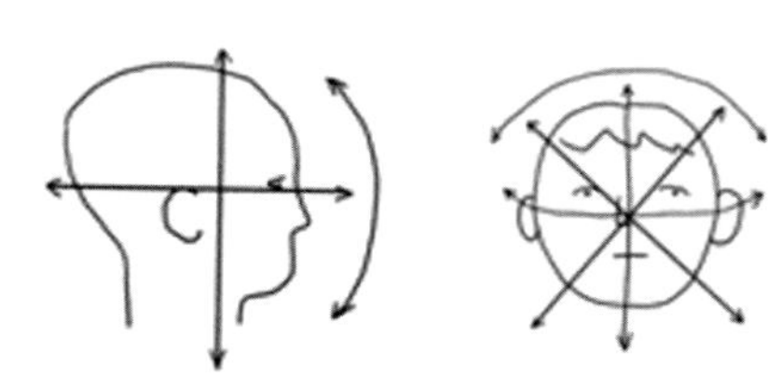

머리가 움직이는 방향은 아주 다양하다.

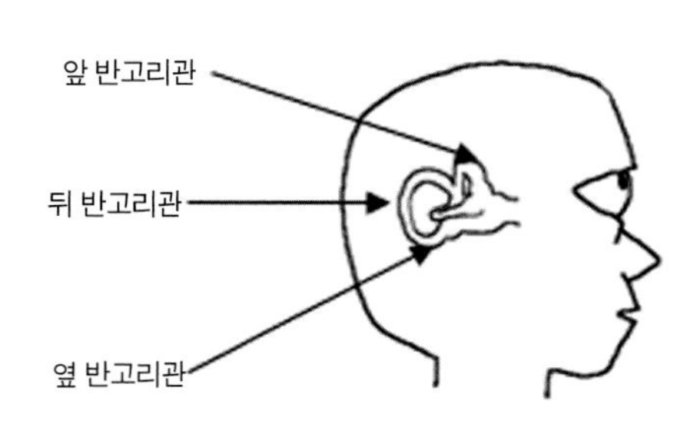

반고리관은 다양한 머리의 움직임을 모두 감지할 수 있도록 3개로 구성되어 있다.

뒤 반고리관과 앞 반고리관은 서로 직각으로 연결되어 있다.

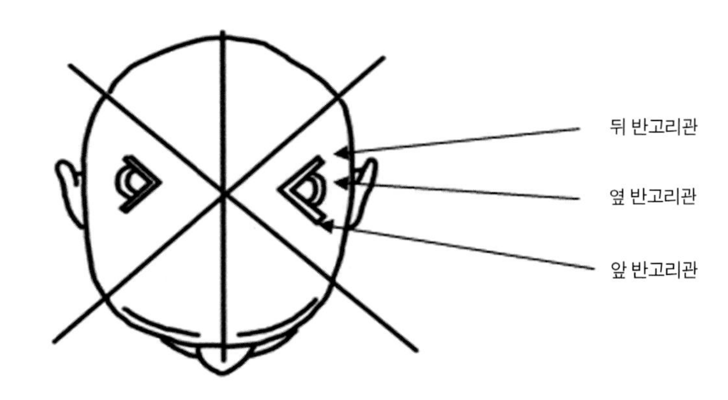

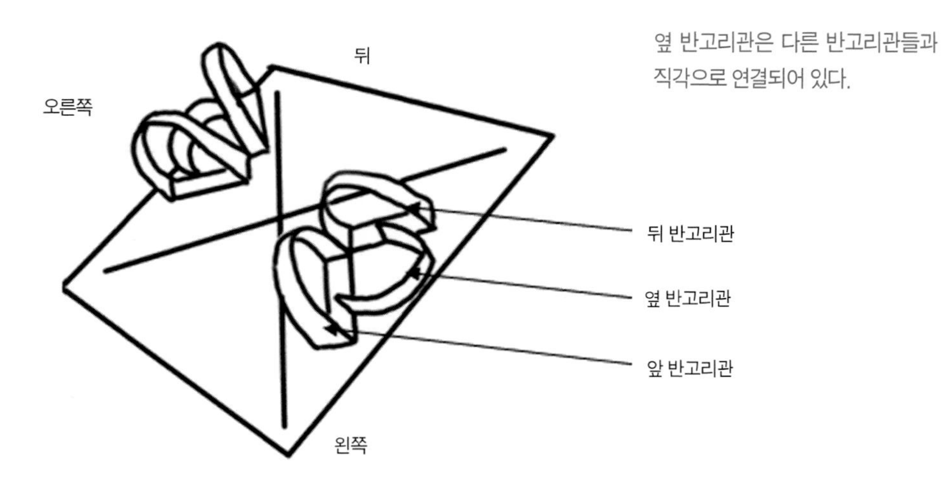

옆 반고리관은 다른 반고리관들과 직각으로 연결되어 있다.

실제로는 옆 반고리관이 수평에서 30도 기울어져 있다.

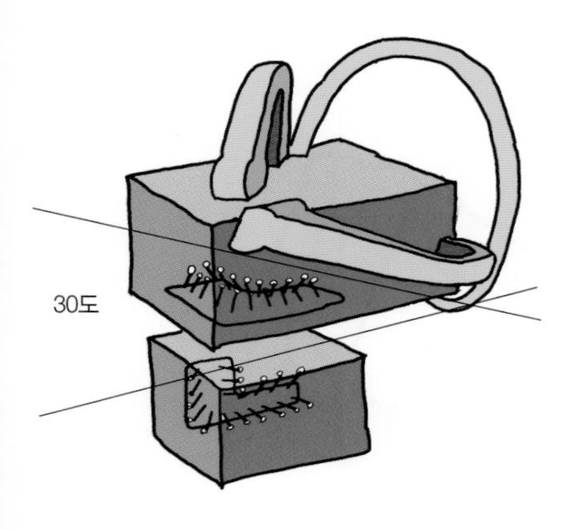

네발로 엎드려 있을 때는 옆 반고리관이 수평으로 위치하는데, 인간이 직립하기 때문에 30도 기울어지게 된 것이다.

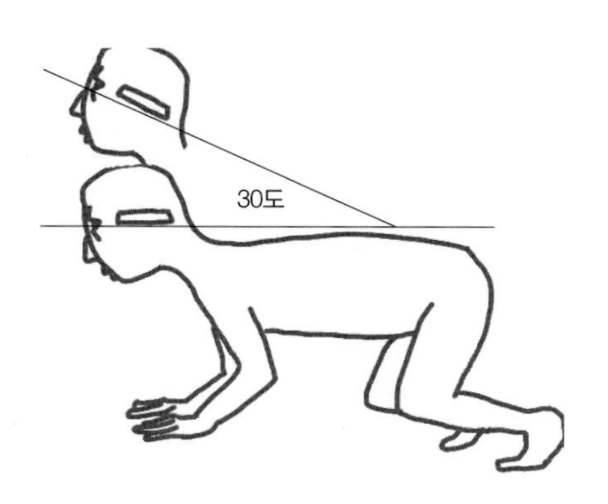

9. 반고리관이 자극되는 방향

머리가 움직이는 방향과 같은 방향에 있는 반고리관이 자극된다.

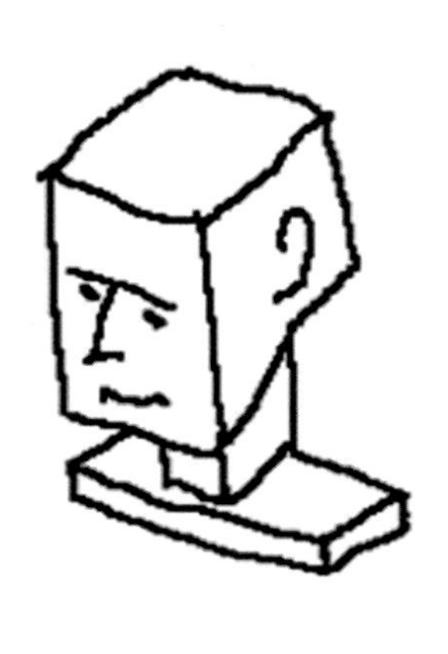

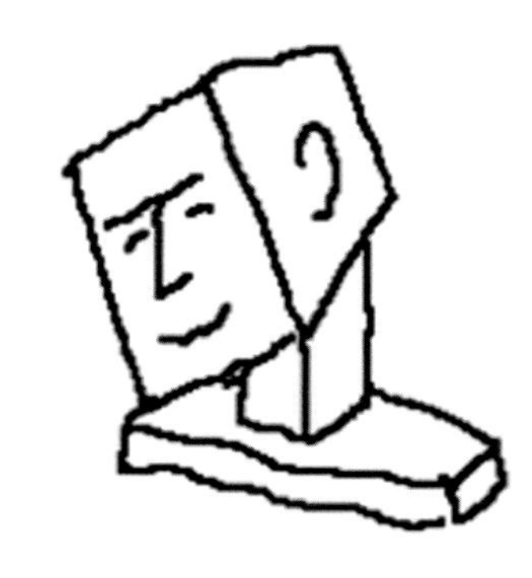

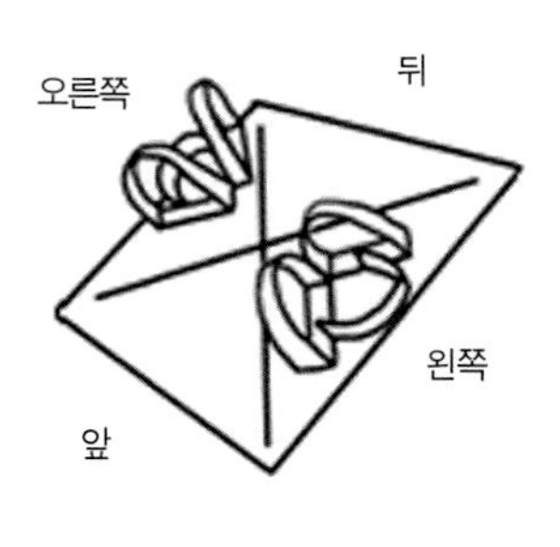

원래 위치

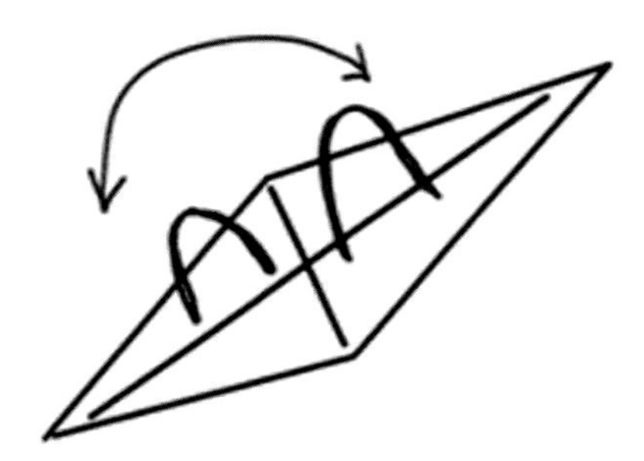

오른쪽 앞으로 기울어질 때: 오른쪽 앞 반고리관과 왼쪽 뒤 반고리관이 자극을 받는다.

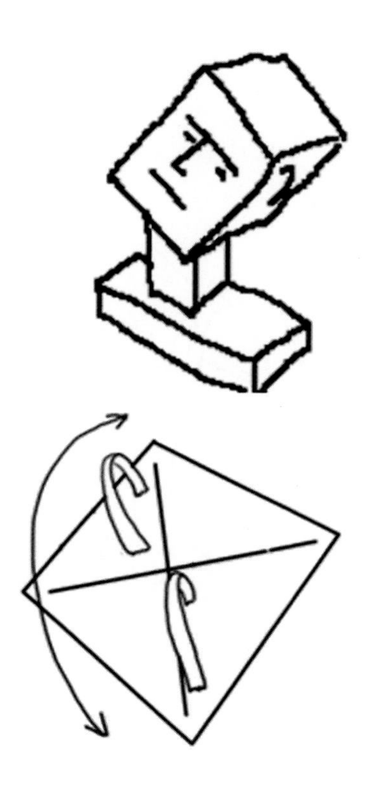

왼쪽 앞으로 기울어질 때: 왼쪽 앞 반고리관과 오른쪽 뒤 반고리관이 자극을 받는다.

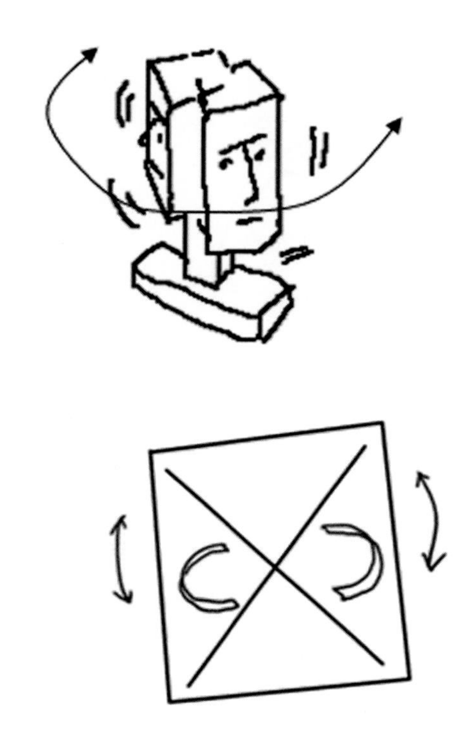

평면상에서 고개를 좌우로 돌릴 때: 양쪽 옆 반고리관이 자극을 받는다.

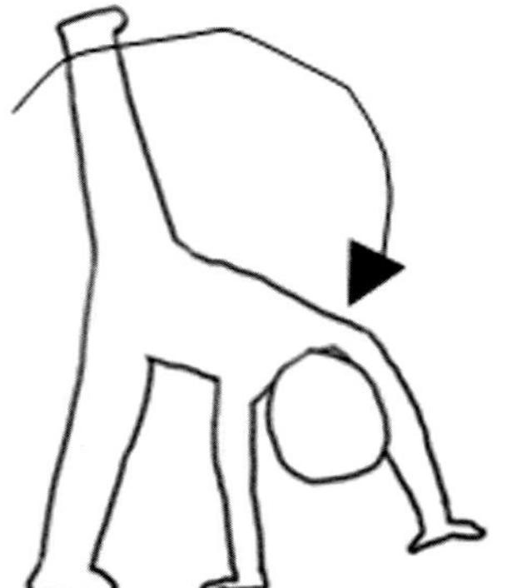

옆으로 구르는 동작을 할 때: 앞 반고리관과
뒤 반고리관이 동시에 자극된다.

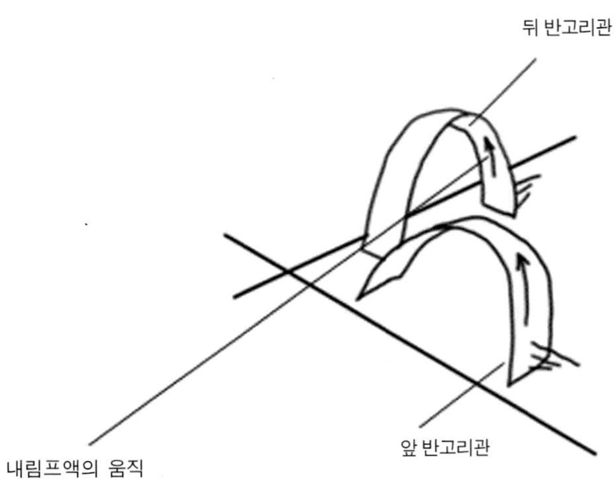

제5장 안구운동

시야를 안정시키는 "안구운동" 에 대하여 살펴보자.

(1) 충동성 안운동(saccade)

목표물을 향해 안구가 빠르게 움직이는 운동이다. 대뇌 전두엽의 안구 피질(Brodmann area 8)에서 담당한다. 예를 들면, 오락실에서 두더지 잡기 게임을 할 때의 안구운동을 생각해 보면 쉽다.

(2) 원활 추적 안운동(pursuit)

목표물을 추적하는 안구의 움직임이다. 탁구 게임을 할 때 탁구 선수의 안구운동을 생각하면 쉽게 이해할 수 있다. 대뇌와 뇌간에 있는 여러 구조물이 담당한다.

(3) 시운동 안진(optokinetic nystagmus)

느린 속도로 머리가 회전할 때 목표물이 시야에 안정되게 유지되도록 하는 안구운동이다. 기차를 타고 가면서 차창 밖을 볼 때 안구가 어떻게 움직이는지 관찰해 보면 이해할 수 있다. 풍경을 따라 안구가 서서히 움직이는 것이 시운동 안진이고, 안구가 재빨리 기차의 진행 방향으로 움직이는 것은 충동성 안운동이다.

(4) 전정-안 반사(vestibulo-ocular reflex)

머리가 흔들릴 때 목표에 안구를 고정하는 역할을 한다. 반고리관에서 담당한다.

(5) 전정-안 반사 억제(vestibulo-ocular reflex suppression)

움직이는 목표물을 보기 위해서 전정-안 반사를 억제하는 때가 있다. 이것을 "전정-안 반사 억제" 라고 한다. 탁구 게임을 할 경우에 구경하는 사람이 탁구공을 바라볼 때의 안구운동을 생각하면 쉽게 이해할 수 있다.

* 전정-안 반사는 1~5Hz의 빠른 움직임을 담당한다. 원활 추적 안운동과 시운동 안진은 1Hz 이하의 느린 움직임을 담당한다.

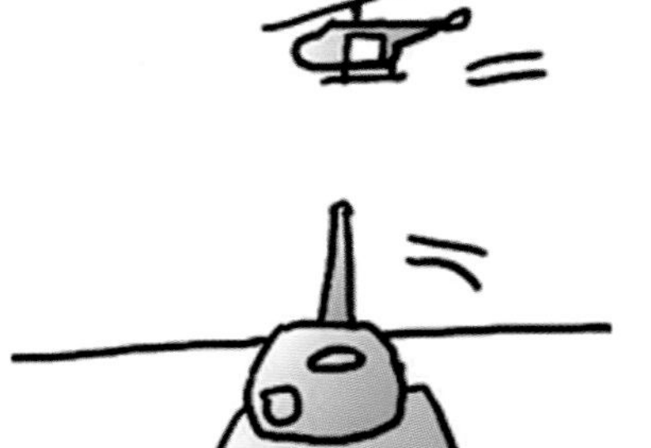

"원활 추적 안운동" 은 마치 탱크에서 목표물을 따라가면서 조준하는 것과 같다.

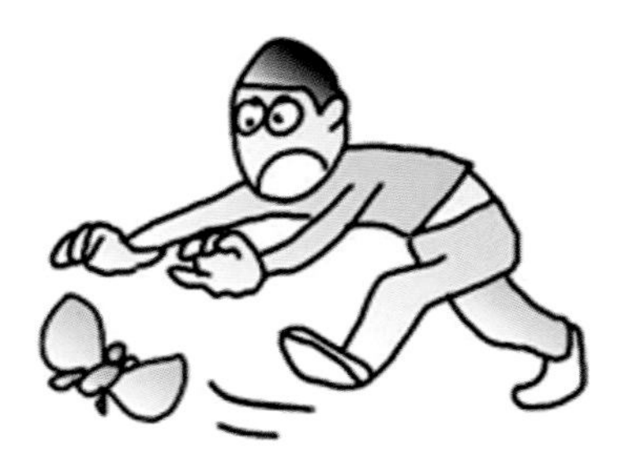

나비를 잡을 때는 "원활 추적 안운동" 과 "전정-안 반사 억제" 가 사용된다.

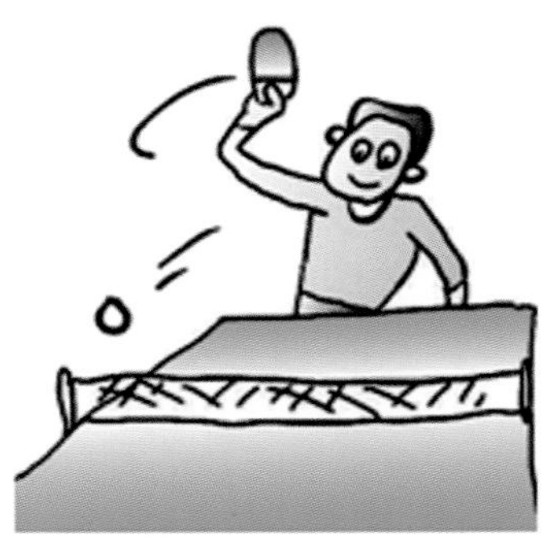

탁구 경기를 하는 탁구 선수의 안구운동에는 "원활 추적 안운동" 과 "전정-안 반사 억제" 가 사용된다.

제6장 자세 유지

자세 유지에는 "전정-척수 반사(vestibulo-spinal reflex, VSR)"와 "긴장성 목 반사(tonic neck reflex)"가 관여한다. 자세 유지에 문제가 있어도 어지럼이 유발된다.

[1] 전정-척수 반사

(1) 전정-척수 반사는 중력 하에서 머리를 안정시키고 머리의 기립 상태를 유지하는 반사이다. 작용 부위는 경부, 몸통, 사지의 신전근(extensor muscles)이다. 전정-척수 반사는 시각의 반응보다 신속하게 작용한다.

(2) 몸이 회전할 때는 전정-척수 반사로 인하여 옆 반고리관이 흥분되어 몸통의 회전 방향과 반대쪽으로 머리가 움직이게 된다. 이렇게 하면 넘어지지 않고 자세를 유지할 수 있다. 아래 그림과 같이 사람이 뛰어갈 때 머리와 몸통이 어떻게 움직이는지 관찰해 보면 이해할 수 있을 것이다.

(3) 머리의 회전 방향과 반대 측의 사지는 신전이 되게 하고 동측의 사지는 굴전이 되게 한다. 아래 그림과 같이 말이 방향을 바꿀 때나 사람이 걷다가 발이 미끌어질 때를 생각해 보면 이해하기 쉬울 것이다.

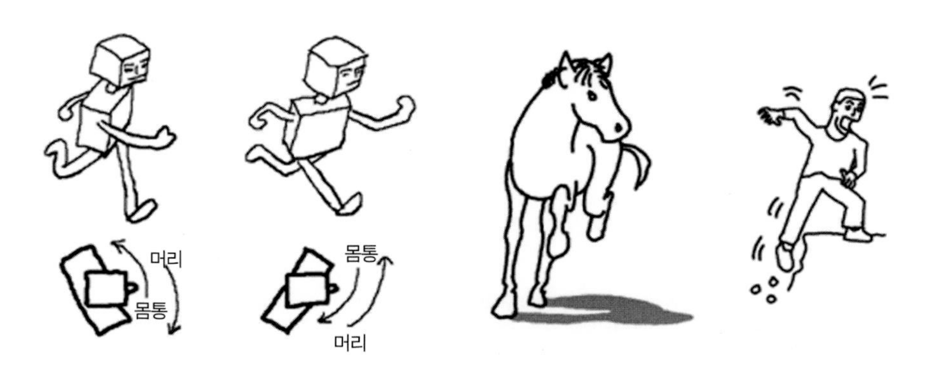

[2] 긴장성 목 반사

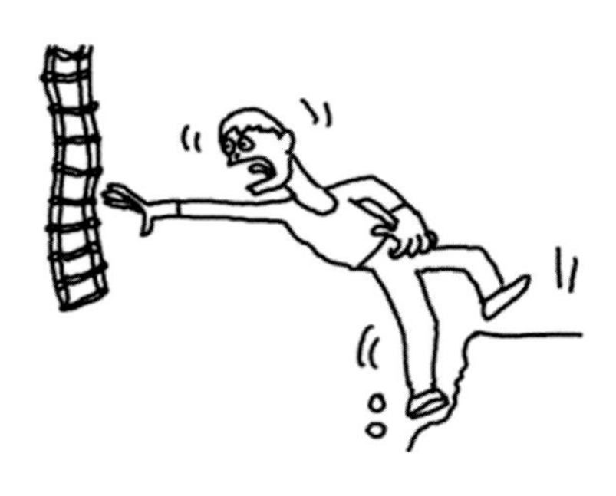

(1) 머리의 회전 방향과 동측의 사지는 신전시키고 반대 측의 사지는 굴전시킨다. 오른쪽 그림과 같이 발이 미끌어질 때 손을 뻗어 무엇인가 잡으려는 동작을 생각해 보면 이해할 수 있을 것이다.

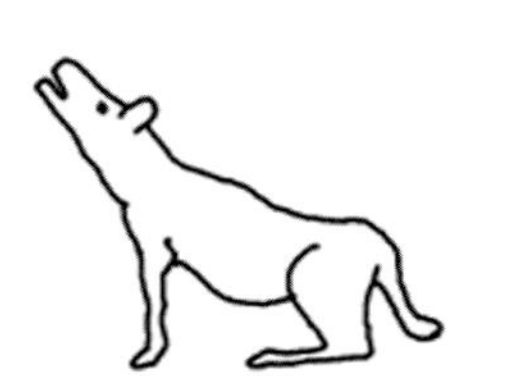

(2) 목이 전방으로 굴전될 때 양측 상지는 굴전을, 양측 하지는 신전을 일으킨다. 반대로 목이 후방으로 굴전되면 양측 상지는 신전을, 양측 하지는 굴전을 일으킨다. 오른쪽 그림과 같은 동물의 동작을 생각하면 이해할 수 있다.

(3) 전정-척수 반사와 긴장성 목 반사는 전반적으로 서로 반대의 반응을 유발하지만, 동물의 개체가 처한 상황에 따라 적절한 반사를 선택하여 자세를 유지하는 데 이용한다. 고등동물로 진화할수록 이 두 가지 반사가 약해지는 경향이 있다.

참고문헌
- 정경천. 안 운동의 핵상조절(1998년도 대한신경과학회 하반기 보수교육). 대한신경과학회지 1998;16/Supp.2:47-66.
- 이근호. 전정계의 해부 생리학적 구조(1998년도 대한신경과학회 하반기 보수교육). 대한신경과학회지 1998;16/Supp.2:67-89.
- 박병림. 전정계의 생리. In: 이원상 등. 임상평형의학. 군자출판사 2005;91-110.

제3부 | 어지럼을 유발하는 질환들

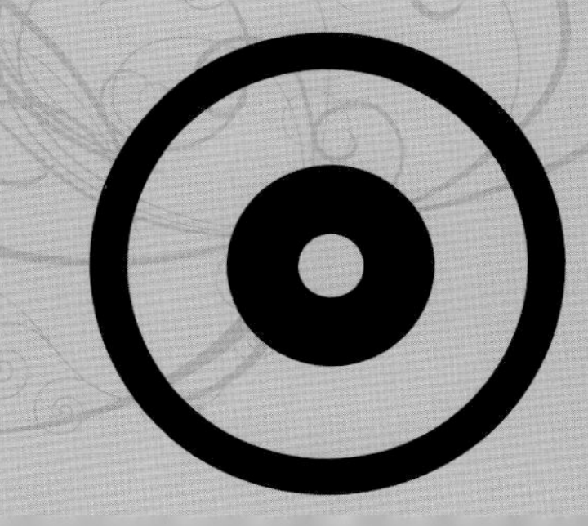

*어지럼과 관련된 용어

① **어지럼**: 어지럼은 두통만큼 흔하며 65세 이상 노인에서는 절반 이상이 호소할 정도로 무척 흔한 증상이다. 어지럼에는 "생리적 어지럼"과 "병적 어지럼"이 있다. 건강한 사람이 높은 곳에 있을 때나 멀미를 할 때 또는 도수가 맞지 않는 안경을 착용할 때 어지럼을 느끼는 경우는 생리적 어지럼이라 하고, 어떤 질환으로 인하여 어지럼이 나타나는 경우는 병적 어지럼이라 한다.

② **병적 어지럼**: 원인 부위에 따라 "전정계 어지럼"과 "비전정계 어지럼"으로 나누고, 전정계 어지럼은 다시 "중추성 어지럼"과 "말초성 어지럼"으로 구분한다(다음 페이지 그림 참조).

③ **전정계**: 중추 전정계와 말초 전정계로 나뉜다. 중추 전정계는 뇌간과 소뇌가 해당된다. 말초 전정계는 전정과 반고리관이 있으며, 말초 전정계를 전정기관이라 한다.

④ **중추성 어지럼**: 중추 전정계의 질환으로 생기는 어지럼이다. 말초성 어지럼보다 어지럼이 약하게 나타날 수 있지만 뇌졸중이나 뇌종양 등 치명적인 원인이 있을 수 있다. 어지럼이 있을 때 꼭 병원을 찾아야 하는 이유가 바로 중추성 어지럼을 알아보기 위해서이다. 뇌간이나 소뇌의 질환뿐만 아니라 대뇌의 질환도 중추성 어지럼에 포함된다.

⑤ **말초성 어지럼**: 말초 전정계에 발병하는 질환으로 어지럼이 심하게 나타나는 경우가 많지만 비교적 위험하지 않은 질환이다.

⑥ **비전정계 어지럼**: 시력 저하나 복시(複視)와 같은 시각 질환이나 당뇨병성 신경병증과 같은 체성감각 질환이 원인이다.

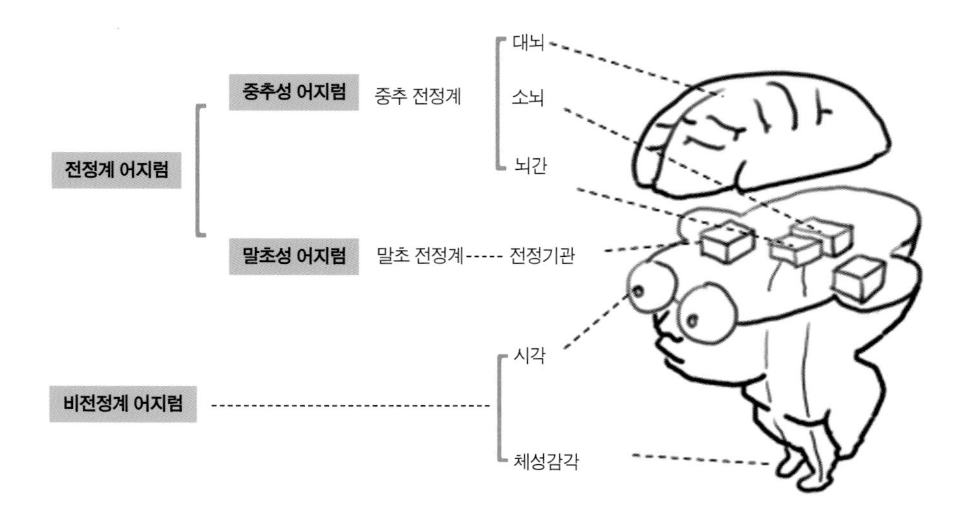
전정계 어지럼
중추성 어지럼
중추 전정계
대뇌
소뇌
뇌간
말초성 어지럼
말초 전정계----- 전정기관
비전정계 어지럼
시각
체성감각

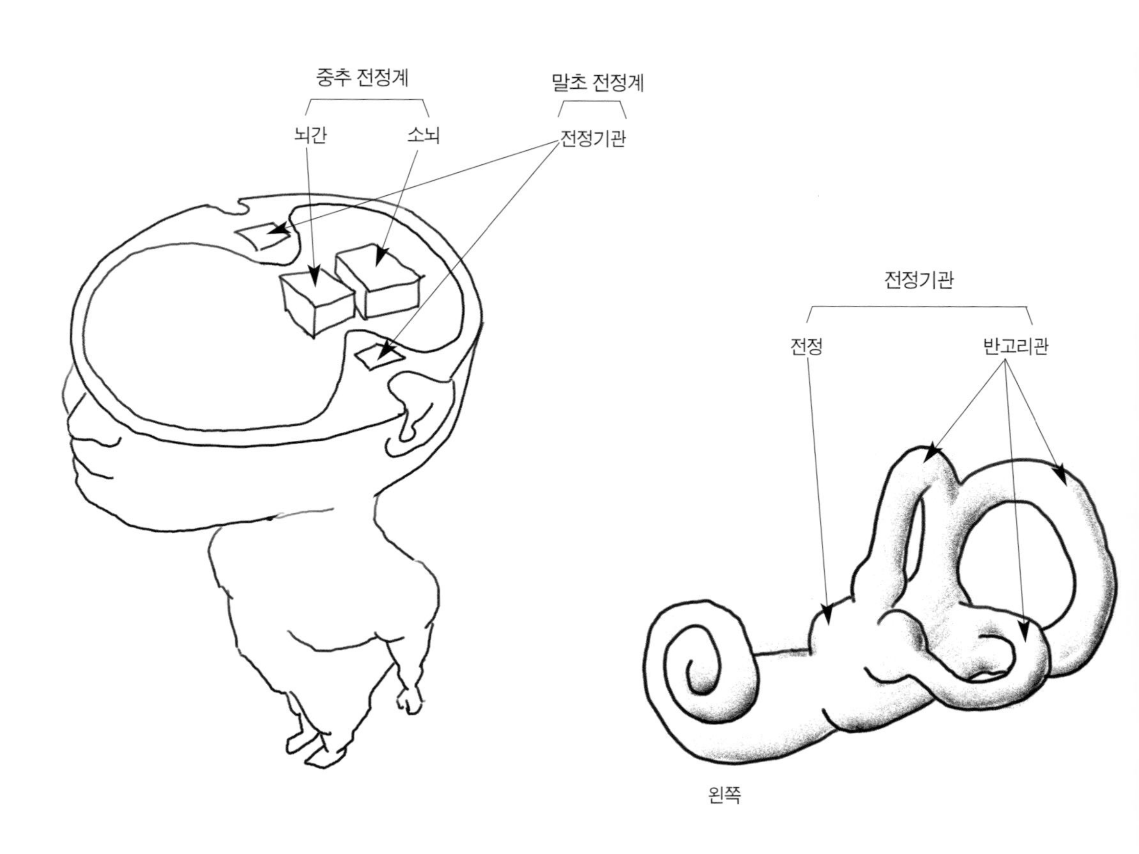
중추 전정계
뇌간
소뇌
말초 전정계
전정기관
전정기관
전정
반고리관
왼쪽

***말초성 어지럼**: 대표적인 말초성 어지럼에는 양성 돌발성 체위성 어지럼과 전정신경염 및 메니에르병으로 인한 어지럼이 있다. 각 병변의 대략적인 위치는 아래 그림과 같다.

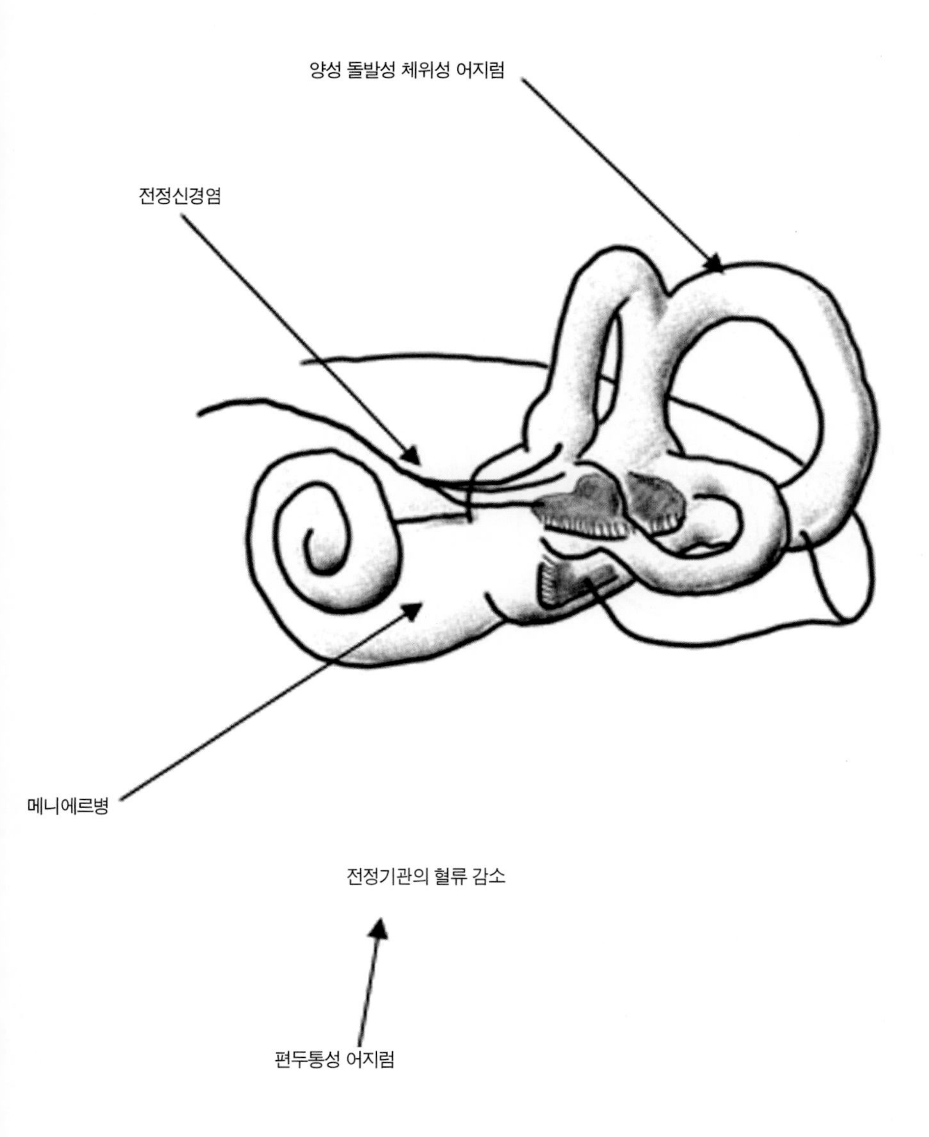

* 편두통성 어지럼에 대해서는 의견이 일치되지 않고 있지만 중추성 어지럼으로 생각하는 학자들이 많다.

제1장 병적 어지럼

[1] 양성 돌발성 체위성 어지럼

말초성 어지럼 중 대표적인 질환이 "양성 돌발성 체위성 어지럼"이다. 한자로는 良性 突發性 體位性 眩暈이고 영어로는 benign paroxysmal positional vertigo(BPPV)라고 한다. 난형낭(전정의 일부)의 평형반에 붙어 있던 이석(耳石)이 떨어진 후 반고리관으로 들어가서 유발되는 질환이다.

*반고리관의 구조

반고리관은 측두골 안에 위치하고 3개의 반고리관으로 이루어져 있다.

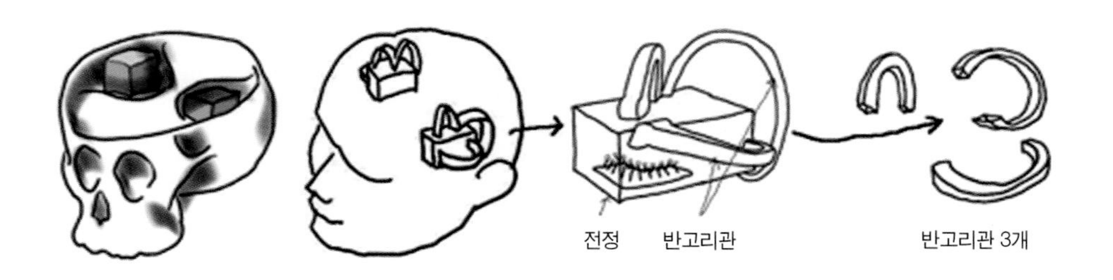

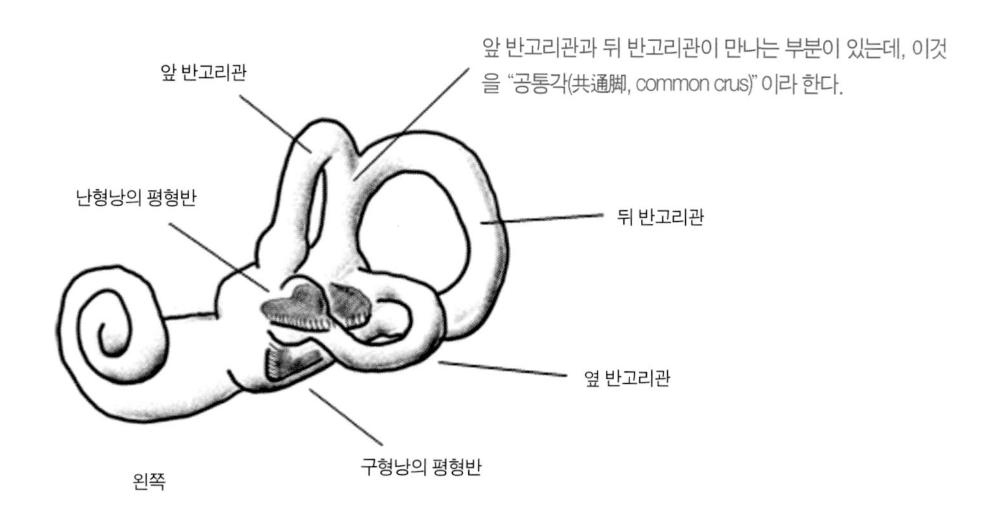

3개의 반고리관이 난형낭과 연결된 부위는 5곳이다. 그 중에서 3곳은 막혀 있다. 아래 그림에서 원 모양의 구멍은 막혀 있는 곳이고 네모 모양의 구멍은 열려 있는 곳이다.

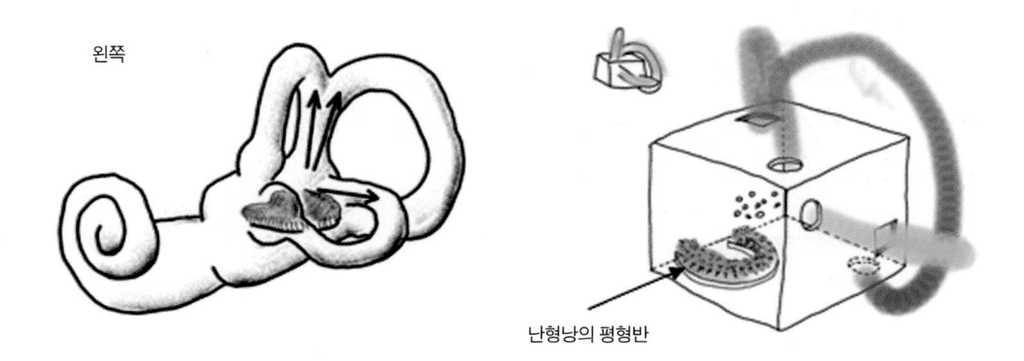

난형낭의 구멍 5곳 중에서 3곳은 팽대부릉정 때문에 막혀 있다. 따라서 난형낭의 평형반에서 떨어져 나온 이석이 반고리관 입구로 들어갈 수 있는 길은 2곳뿐이다.

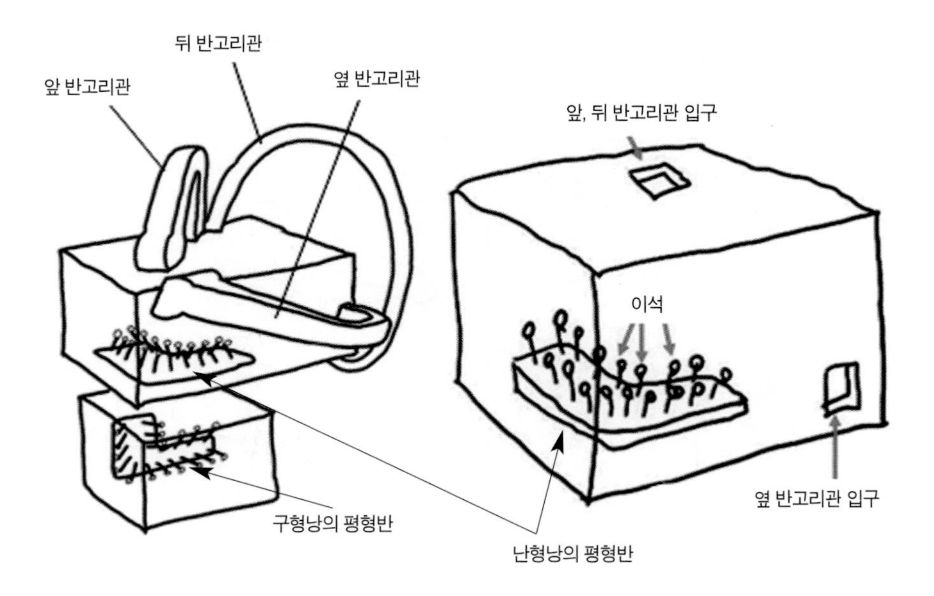

*양성 돌발성 체위성 어지럼의 원인

이석이 떨어지는 원인

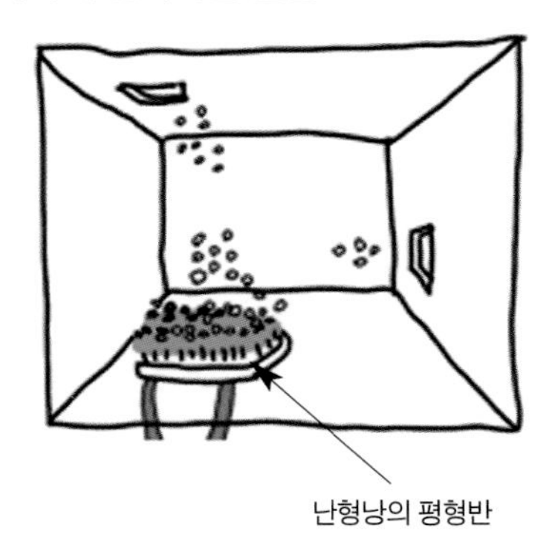

양성 돌발성 체위성 어지럼의 원인은 이석이다. 이석이 떨어지는 이유는 강한 충격에 의해서이거나 노화에 의하여 이석의 결합력이 약해지기 때문이다. 젊은 사람에게는 BPPV가 드문데, 세계적으로 10살 이하에서 BPPV가 발병한 적은 없다고 한다.

이석이 반고리관으로 들어가는 기전

고개를 뒤로 젖히거나 누운 자세에서는 이석이 반고리관으로 들어갈 확률이 크다. 따라서 BPPV는 잠을 자는 동안에 잘 발병한다. 뒤로 누워 잘 때에는 이석이 뒤 반고리관으로, 옆으로 누워 잘 때에는 옆 반고리관으로 들어가기 쉽기 때문이다.

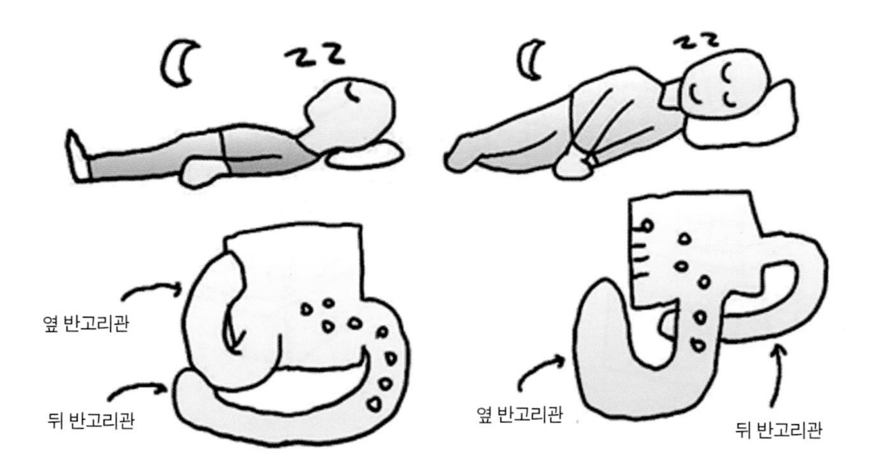

앞 반고리관 BPPV는 드물다. 그 이유는?

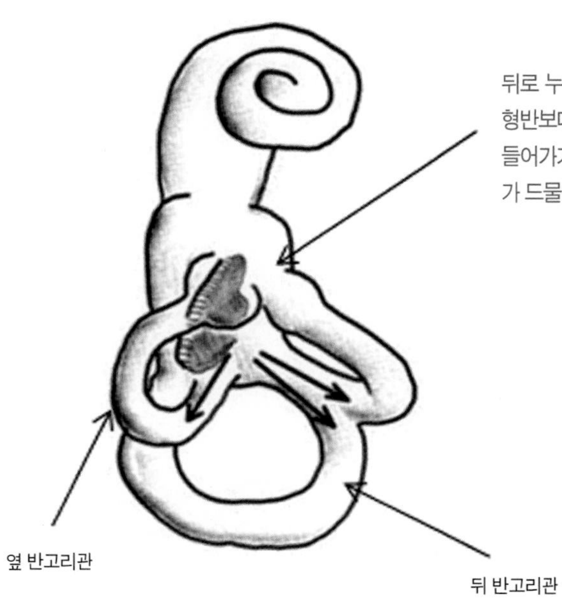

뒤로 누운 자세에서 앞 반고리관의 입구는 평형반보다 높은 곳에 위치하기 때문에 이석이 들어가기 어렵다. 그래서 앞 반고리관 BPPV가 드물다.

1. 뒤 반고리관 BPPV(PC-BPPV)

(1) 증상

뒤 반고리관 BPPV가 발병하면 고개를 뒤로 젖히거나 앞으로 숙일 때 어지럼을 느낀다. 치과 치료를 받기 위해 치과 의자에 눕거나, 이발소나 미장원에서 머리를 감으려고 의자를 뒤로 하여 눕거나, 머리를 감으려고 고개를 숙이는 동작 등이 여기에 해당한다.

(2) 진찰

(가) 딕스-홀파이크 검사(Dix-Hallpike test)

앉은 자세에서 고개를 옆으로 45도 돌린 후 뒤로 눕혀 머리가 침대 아래로 30도 정도 젖혀지게 한 후 30초 동안 기다리면서 안진을 관찰한다.

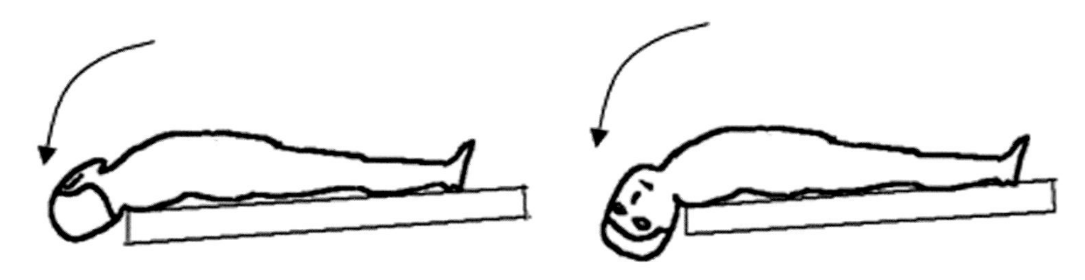

(나) Side-lying test

허리나 목의 통증으로 딕스-홀파이크 검사를 할 수 없을 때 이용한다. 머리가 움직이는 각도와 방향은 딕스-홀파이크 검사와 동일하다.

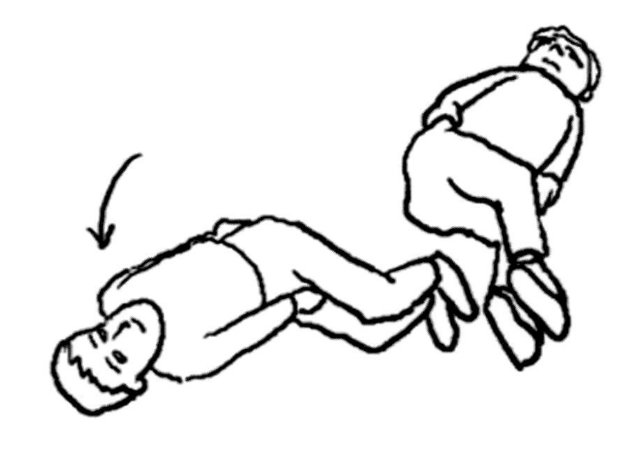

참고문헌

Halker RB, Barrs DM, Wellik KE, Wingerchuk DM, Demaerschalk BM. Establishing a diagnosis of benign paroxysmal positional vertigo through the Dix-Hallpike and side-lying maneuvers: a critically appraised topic. Neurologist. 2008 May;14(3):201-4.

*안진이 유발되는 기전

우측 뒤 반고리관 BPPV인 경우, 우측 딕스-홀파이크 검사를 할 때 안진이 유발되는 기전이다(번호 순서대로 본다).

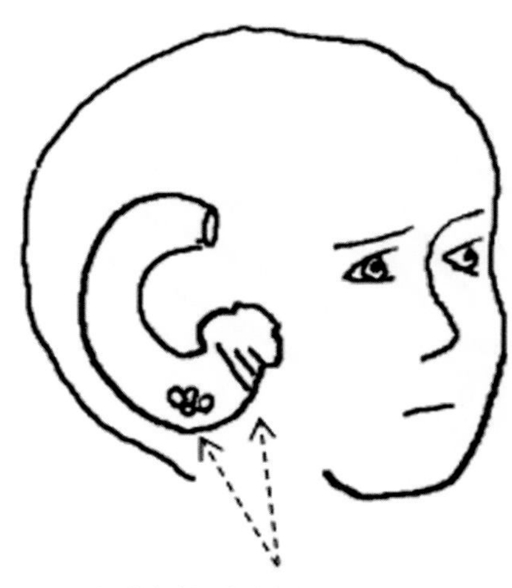

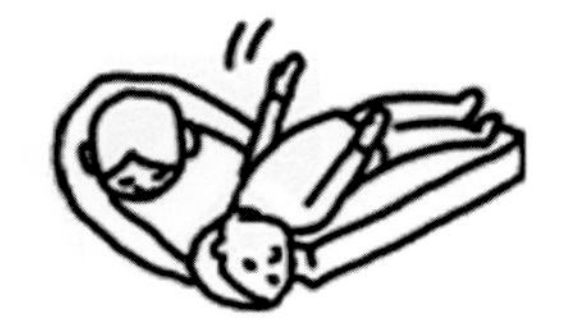

① 앉아 있을 때 이석의 위치와 섬모의 상태

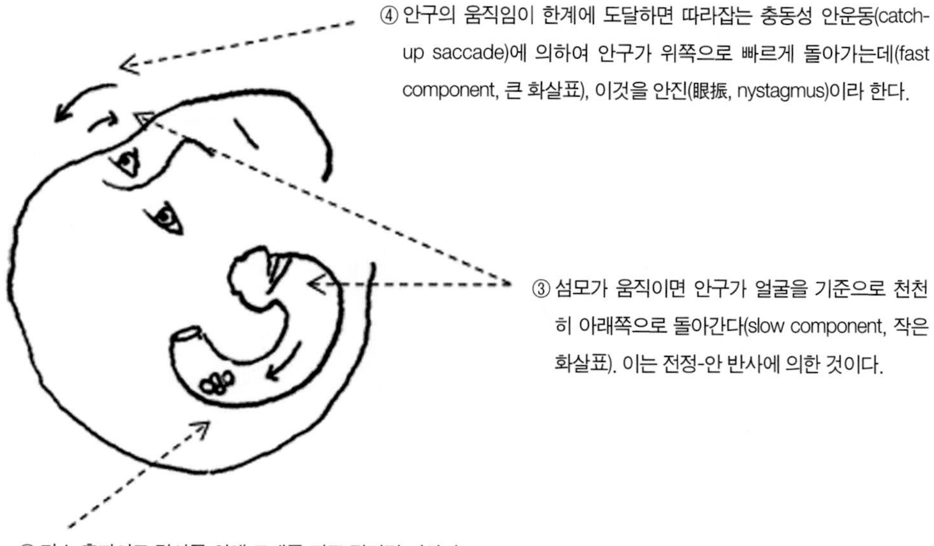

④ 안구의 움직임이 한계에 도달하면 따라잡는 충동성 안운동(catch-up saccade)에 의하여 안구가 위쪽으로 빠르게 돌아가는데(fast component, 큰 화살표), 이것을 안진(眼振, nystagmus)이라 한다.

③ 섬모가 움직이면 안구가 얼굴을 기준으로 천천히 아래쪽으로 돌아간다(slow component, 작은 화살표). 이는 전정-안 반사에 의한 것이다.

② 딕스-홀파이크 검사를 위해 고개를 뒤로 젖히면 이석이 중력에 의하여 아래로 움직인다.

***뒤 반고리관 BPPV 안진의 특징**

우측 딕스-홀파이크 검사

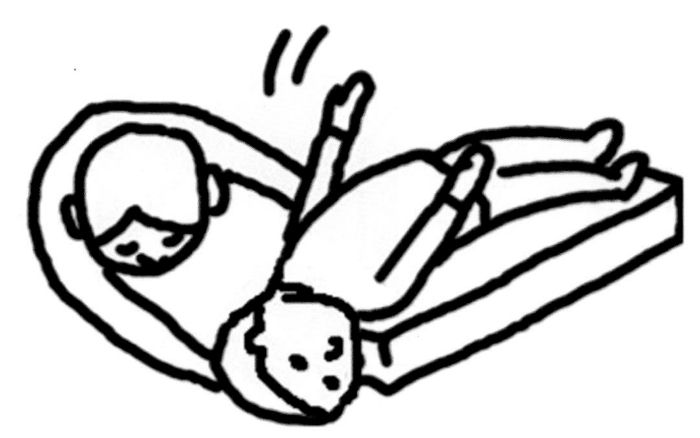

안진은 상방+시계 반대 방향으로 나타난다.

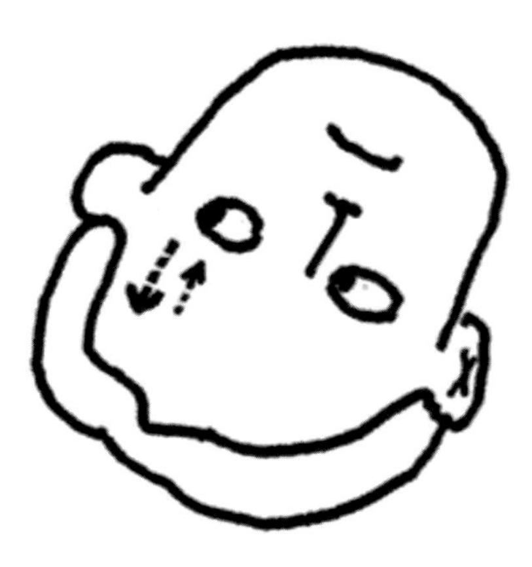

좌측을 바라볼 때는 상방 안진이 강하게 나타난다(긴 화살표가 안진의 방향이다).

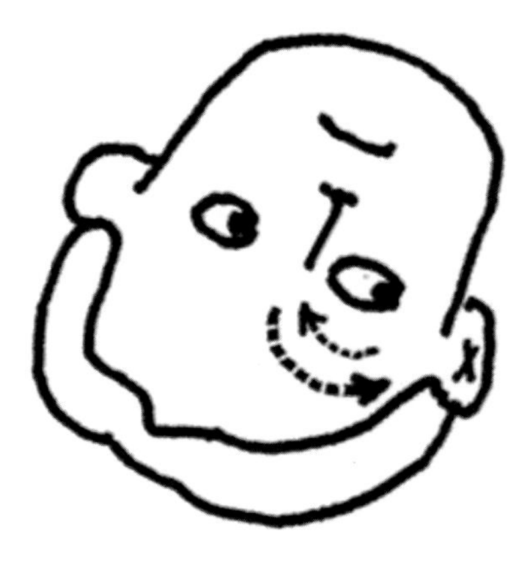

우측을 바라 볼 때는 시계 반대 방향의 안진이 강하게 나타난다(긴 화살표가 안진의 방향이다).

아침 기상 시에는 어지럽지만 시간이 지나면서 어지럽지 않은 이유?

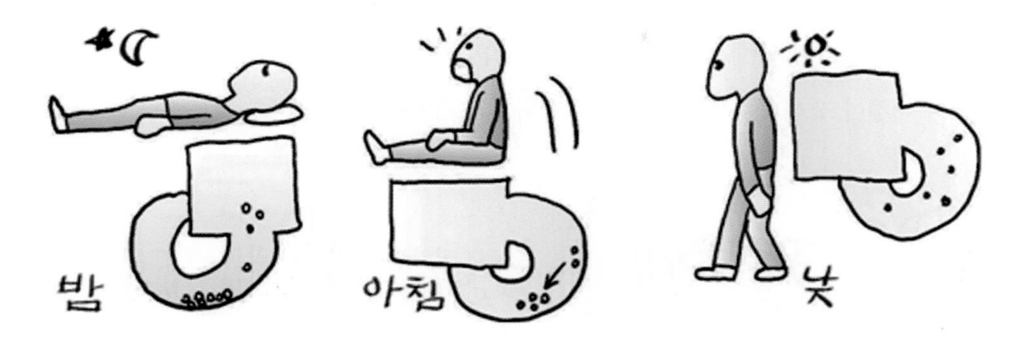

잠자는 동안에는 이석들이 반고리관의 바닥에 가라앉아 덩어리를 형성한다. 잠에서 깨어나 상체를 일으키면 이석 덩어리가 한꺼번에 움직이기 때문에 섬모가 강하게 자극되어 어지럼이 심하게 유발된다. 반복하여 머리를 움직이면 이석이 내림프액에 흩어져 둥둥 떠다니기 때문에 어지럼이 유발되지 않는다.

(3) 치료

(가) 에플리법

그림과 같이 머리를 천천히 움직이면 이석이 빠져 나오는 것을 미국의 에플리(Epley)가 1980년에 발견하였다. 그 이후로 이것을 애플리법이라고 부른다. 뒤 반고리관은 옆 반고리관보다 내경이 크기 때문에 이석이 잘 빠져 나오는 편이다.

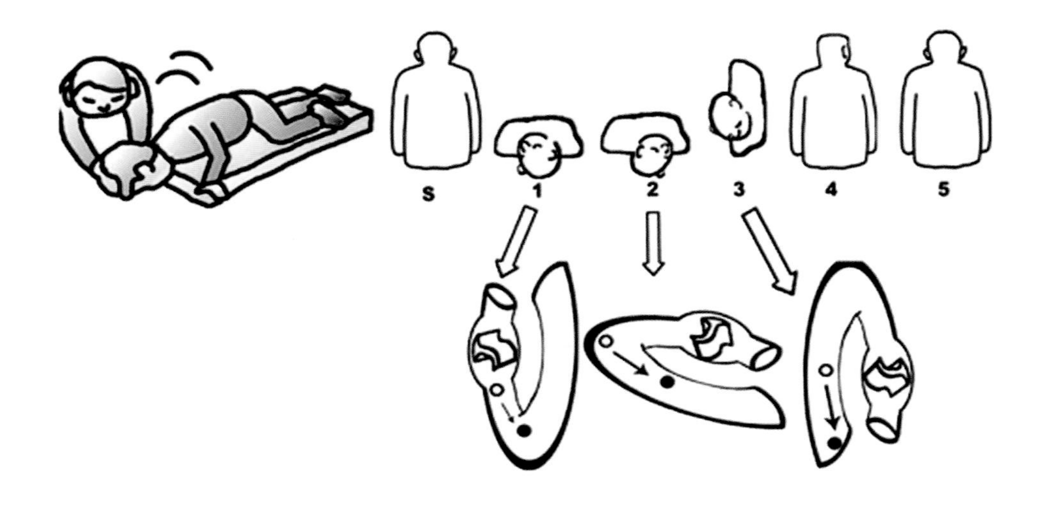

그림은 왼쪽 병변일 때 5단계의 치료과정을 나타낸 것이다.

ⓢ 침대에 앉아 이석이 가라앉을 때까지 기다린다(약 3분).
① 왼쪽으로 딕스-홀파이크 검사와 동일한 방법으로 뒤로 눕힌다. 안진이 사라질 때까지 기다린다. 보통 30초 정도 걸린다.
② 머리를 오른쪽으로 90도 서서히 돌린다. 바로 다음 단계로 넘어간다.
③ 머리와 몸통을 함께 오른쪽으로 90도 돌려서 얼굴이 바닥을 향할 때까지 회전시킨 다음에 어지럼이 사라질 때까지 기다린다. 보통 30초 정도 머문다.
④ 머리와 몸통을 함께 하여 상체를 일으켜 앉게 한다.
⑤ 고개를 똑바로 되게 돌린다. 마지막 단계 후에 환자가 뒤로 넘어질 수 있기 때문에 5분 정도는 환자를 붙잡고 있어야 한다.

BPPV에서 이와 같이 이석을 치료하는 것을 "이석 정복술(耳石整復術, canalith repositioning therapy, CRT)"이라 한다.

이석 정복술이 실패하는 이유는 다음과 같이 3가지 경우가 있다.

① 여러 개의 이석 중에서 일부만 정복되었을 때

② 이석이 섬모에 붙어 있을 때(팽대부릉 결석, cupulolithiasis): 아래 그림 B

③ 이석이 원래 자리로 다시 들어갔을 때: 아래 그림 C

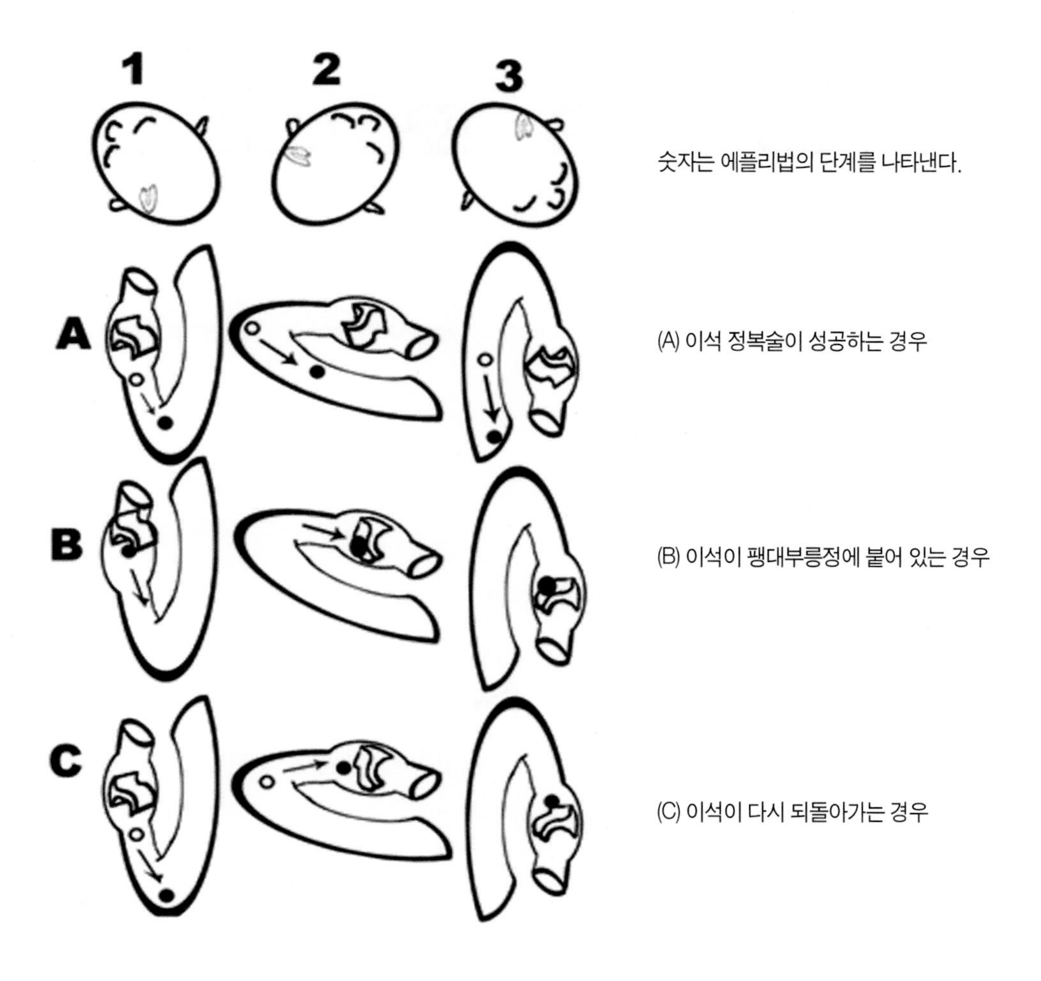

숫자는 에플리법의 단계를 나타낸다.

(A) 이석 정복술이 성공하는 경우

(B) 이석이 팽대부릉정에 붙어 있는 경우

(C) 이석이 다시 되돌아가는 경우

참고문헌

Oh HJ, Kim JS, Han BI(corresponding author), Lim JG. Predicting a successful treatment in posterior canal benign paroxysmal positional vertigo. Neurology. 2007 Apr 10;68(15):1219-22.

(나) 시몽법

좌측 병변일 때. ① 앉은 자세에서 머리를 정상 쪽으로 45도 돌리고, ② 병변 쪽으로 빠르게 눕혀서 머리를 침대에 부딪친다. 어지럼이 없어질 때까지 기다렸다가, ③ 머리의 각도를 유지한 채 정상 쪽으로 빠르게 눕히면서 머리를 침대에 부딪친다.

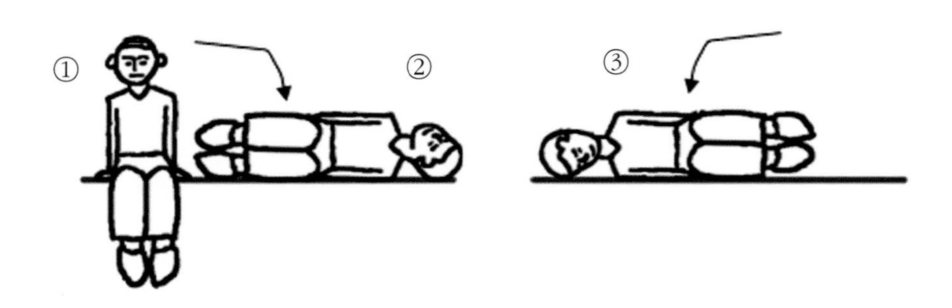

참고문헌: Semont A, Freyss G, Vitte E. Curing the BPPV with a liberatory maneuver. Adv Otorhinolaryngol. 1988;42:290-3.

(다) 브란트-다로프 운동

이 운동의 목적은 이석 덩어리를 분산시켜 잘 움직이게 하고 어지럼을 유발하는 자세를 반복적으로 취하여 습관화를 유도하는 것이다.

① 침대 중간에 앉아 한쪽으로 재빨리 넘어지면서 머리의 측후면을 침대에 부딪친다. ② 어지럼이 사라지거나 30초가 지날 때까지 이 자세를 유지한다. ③ 똑바로 앉는다. 만약 어지럼이 발생하면, 멈출 때까지 기다린다. ④ 다른 쪽으로 반복한다. 한 방향씩 각각 15회 정도 반복한다. 환자의 앉은키에 비하여 침대가 짧으면 한쪽으로만 해도 된다. 어깨가 넓어서 머리가 침대에 닿지 않으면 베개를 사용한다. 하루에 3번 정도 이 운동을 반복한다. 단, 목이나 허리가 아픈 사람은 이 운동을 하지 않도록 한다.

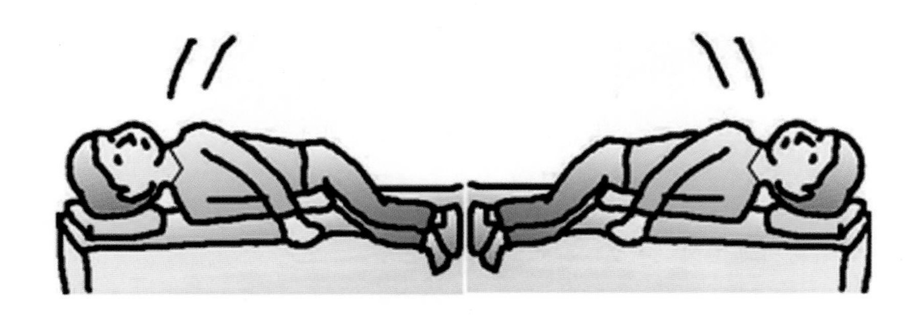

이석 정복술로 치료가 되지 않을 때는 다음과 같이 한다.

① 에플리법을 여러 번 시도한다.

② 시몽법(Semont method)으로 치료한다.

③ 브란트-다로프 운동(Brandt-Daroff exercise)을 한다. 마지막에 에플리법으로 치료한다.

*알아두기

"추골기저동맥 부전(vertebrobasilar insufficiency, VBI)" 과 "뒤 반고리관 BPPV"를 구별하는 진찰 방법: 앉아서 고개를 뒤로 젖히고 한 방향으로 돌려서 30초 이상 기다린다. 어지럼이 유발되는지 확인한다. 반대 방향에서도 같은 방법으로 검사한다.

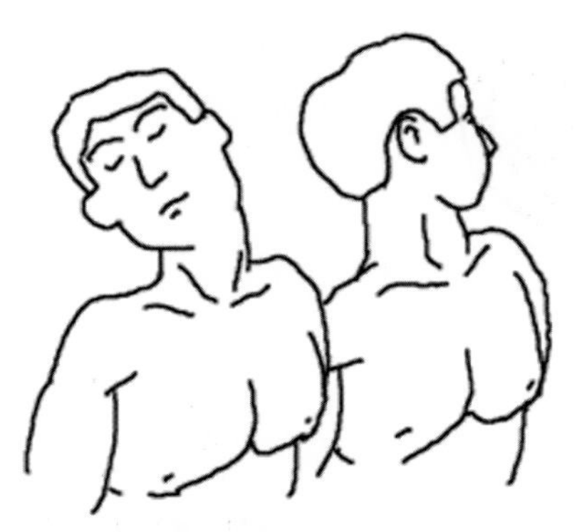

추골 동맥 비틀기 검사(Vertebral artery torsion test)

참고문헌: Clendaniel RA, Landel R. Non-vestibular Diagnosis and Imbalance: Cervicogenic Dizziness. In: Herdman SJ. Vestibular Rehabilitation. 3rd ed. F.A. Davis. Philadelphia 2007;467-484.

2. 앞 반고리관 BPPV

(1) 진단

앞 반고리관 BPPV는 상당히 드물다. 진찰 방법은 두 가지가 있다.

(가) 딕스-홀파이크 검사

양측 딕스-홀파이크 검사에서 아래로 향하는 안진이 나타난다. 이러한 안진이 있을 때는 꼭 중추성 병변이 있는지 확인해야 한다. (Bronstein AM, Current Opinion in Neurology, 2003,16;1-3.)

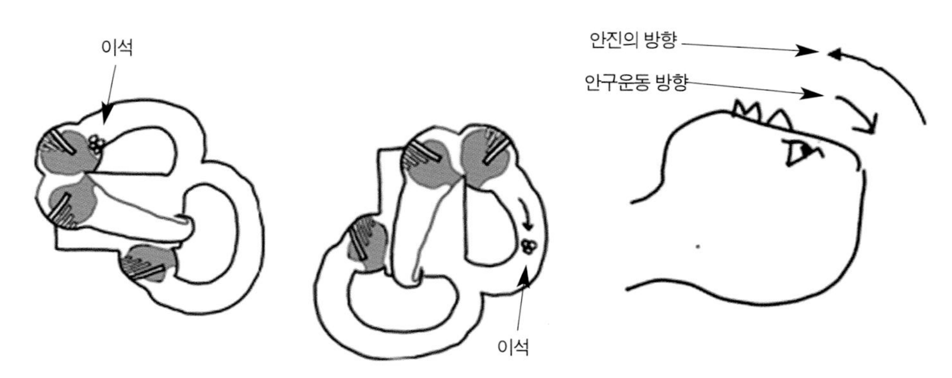

(나) 직현수 검사(straight head hanging test)

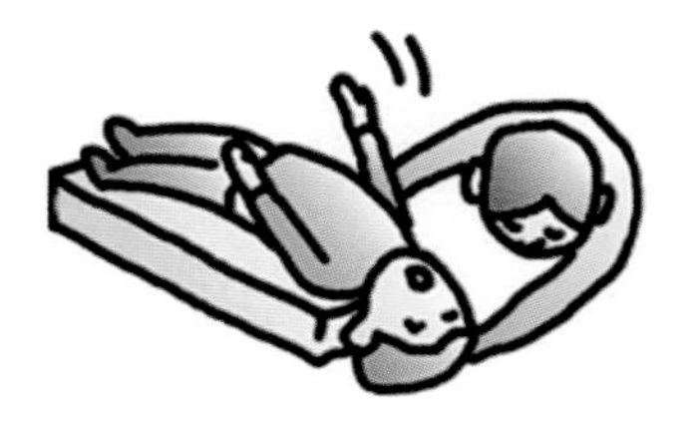

환자를 침대에 앉히고 정면을 보게 한 후 그대로 뒤로 눕혀 머리가 침상 끝에서 뒤로 젖혀지게 하여 안진을 관찰한다. 안진은 회전 성분을 포함한 아래로 향하는 안진이다. 뒤 반고리관에서보다 회전 성분은 약하다.

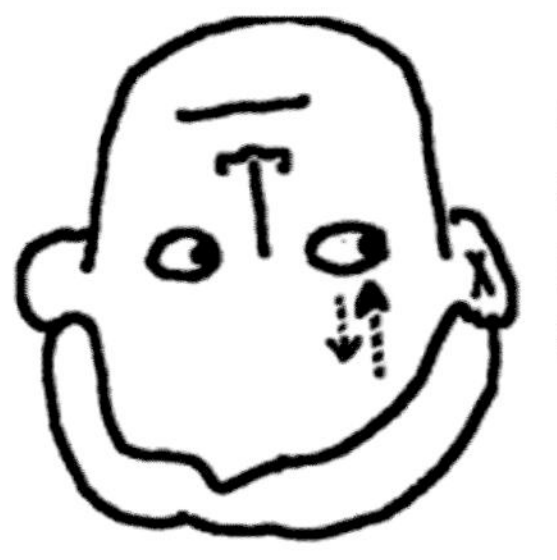

우측 병변일 때: 우측을 바라보면 하향 안진이 강하게 나타난다.

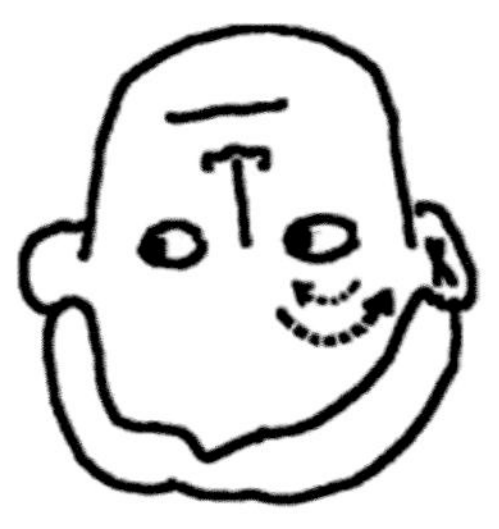

우측 병변일 때: 좌측을 바라보면 시계 반대 방향의 안진이 강하게 나타난다.

(2) 치료

① 침대 위에 앞을 보고 앉는다.

② 빠른 속도로 뒤로 누우면서 고개를 60도 이상 뒤로 젖힌다. 어지럼이 사라질 때까지 머문다.

③ 천천히 앉아서 30분 이상 머문다.

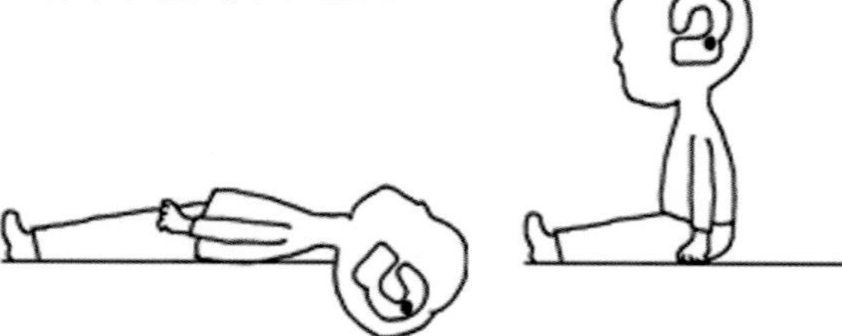

참고문헌: Yacovino DA, Hain TC, Gualtieri F. New therapeutic maneuver for anterior canal benign paroxysmal positional vertigo. J Neurol. 2009 Nov;256(11):1851-5.

위의 방법으로 호전이 되지 않으면 브란트-다로프 운동을 한다.

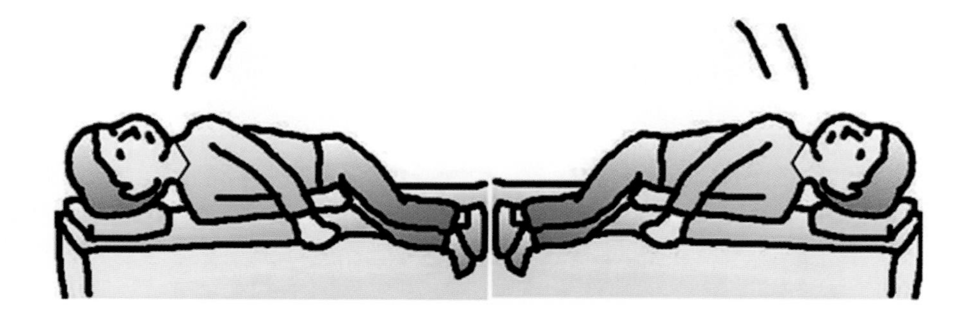

참고문헌: Brandt T, Daroff RB. Physical therapy for benign paroxysmal positional vertigo. Arch Otolaryngol. 1980 Aug;106(8):484-5.

3. 옆 반고리관 BPPV

(1) 증상

누워서 양옆으로 고개를 돌릴 때 어지럼이 나타난다. 밤에 잠을 자다가 어지러워서 깨어나는 경우도 있다. 눈을 뜨면 주위가 빠르게 도는 것처럼 느껴진다. 뒤 반고리관 BPPV보다 어지럼과 구토가 심하다.

(2) 진찰

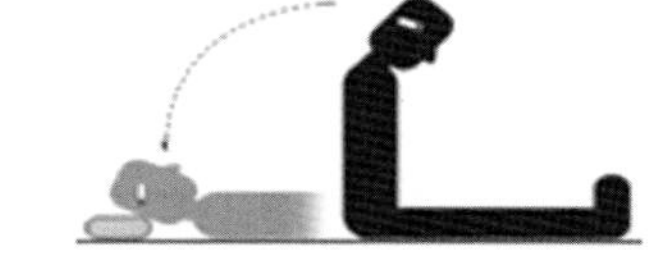

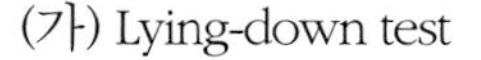

(가) Lying-down test

앉은 자세에서 뒤로 눕혀 베개 위에 머리를 두고 안진을 관찰한다. 고개가 평지에서 30도 구부러지면 옆 반고리관이 중력과 수직으로 되기 때문에 안진이 잘 유발된다.

참고문헌: Han BI, Oh HJ, Kim JS. Nystagmus while Recumbant in Horizontal Canal Benign Paroxysmal Positional Vertigo. Neurology 2006;66:706-710.

(나) Roll test

누운 자세에서 고개를 양쪽으로 돌리면서 안진을 관찰한다. 머리 아래에 베개를 받혀서 높이면 옆 반고리관의 방향이 수직이 되기 때문에 안진이 더 잘 유발된다.

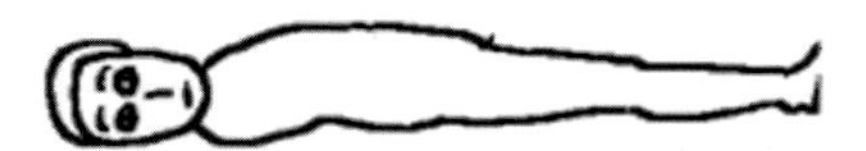

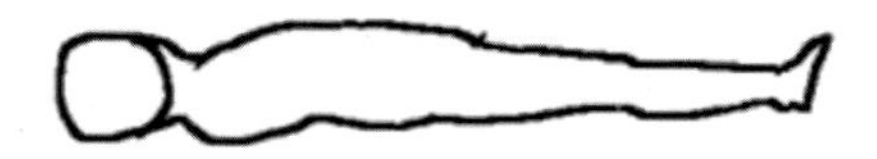

(다) Walk and turn test

몇 걸음 걷다가 180도 회전한 후 제자리로 돌아온다. 반대 방향으로도 똑같이 한다. 어느 쪽으로 회전할 때 더 어지러운지 비교한다.

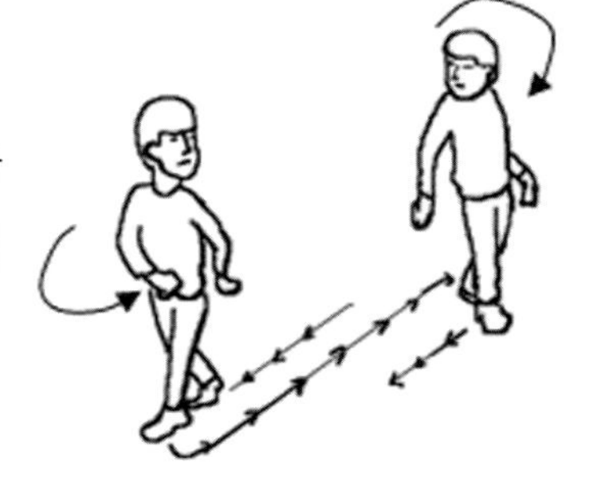

참고문헌: Rahko T, Kotti V. Walk-rotate-walk test identifies patients responding to Lempert's maneuver, with benign paroxysmal positional vertigo of the horizontal canal. Eur Arch Otorhinolaryngol. 2001 Mar;258(3):112-5.

(3) 종류

옆 반고리관 BPPV는 누워서 고개를 옆으로 돌릴 때(head roll test) 안진이 나타나는 방향에 따라 땅으로 향하는 "향지성(向地性, geotropic) 안진형"과 하늘로 향하는 "원지성(遠地性, apogeotropic) 안진형"으로 나뉜다.

향지성 안진형은 이석이 자유롭게 굴러다니는 "반고리관 결석(canalithiasis)"이 원인이다. 아래 그림은 좌측 병변을 나타내고 있다. Lying-down test에서는 우측 안진이 발생하고, 좌측으로 고개를 돌릴 때가 우측보다 안진의 세기가 강하다.

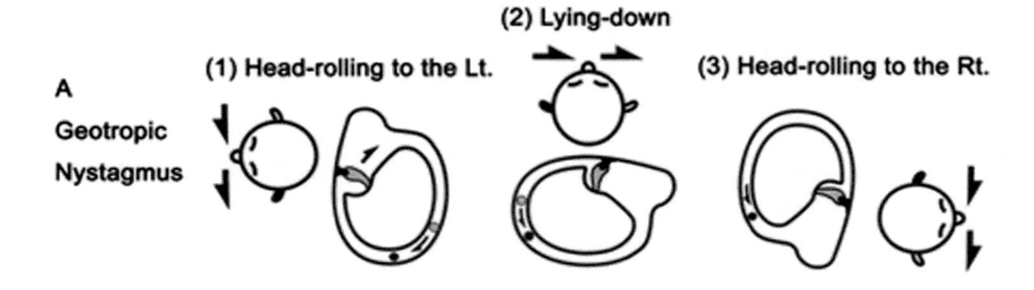

원지성 안진형은 이석이 팽대부릉정에 붙어 있는 "팽대부릉 결석(cupulolithiasis)"이 원인이다. 아래 그림은 좌측 병변을 나타내고 있다. Lying-down test에서는 좌측 안진이 발생하고, 우측으로 고개를 돌릴 때가 좌측보다 안진의 세기가 강하다.

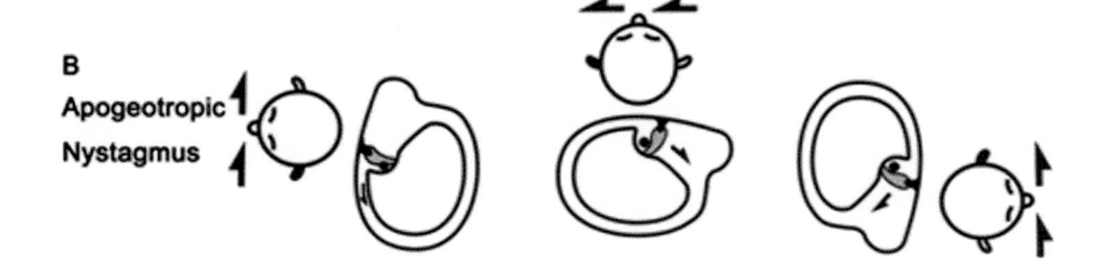

뒤 반고리관 BPPV에도 반고리관 결석형과 팽대부릉정형의 두 종류가 있지만 진찰시에는 모두 향지성 안진만 나타난다.

*옆 반고리관 BPPV에서 양측 안진의 세기가 다른 이유

좌측에 이석이 있다면 좌측으로 고개를 돌릴 때 옆 반고리관의 섬모가 휘어지는 정도가 우측으로 고개를 돌릴 때보다 더 강하게 된다. 그래서 head roll test에서 좌측으로 돌릴 때 안진이 더 강하게 나타나는 것이다.

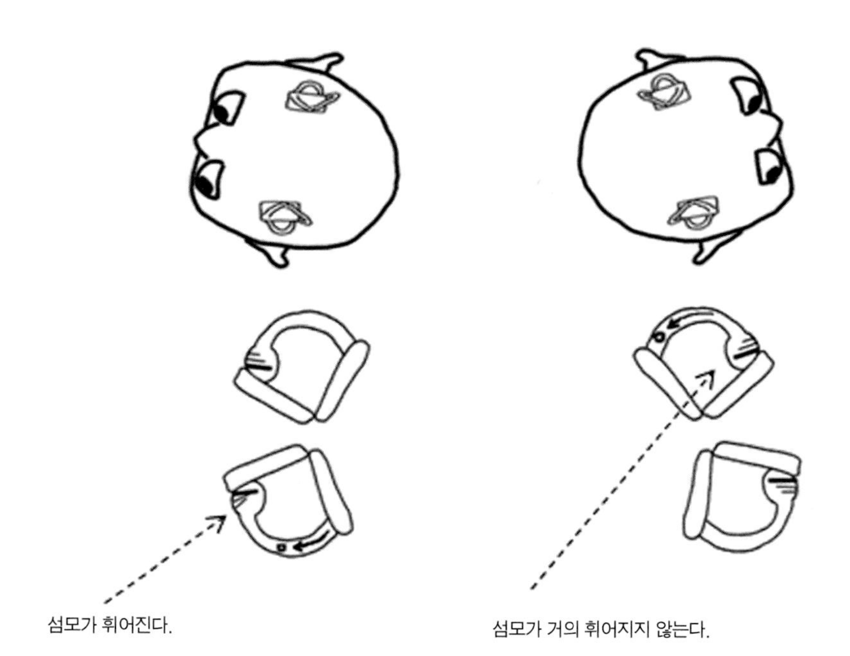

안진 모델

안진의 모양을 나타내기 위해서 그림과 같은 모형을 만들어 보았다. 두꺼운 종이의 한 면을 그림과 같이 톱날 모양으로 만들고, 구슬이 달린 막대를 그 위에 놓고, 종이를 화살표 방향으로 움직인다. 구슬이 움직이는 모양이 "좌방 안진"과 비슷하게 나타난다.

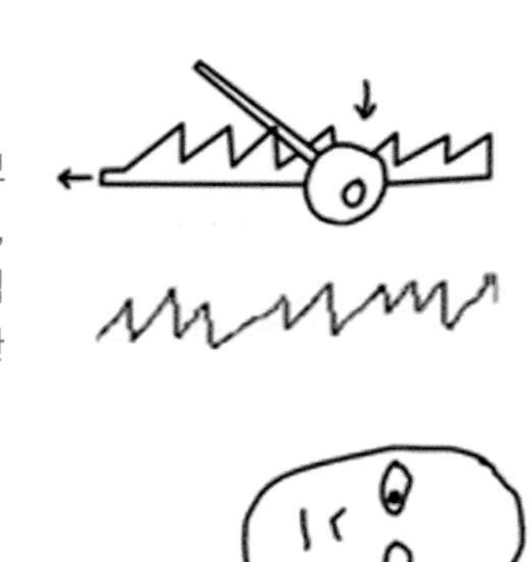

*옆 반고리관의 특징

옆 반고리관은 입구와 중간 부위의 직경이 다른 곳보다 작다. 그래서 이 부분으로 이석이 통과하기 어렵다. 아래 그림은 좌측 옆 반고리관의 구조를 나타낸다. 그림과 같이 두 군데 부위가 아주 좁기 때문에 이석이 통과하기 어렵다.

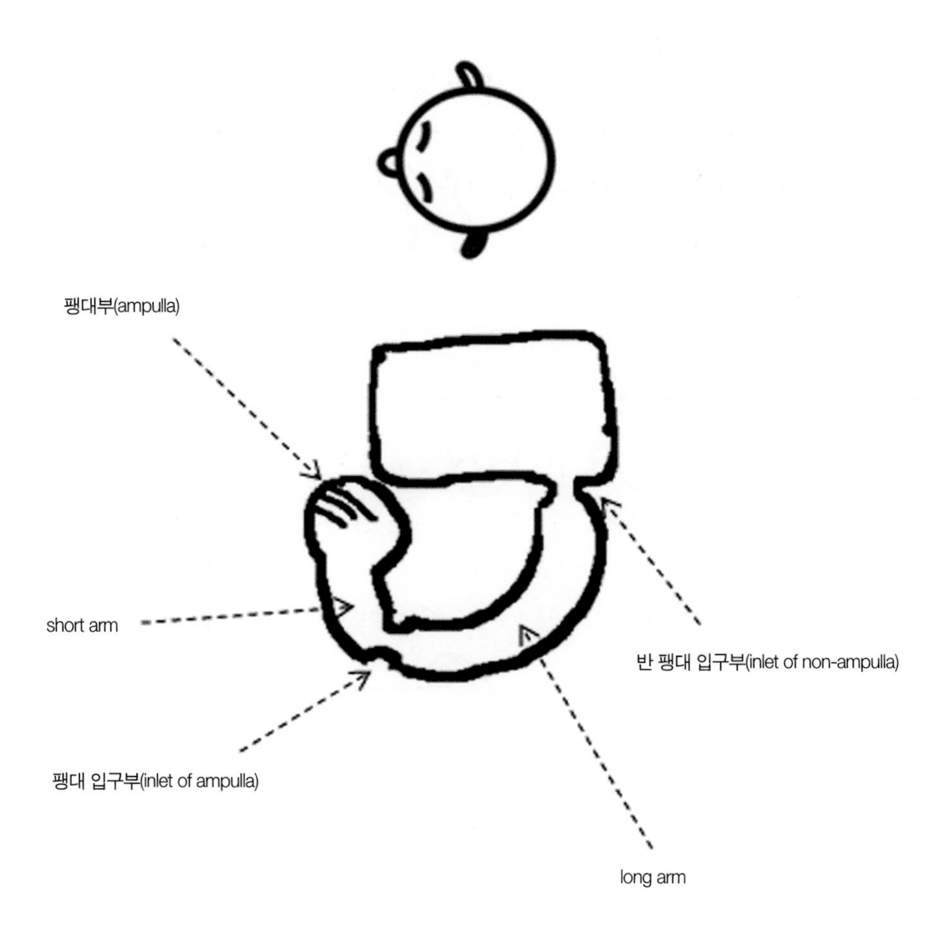

이석이 short arm에 있으면 팽대부릉 결석 형태의 안진이 나타난다. 반면 이석이 long arm에 있으면 반고리관 결석 형태의 안진이 나타난다.

참고문헌: 이원상 등. 임상평형의학. 군자출판사 2005;536.

(4) **치료**

옆 반고리관 BPPV의 치료는 어렵다. 아래 그림은 좌측에 병변이 있을 때를 나타낸 것이다. 그림과 같이 두 군데 부위가 아주 좁기 때문에 이석이 통과하기 어렵다. 그래서 치료하기가 어려운 것이다.

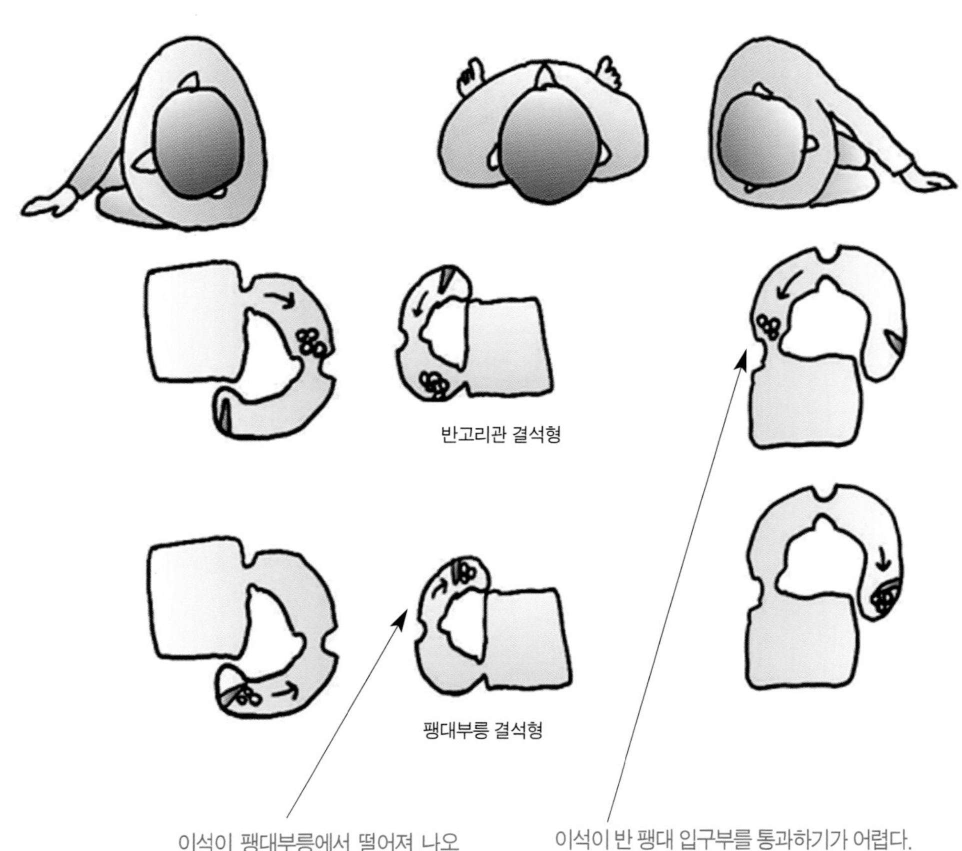

(가) 옆 반고리관 팽대부릉 결석 정복술

A. 브란트-다로프 운동(Brandt-Daroff exercise)

뒤 반고리관 BPPV에서도 사용되지만 옆 반고리관 BPPV는 물론 대부분의 어지럼 환자에게 이용될 수 있다.

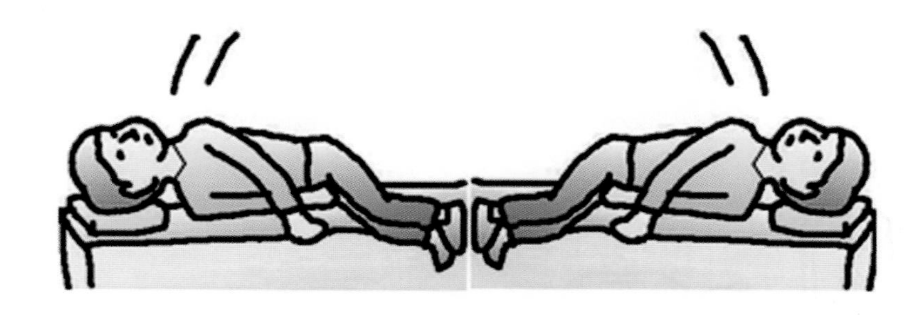

B. 변형 구포니법(Modified Gufoni method)

좌측 병변일 때. ① 앉은 자세에서 ② 병변 쪽으로 빠르게 누우면서 머리 옆을 침대에 세게 부딪친다. 어지럼이 사라질 때까지 머문다. 환자에게 목에 힘을 빼라고 지시한 후 치료자가 양손으로 환자의 머리를 잡고 예비동작으로 머리를 천천히 작은 각도로 움직여서 목 근육의 이완을 유도한다. ③ 머리를 정상 쪽으로 50도 정도 빠르게 돌린 후 어지럼이 사라질 때까지 머문다. 어지럼이나 안진이 없어질 때까지 여러 번 반복한다. 경추에 문제가 있는 환자에게는 금기이다. 치료한 후 24시간 이후에도 증상이 호전되지 않으면 중추성 어지럼일 가능성이 있다.

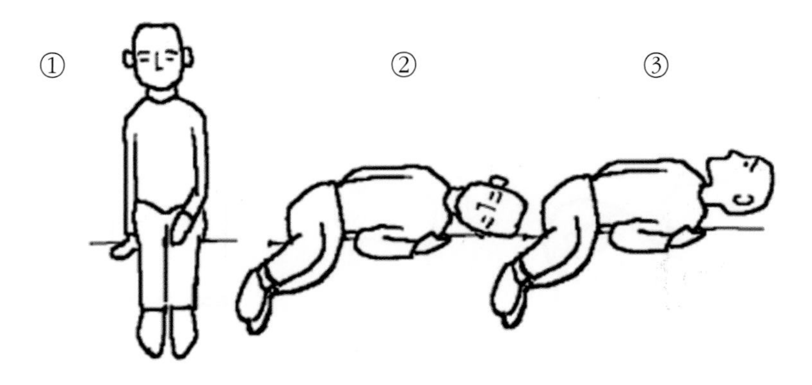

참고문헌: Appiani GC, Catania G, Gagliardi M, Cuiuli G. Repositioning Maneuver for the Treatment of the Apogeotropic Variant of Horizontal Canal Benign Paroxysmal Positional Vertigo. Otology & Neurotology 2005;26:257-260. (Otology & Neurotology, Inc.©)

(나) 옆 반고리관 결석 정복술

A. 구포니법(Gufoni method)

좌측 병변일 때. ① 앉은 자세에서 ② 정상 쪽으로 빠르게 누우면서 머리 옆을 침대에 세게 부딪친다. 어지럼이 사라질 때까지 머문다. 예비동작은 변형 구포니법과 동일하게 한다. ③ 머리를 정상 쪽으로 50도 정도 빠르게 돌린 후 어지럼이 사라질 때까지 머문다. 어지럼이 없어질 때까지 여러 번 반복한다.

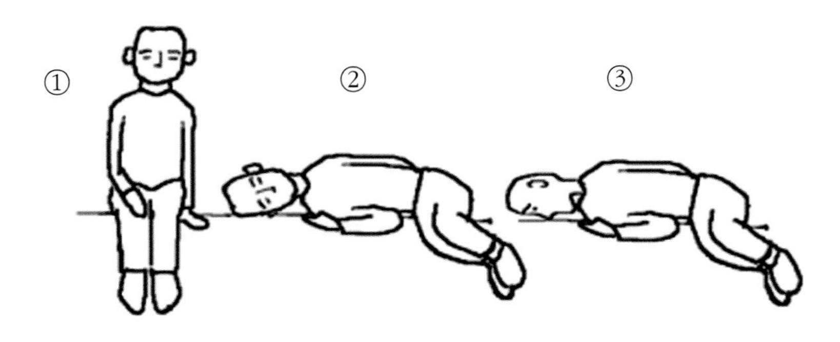

참고문헌: Appiani GC, Catania G, Gagliardi M. A Liberatory Maneuver for the Treatment of Horizontal Canal Paroxysmal Positional Vertigo. Otology & Neurotology 2001;22:66-69. (Otology & Neurotology, Inc.ⓒ)

B. 바누키법(Vannucchi method)

이탈리아의 바누키(Vannucchi)가 1997년에 고안하였다. 병변의 반대쪽으로 12시간 누워 자는 방법으로 forced prolonged positioning이라고도 한다. 옆 반고리관은 내경이 좁기 때문에 한번 들어간 이석은 쉽게 빠져 나오지 못한다. 이때 이석의 상태는 마치 밀가루 반죽 같다. 바누키법은 모래시계에서 모래가 천천히 빠져 나오는 것과 같은 원리를 이용한다.

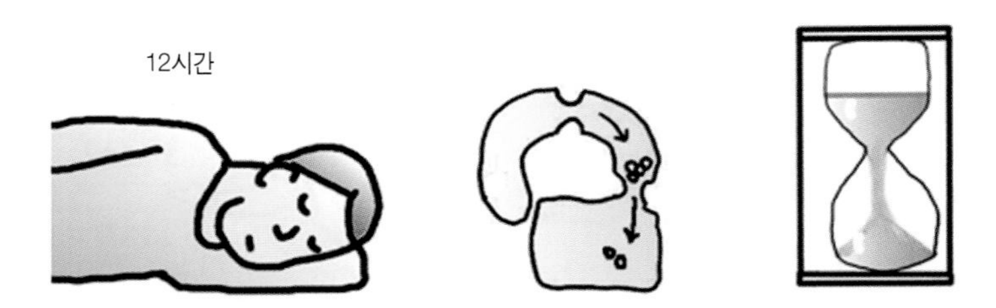

참고문헌: Vannucchi P, Giannoni B, Pagnini P. Treatment of horizontal semicircular canal benign paroxysmal positional vertigo. J Vestib Res. 1997 Jan-Feb;7(1):1-6.

C. 바누키-아스프렐라법(Vannucchi-Asprella method)

좌측 옆 반고리관 결석일 때 바누키-아스프렐라법은 아래와 같다.

① 환자가 앉은 자세에서 치료자가 환자의 머리를 잡는다.

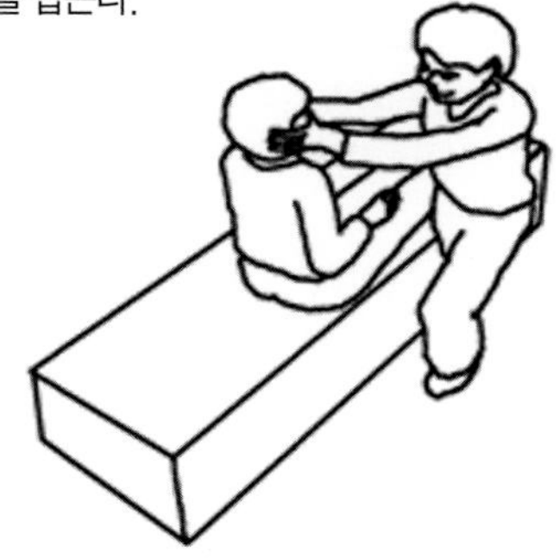

② 고개를 똑바로 한 채 뒤로 빠르게 눕힌 후 2초 정도 머문다.

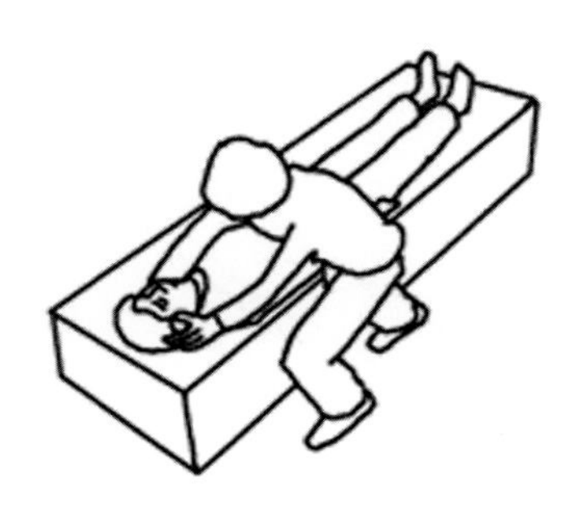

③ 머리를 정상 쪽(오른쪽)으로 90도 빠르게 돌린 후 2초 정도 머문다.

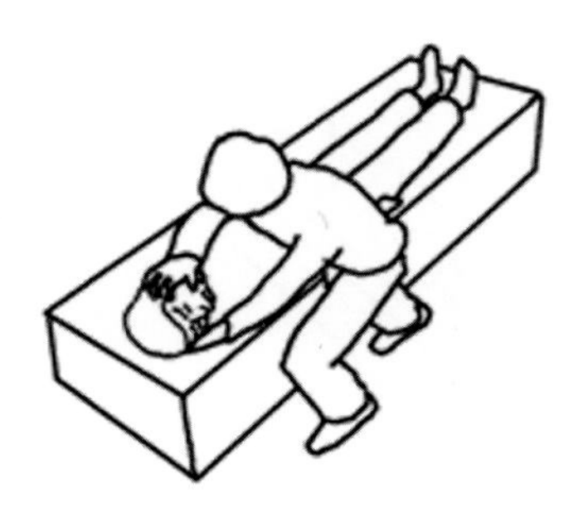

④ 고개를 오른쪽으로 돌린 채 서서히 앉은 후 고개를 원래 위치로 돌린다. 어지럼이 없어질 때까지 ①~④의 과정을 여러 번 반복한다.

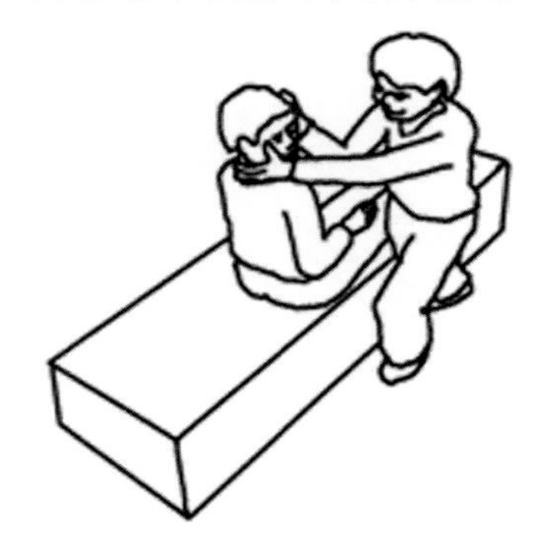

참고문헌: Vannucchi P, Asprella LG, Gufoni M. The Physical Treatment of Lateral Semicircular Canal Canalolithiasis. Audiological Medicine 2005;3(1):52-56.

D. 바비큐법(Barbecue method)

바비큐법은 몸과 머리를 마치 바비큐처럼 돌리면서 이석을 제거하는 방법으로 180도를 도는 방법, 270도를 도는 방법과 360도를 도는 방법이 있다. 아래는 360도 도는 방법을 설명하기 위해, 우측 옆 반고리관 결석일 때의 바비큐 치료법을 예로 들었다.

① 누운 자세에서 머리를 정면으로 향한 위치에서 시작한다. (우측으로 고개를 돌린 상태에서 시작해도 된다.)

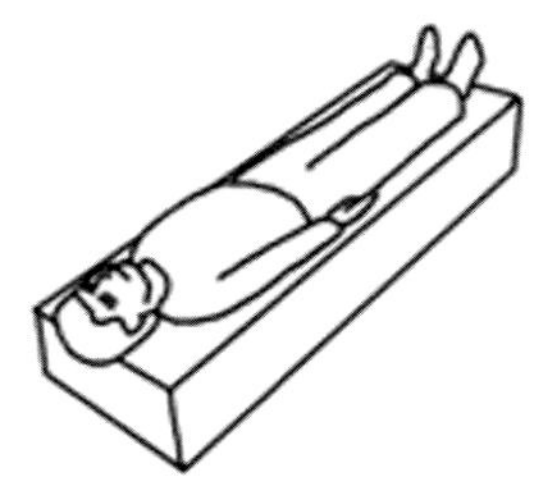

② 고개만 좌측으로 90도 돌린 후 어지럼이 사라질 때 까지 혹은 15초 정도 머문다. 각 단계마다 이 정도의 시간을 머물도록 한다.

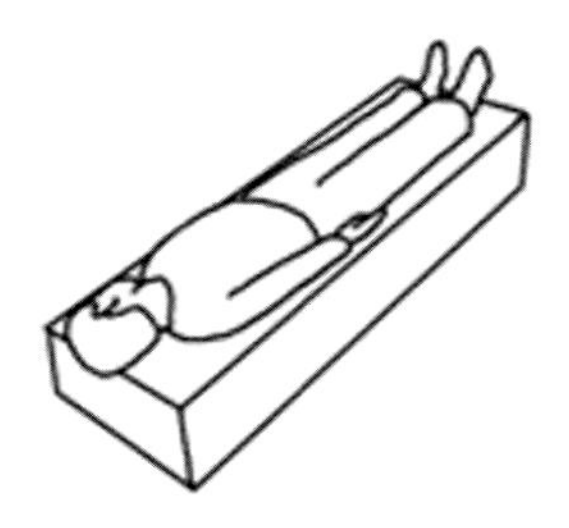

③ 몸을 좌측으로 90도 돌린다. 목이 불편하면 베개를 사용하도록 한다.

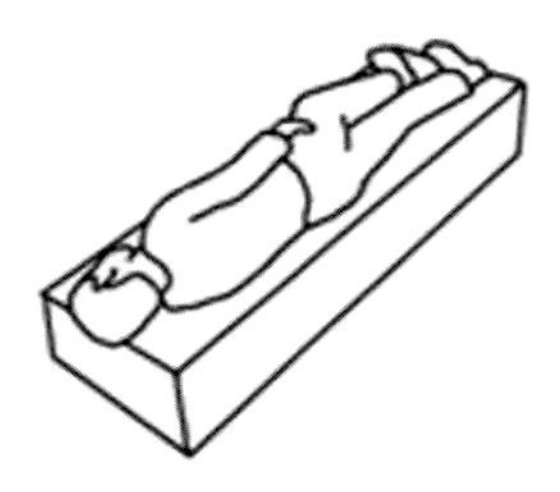

④ 머리를 90도 돌려서 얼굴이 바닥을 바라보게 한다. 이때 우측 팔로 이마를 받치거나 베개를 받치도록 한다.

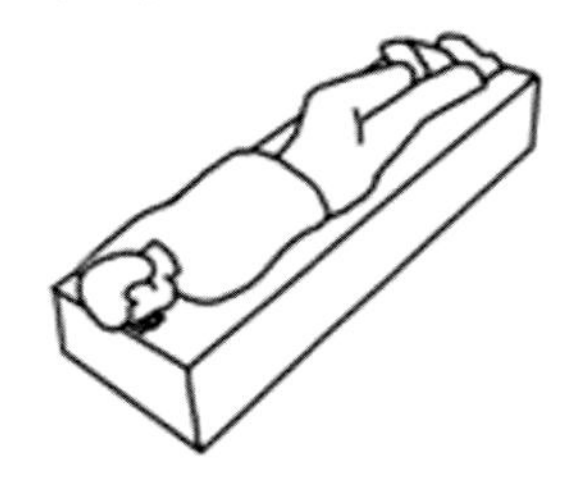

⑤ 몸을 90도 좌측으로 돌린다.

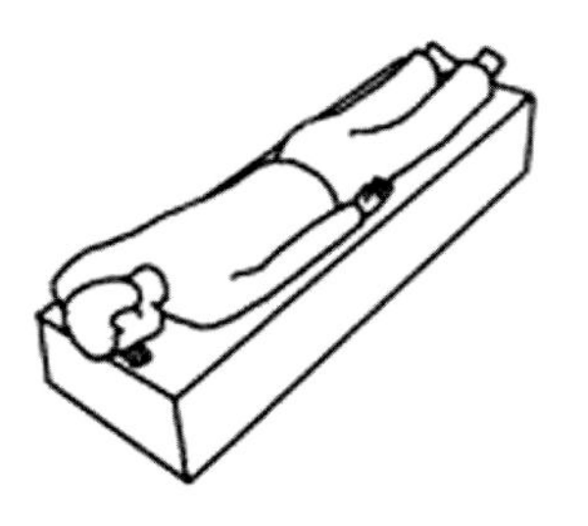

⑥ 고개만 좌측으로 90도 돌린다. 지금까지는 270도 회전한 상태이다.

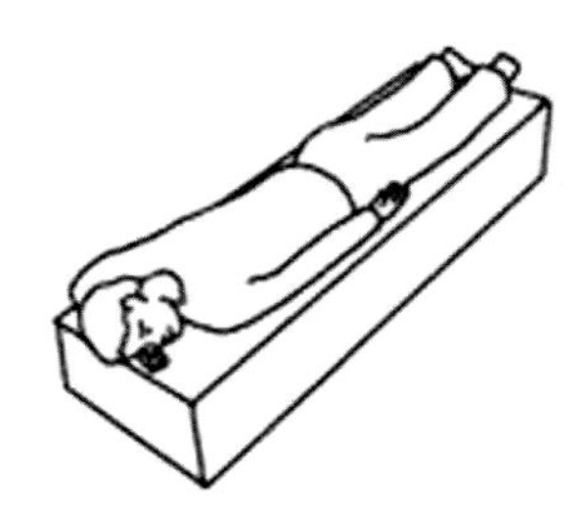

⑦ 몸을 90도 돌린다.

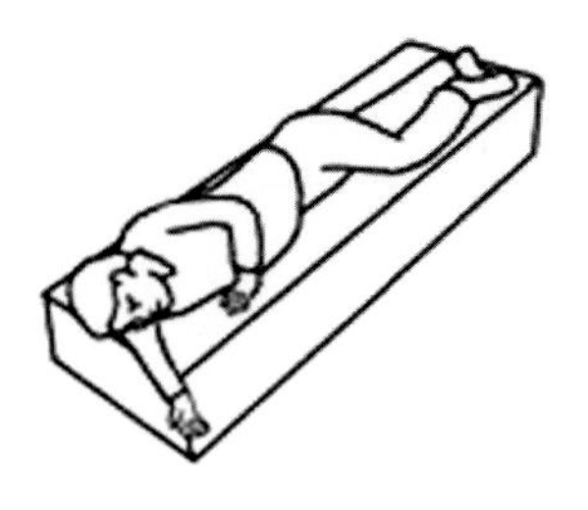

⑧ 머리를 90도 돌려서 얼굴이 천장을 보게 한다. 그 다음에 ①의 단계로 넘어간다.

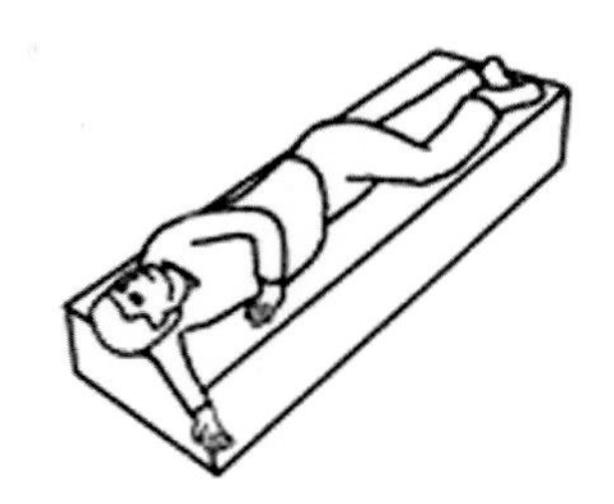

참고문헌

- Lempert T, Tiel-Wilck K. A positional maneuver for treatment of horizontal-canal benign positional vertigo. Laryngoscope 1996;106:476-8.
- Baloh RW, Yue Q, Jacobson KM, Honrubia V. Persistent direction-changing positional nystagmus: another variant of benign positional nystagmus? Neurology 1995;45:1297-301.

*진찰시 안진이 없는 경우

어지럼이나 안진이 유발되지 않는 경우는 아래와 같다.

① 이석이 둥둥 떠다니거나

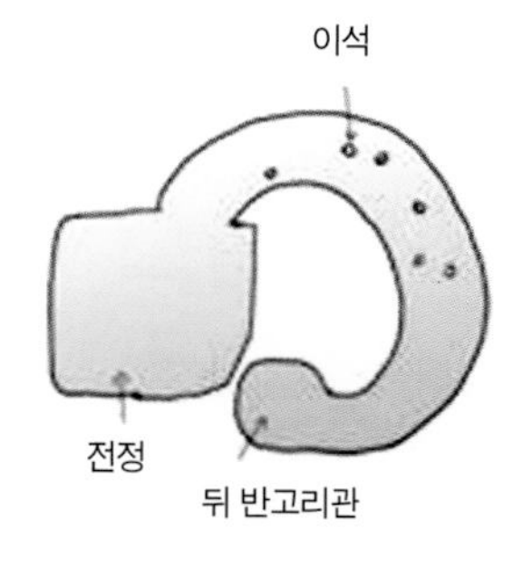

② 이석이 팽대부릉정에 붙어 있거나

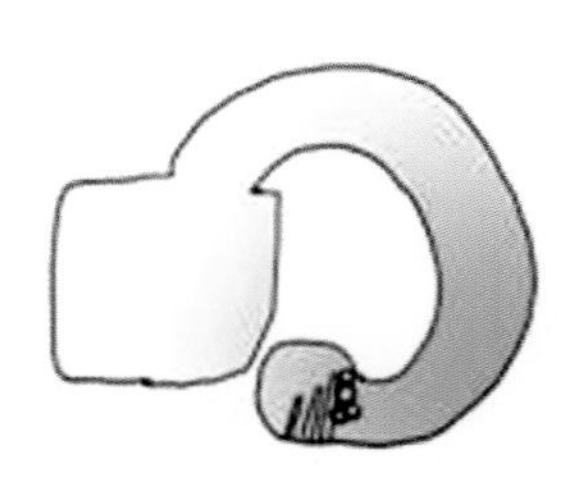

③ 이석이 반고리관의 좁은 부위에 끼어 있을 때

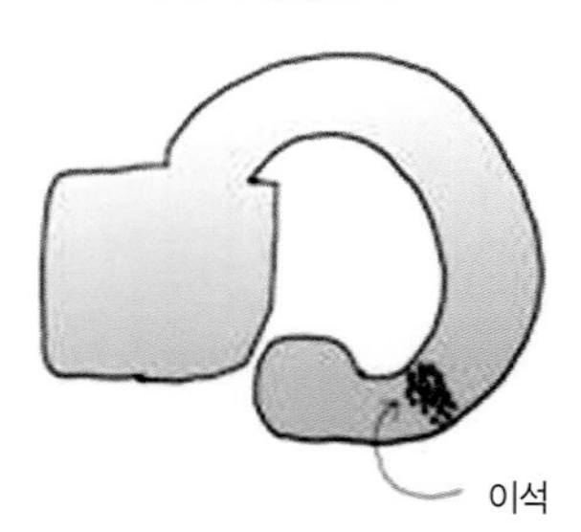

②와 ③의 경우에는 브란트-다로프 운동을 하면 안진이 나타날 수 있다.

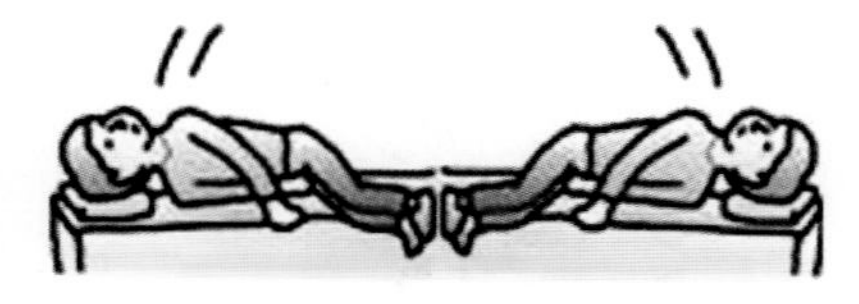

시야를 목표물에 고정하면 안진이 억제될 수 있다. 프렌젤 안경(Frenzel goggle)을 이용하면 시야 고정(fixation)이 없어져 안진이 나타나는 경우가 있다.

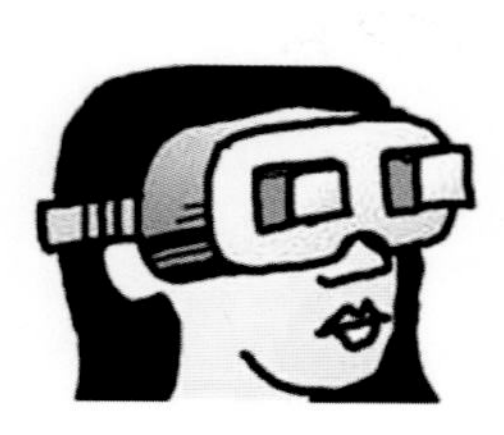

옆의 그림은 비디오 프렌젤 안경을 착용한 모습이다. 환자는 캄캄한 어둠을 응시하게 되어 시야 고정이 없어진다. 안경 내부에 적외선 카메라가 장착되어 있다.

*체위성 어지럼은 있으나 진찰상 안진이 없는 경우

이럴 경우에도 BPPV일 가능성이 크다. 어지럼을 가장 많이 느끼는 체위를 파악하여 어느 반고리관이 문제인지 진단한 후 이석 정복술로 치료하면 어지럼이 호전되는 경우가 많다. 이석 정복술로도 효과가 없으면 브란트-다로프 운동을 하거나 평형 재훈련 운동을 하면 된다.

*체위성 안진은 있으나 어지럼이 없는 경우

만성적으로 한쪽 전정의 기능이 저하되어 있는 경우에는 향지성 안진이나 원지성 안진의 형태로 나타날 수 있다. 노인에서는 누운 자세에서만 상방 안진이나 하방 안진이 나타날 수 있는데, 원인은 밝혀지지 않았지만 생리적인 현상으로 알려져 있다.

참고문헌
· Lin J, Elidan J, Baloh RW, Honrubia V. Direction-changing positional nystagmus: incidence and meaning. Am J Otolaryngol 1986;7:306.
· Tusa RJ. Differential Diagnosis Mimicking BPPV. In: Herdman SJ ed. Vestibular Rehabilitation. 3rd ed. F.A. Davis 2007;261.

*고개를 과도하게 신전시키거나 과도하게 돌려도 어지럼을 느끼는 경우가 있다. 이것을 각각 Head extension dizziness, Extreme rotation dizziness라고 한다.

참고문헌 : Tusa RJ. Differential Diagnosis Mimicking BPPV. In: Herdman SJ ed. Vestibular Rehabilitation. 3rd ed. F.A. Davis 2007;263.

*전정신경염을 앓았던 사람이나 편두통성 어지럼이 있는 사람은 다른 사람들보다 BPPV가 발병할 확률이 높다.

*어지럼과 메스꺼움이 너무 심할 때

어지럼이나 구토는 하나의 반응이다. 어지럼과 메스꺼움이 심하고 구토를 한다고 이석의 크기가 더 크거나 개수가 많다는 의미는 아니다. 어지럼과 메스꺼움이 심할 때 진찰을 하기 위해 머리를 움직이면 구토를 유발할 가능성이 많다. 이때에는 머리를 움직이지 말고 자발 안진만을 관찰하거나 머리를 최소한으로 움직이면서 진찰하는 것이 환자에게 고통을 덜 주는 방법이다. BPPV라고 확신이 들면 이석 정복술을 서둘러 하지 않아도 된다. 메스꺼움이 사라질 때까지 기다린 후에 치료하는 것이 좋다.

*구토를 할 때

메스꺼움이 심하여 구토를 하려고 할 때에는 미리 준비한 구토통에 마음껏 구토하게 한다. 그리고 더 이상 머리를 움직이지 말고 항구토제와 전정억제제를 복용하게 한 후 30분을 기다린다(주사제를 사용하지 않아도 구토와 메스꺼움을 완화시킬 수 있다). 30분이 지나면 약물이 흡수되어 메스꺼움이 완화된다. 이때 이석 정복술을 시도한다. 다시 메스꺼움이 심해지면 이석 정복술을 더 이상 시도하지 말고 다음날 다시 내원하도록 한다. 단, 집에 있을 때 어지럼이 더 심해지면 즉시 응급실로 가라고 해 두는 것이 좋다.

*이석 정복술로 치료가 완료된 후에도 계속 어지러운 이유

① 정복되지 않은 이석이 반고리관 안에 남아 있으나, 이석의 양이 너무 적어 진찰시에 안진이 유발되지 않을 때
② BPPV가 발병하기 이전부터 전정기능 저하가 있을 때

참고문헌: Beynon GJ. A review of management of benign paroxysmal positional vertigo by exercise therapy and by repositioning manoeuvres. Br J Audiol. 1997 Feb;31(1):11-26. Review.

③ BPPV가 발병하기 이전부터 노인성 어지럼이 있었을 때

참고문헌
- Di Girolamo S, Paludetti G, Briglia G, Cosenza A, Santarelli R, Di Nardo W. Postural control in benign paroxysmal positional vertigo before and after recovery. Acta Otolaryngol. 1998 Jun;118(3):289-93.
- Blatt PJ, Georgakakis GA, Herdman SJ, Clendaniel RA, Tusa RJ. The effect of the canalith repositioning maneuver on resolving postural instability in patients with benign paroxysmal positional vertigo. Am J Otol. 2000 May;21(3):356-63.

*BPPV 치료 직후에 수평선이 기울어져 있는 것처럼 보이는 경우가 있다. 난형낭이나 구형낭의 평형반에 있던 이석의 위치가 변하였기 때문에 생기는 현상으로 생각된다. 시간이 지나면 회복된다.

참고문헌: Welling DB, Barnes DE. Particle repositioning maneuver for benign paroxysmal positional vertigo. Laryngoscope 1994;104:946-949.

[2] 전정신경염

전정기관이나 전정신경에 장애가 있는 경우에 "전정신경염"이라고 한다. 그렇지만 최근에는 "전정기능저하(vestibulopathy)"라고 하는 경우가 많다.

(1) 원인

전정신경염은 감기를 앓고 난 뒤에 잘 생기기 때문에 바이러스 감염이 원인으로 추정되며, 단순포진 바이러스가 가장 유력한 원인이라고 생각된다. 또한 앞 아래 소뇌 동맥(AICA)의 혈류 영역의 허혈도 원인일 것으로 추정하고 있다. 뒤 아래 소뇌 동맥(PICA)의 소뇌 하부에 국한된 경색이나 추골기저동맥 영역의 경색에서도 전정신경염과 비슷한 증상이 나타나기 때문에 감별에 주의해야 한다.

(2) 증상

걸어 다닐 때 술 취한 듯이 어지럽고 멀리 있는 물체가 흔들려 보이는데, 누우면 이러한 증상이 없어진다. 한편 "양성 돌발성 체위성 어지럼"은 누울 때 어지럽다고 하는 점이 다르다.

(3) 진찰

정상 쪽으로 향하는 안진이 관찰되며 걸을 때에는 병변 쪽으로 넘어지려는 경향이 있다.

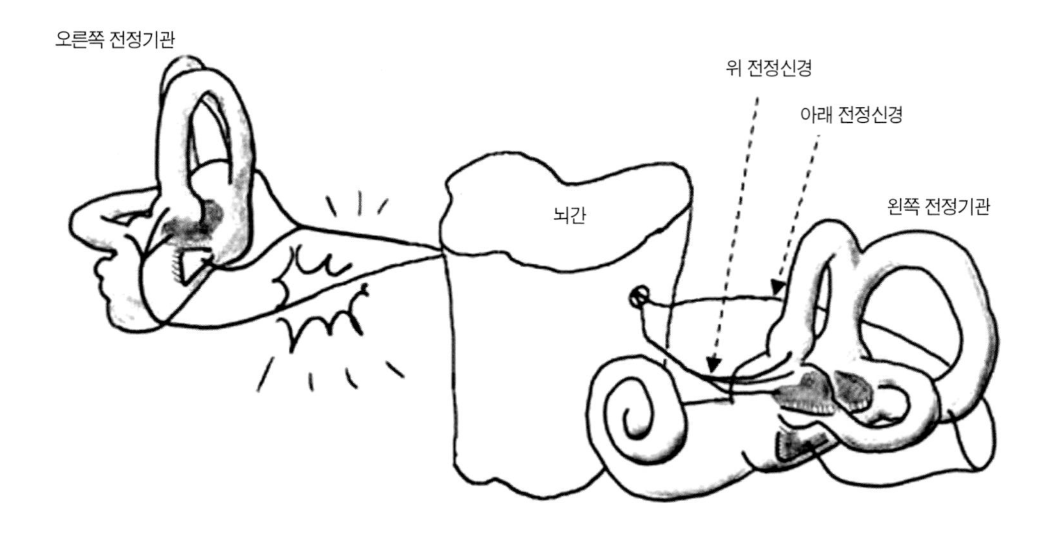

전정신경염에서는 주로 위 전정신경 분지의 병변으로 증상이 초래된다. 위 전정신경 분지는 앞 반고리관, 옆 반고리관과 난형낭에 분포하며, 아래 그림에서 빨간색으로 표시된 부분이다.

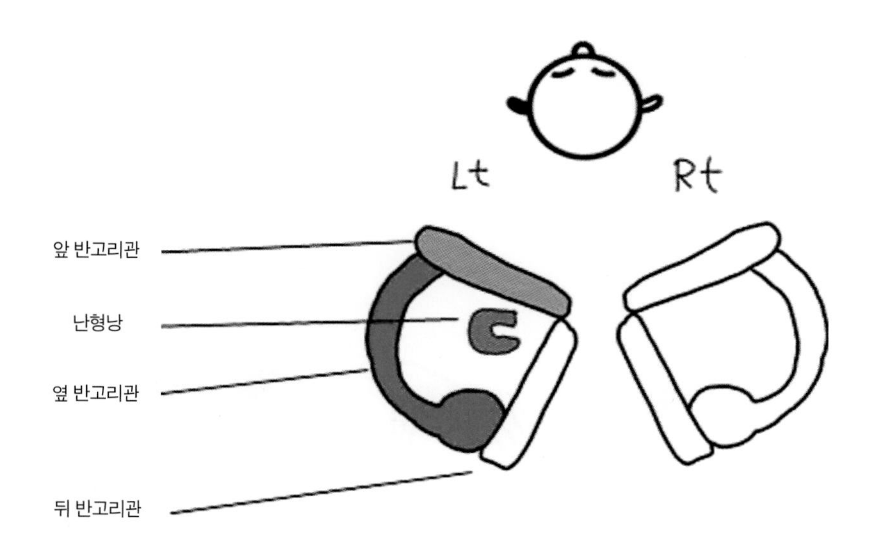

*중추성 어지럼을 시사하는 안진 소견

순수한 수직, 수평 혹은 회전 성분만을 가진 안진을 동반할 경우에 중추성 어지럼일 가능성이 있다. 수직 안진이 나타나는 경우는 양쪽 앞 반고리관과 양쪽 뒤 반고리관을 모두 동시에 자극하였을 때만 나타난다. 순수 회전 성분이 나타나는 경우는 한쪽 앞 반고리관과 뒤 반고리관을 동시에 자극하였을 때만 나타난다. 따라서 말초성 어지럼에서 이러한 조합이 발생할 가능성은 극히 희박하다. 또한 프렌젤 안경을 쓰게 하여 시고정(gaze fixation)을 없앤 상태에서 자발 안진이 없이 한쪽을 주시하였을 때만 안진이 나타난다면(주시 유발 안진) 중추성 병변을 시사한다.

*전정신경염에서 나타나는 안진의 기전 1

말초 전정신경은 양쪽에서 비슷한 정도의 '휴지기 흥분도(resting firing rate)' 가 존재한다. 우리의 몸은 이러한 상태를 안정기로 받아들이고 있다. 그런데 전정기관이나 전정신경에 병변이 생기면 병변 쪽에는 휴지기 흥분도가 사라지고 정상 쪽에는 휴지기 흥분도가 정상이므로 양쪽 전정신경 핵 사이에 긴장도(tone)의 불균형이 생기게 된다. 그래서 안구가 병변 쪽으로 변위되고 원래 위치로 회복하려는 빠른 성분의 안구운동이 발생한다. 빠른 성분의 안구운동은 전두엽의 작용일 것으로 추정된다.

아래 그림은 "좌측 전정신경염" 의 모형을 나타내고 있다. 안구는 양쪽의 헤어드라이어에서 나오는 바람을 받고 있다.

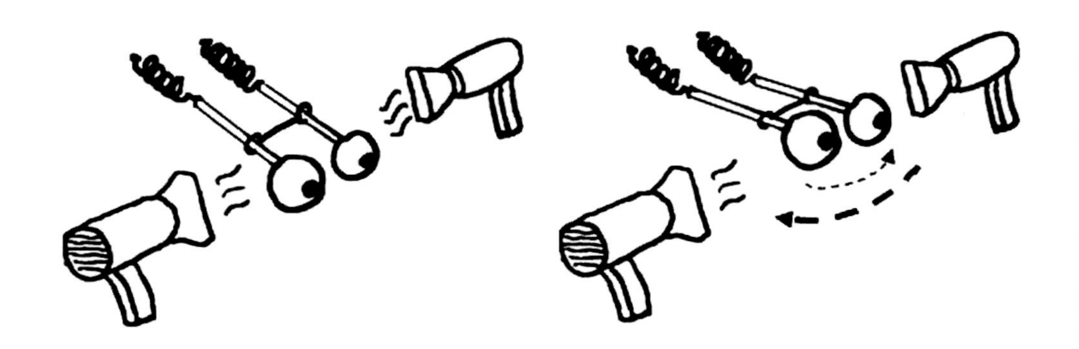

① 양쪽 바람의 세기가 같을 때 안구가 중앙에 있는 것을 나타낸다.

② 좌측에서 바람이 나오지 않을 때 안구가 왼쪽으로 치우치는 것을 나타낸다. 안구가 왼쪽 끝까지 치우친 후(가는 점선 화살표) 스프링의 힘에 의하여 원래의 자리로 튕기듯이 돌아온다(굵은 점선 화살표). 이러한 빠른 움직임을 안진이라고 한다.

*전정신경염에서 나타나는 안진의 기전 2

전정신경염에서 나타나는 안진의 모양을 좀 더 비슷하게 나타낼 수 있는 모형을 생각해 보았다. 아래 그림은 "우측 전정신경염" 의 모형이다.

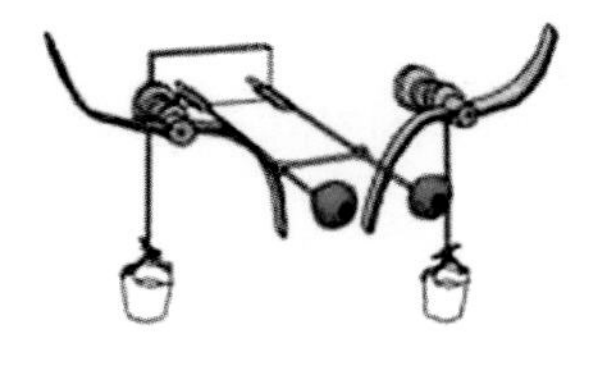

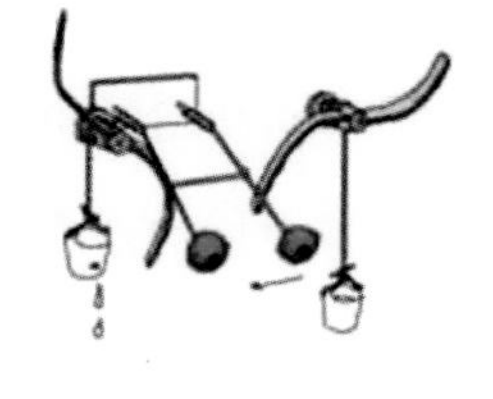

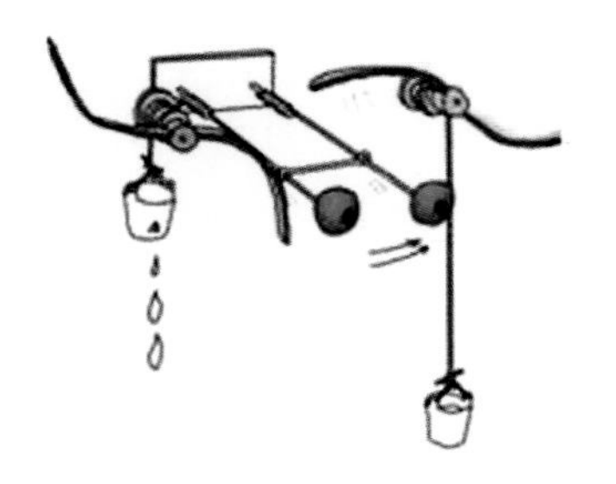

① 양쪽 물통의 무게가 동일하여 안구가 한쪽으로 치우치지 않는다.

② 오른쪽 물통에서 물이 새면서 가벼워지기 때문에 안구가 오른쪽으로 치우친다.

③ 한계를 넘어서면 튕기듯이 안구가 원래의 위치로 돌아온다. 이것이 안진이다.

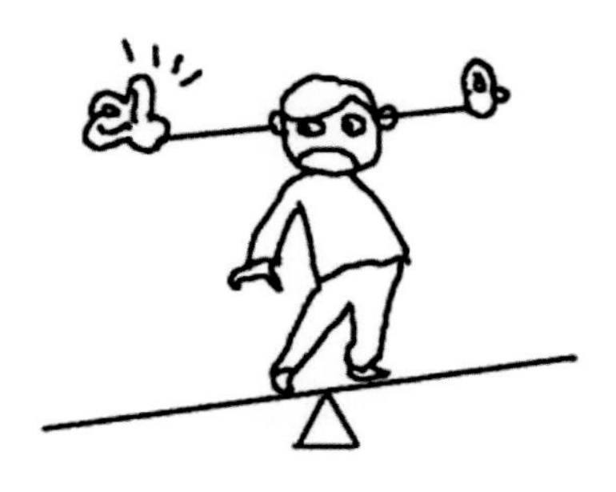

기능이 저하된 쪽으로 눈이 기울어지는데,
몸도 같은 방향으로 기울어진다.

전정신경염을 진찰하기 위해서는 안진을 관찰하거나 평형기능을 관찰해야 한다. 안정 상태에서 안진이 관찰되지 않으면 아래와 같은 방법을 사용하면 안진이 나타날 수 있다.

(가) 두부 충동 검사(Head thrust test)

① 환자에게 검사자의 코를 보게 하고 환자의 머리를 양손으로 잡는다. ② 고개를 한쪽으로 10~20도 급속히 돌린다. 전정-안 반사(VOR)가 정상이라면 안구가 검사자의 코를 계속 보고 있을 것이다. ③ 다시 천천히 원위치로 돌려 ④ 같은 방향 또는 반대쪽으로 10~20도 급속히 돌린다. 환자가 머리 돌리는 방향을 예측하지 못하게 해야 한다. 예측한다면 안구운동에 영향을 줄 수 있다.

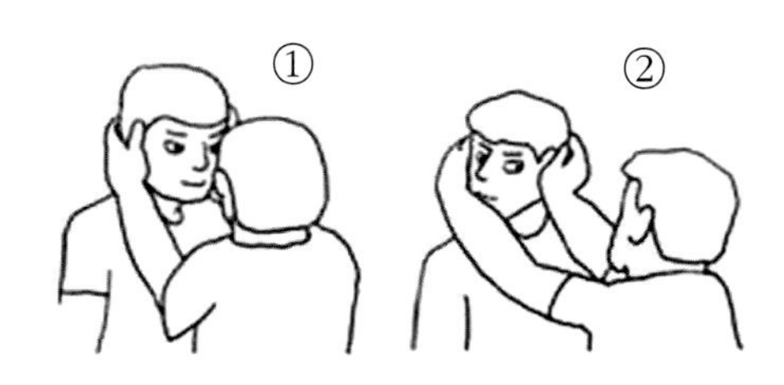

좌측에 병변이 있다면, 고개를 정상 쪽으로 급속히 돌릴 때 안구가 정면의 주시점을 계속 주시한다.

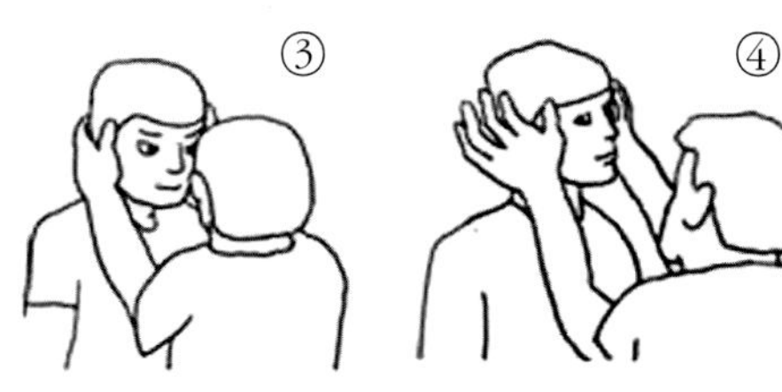

고개를 병변 쪽으로 급속히 돌릴 때 안구가 머리의 회전 방향으로 따라 돌아가다가 의식적으로 목표 지점을 주시하기 위하여 교정성 충동성 안운동(corrective saccade)을 한다.

*두부 충동 검사의 원리

좌측 병변이어서 좌측 수평 반고리관의 기능이 전혀 없다고 가정하자. 그렇다면 오른쪽에만 전정기능이 남아 있는 셈이다. 고개를 오른쪽으로 돌릴 때에는 오른쪽의 수평 반고리관이 우세하게 작용하기 때문에 안구가 정상적으로 움직인다. 그렇지만 고개를 좌측으로 돌릴 때에는 (좌측 수평 반고리관의 기능이 없기 때문에) 우측 수평 반고리관의 작용만으로 안구를 움직이게 된다. 결과적으로 전정-안 반사가 약하게 나타난다. 양측 병변인 경우에는 두부 충동 검사가 정상이다. 이러한 특징은 반고리관의 Ewald 2 법칙에 해당된다. 두부 충동 검사는 수직 반고리관(앞 반고리관과 뒤 반고리관)에 대해서도 시행할 수 있다.

(나) 두진 후 안진 검사(Post-head shaking nystagmus test)

고개를 30도 숙여서 좌우로 10~15초간 2Hz의 속도로 20~30회 머리를 흔든 후 안진을 관찰한다. 환자가 스스로 머리를 흔들거나(좌측) 검사자가 환자의 머리를 흔든다(우측).

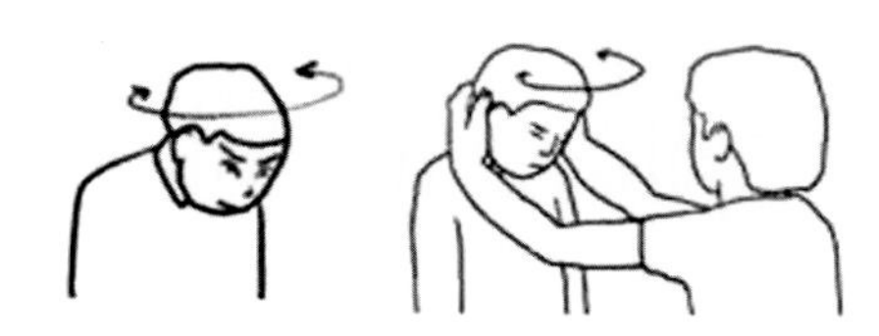

고개를 똑바로 세우고 흔들어도 무방하다.

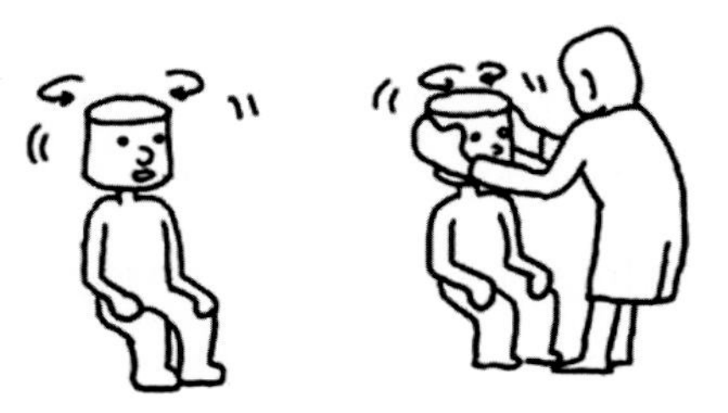

프렌젤 안경을 써야 두진 후 안진을 잘 관찰할 수 있다. 전정신경염에서 두진 후 안진은 정상 쪽을 향하는 수평 성분의 안진이다. 그러나 몇 주가 지나면 보상이 일어나서 두진 후 안진의 방향이 바뀔 수 있다.

수직 성분의 안진이 나타나면 중추성 병변을 생각해야 한다.

*두진 후 안진이 생기는 원리

두부 충동 검사에서 나타나는 교정성 충동성 안운동이 중추 전정계에 저장되기 때문이다. 고개를 돌릴 때(두진, 頭振)마다 교정성 충동성 안운동이 저장되고 고개 움직임을 멈추면 저장되어 있던 교정성 충동성 안운동이 나타나는 것이다. 병변이 양측으로 있는 경우나 급성으로 한쪽 기능이 저하된 경우에는 두진 후 안진이 나타나지 않는다.

(다) 롬버그 검사(Romberg test)

전정-척수 반사를 평가하는 방법이다. (a) 롬버그 검사, (b) 일자 롬버그 검사(tandem Romberg test)와 (c) 한 다리 서기 검사(single leg standing)가 있으며, 후자로 갈수록 발바닥의 지지 면적이 점점 좁아진다. 눈을 뜬 상태와 눈을 감은 상태에서 넘어지려는 경향이 있는지 확인한다. 대부분은 병변이 있는 쪽으로 넘어지는 경향이 있다. 과보상 상태(hyper-compensated)에서는 정상 쪽으로 넘어지는 경향을 보일 수도 있다.

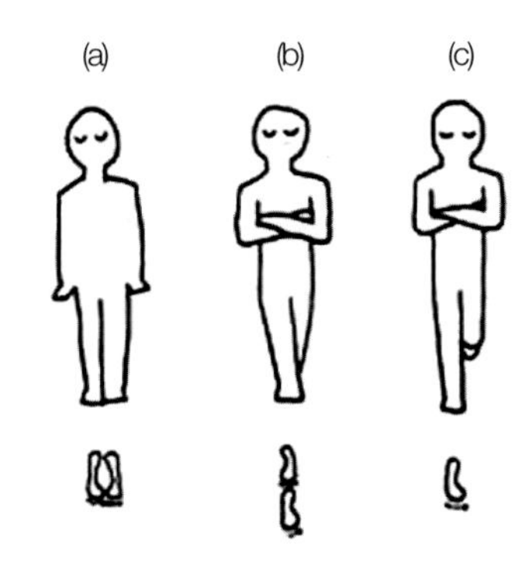

(라) 제자리걸음 검사(Stepping test)

제자리걸음을 하는 동안의 균형을 평가한다. 눈을 뜨거나 감고, 50걸음 동안 피험자가 50cm 이상 전진하거나 30도 이상 한쪽으로 돌면 비정상으로 간주한다. 후쿠다 검사(Fukuda test)라고도 한다.

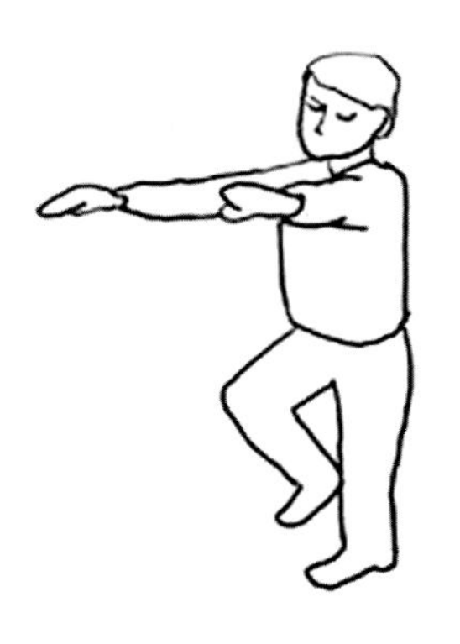

*롬버그 검사와 제자리걸음 검사를 모두 자세균형 검사라고 한다.

(4) 치료

전정신경염은 2주 정도 지나면 대부분 저절로 호전된다. 그렇지만 활동을 하지 않고 누워만 있거나 어지럼을 덜 느끼게 하는 약을 먹으면 회복이 느려진다. 어지럼을 덜 느끼게 하는 약물로는 dimenhydrinate(보나링) 또는 diazepam(바리움, 디아제팜) 등이 있는데, 수 일 이상은 복용하지 않는 것이 좋다. 메스꺼움이 있을 때는 항구토제를 복용하도록 한다. 스테로이드제제나 항바이러스제의 효과에 대해서는 연구마다 결과가 다르다.

활동을 많이 할수록 빨리 회복되며 평형 재훈련 운동을 하면 더 빨리 호전될 수 있다. 평형 재훈련 운동은 시야를 안정시키고 균형능력을 회복시키는 데 목적을 두고 개발된 동작들이다.

전정신경염에서 회복된 이후에도 머리를 빨리 움직일 때나 복잡한 길을 걸어갈 때 어찔어찔한 어지럼을 느낄 수 있다. 이는 시각에 의존하여 자세균형을 잡는 버릇이 생겼기 때문인데, 평형 재훈련 운동 중에서 눈을 감고 하는 몇 가지 동작들을 반복함으로써 좋아질 수 있다.

한편 성격이 예민한 사람은 높은 곳, 밀폐된 곳 또는 주위가 확 트인 곳에 가면 어지럼을 느끼는 경우가 있다. 이런 사람들도 평형 재훈련 운동으로 좋아질 수 있다.

(5) 재발과 탈보상

전정신경염 그 자체는 재발하지 않는다고 알려져 있다. 그러나 전정신경염에서 회복되는 도중 이석이 떨어져 양성 돌발성 체위성 어지럼이 나타날 수 있다. 또한 과음이나 과로 후에 전정신경염이 다시 악화되는 경우도 있는데, 이것을 탈보상(decompensation)이라고 한다. 전정기관의 기능이 완벽하게 회복되지 않은 사람에게 탈보상 현상이 나타난다.

(6) 평형 재훈련 운동

전정신경염의 증상은 사물이 흔들려 보이고 몸이 흔들리는 것이다. 평형 재훈련 운동은 시야 안정과 평형기능을 회복하는 데 도움이 되는 동작들을 말한다. 치료기관마다 다양한 동작들을 고안하여 치료에 이용하고 있는데, 그림과 같은 동작이 가장 기본적인 운동이다.

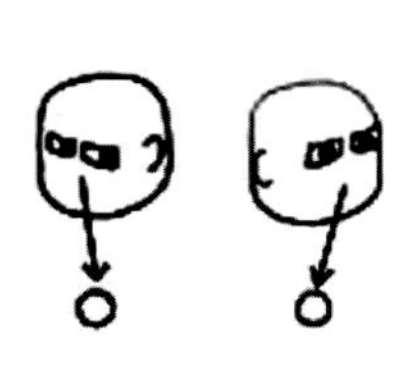

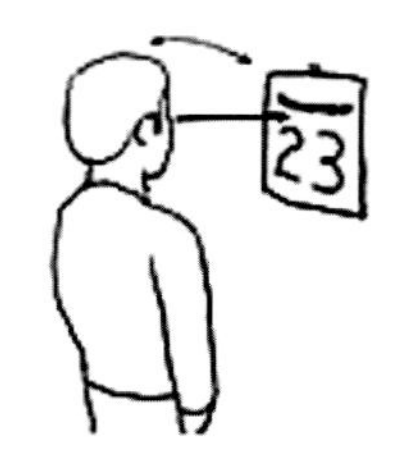

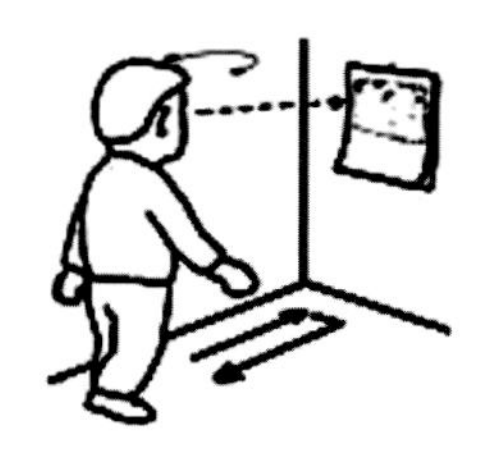

시야 안정 운동(도리도리 운동)
① 목표물에 시선을 고정하고 고개를 좌우로 돌린다. 속도는 어지럼을 약간 느낄 정도로 하고 시간은 1분 이상 한다. ② 서서 할 때는 벽에 걸려 있는 달력을 이용하면 좋다. ③ 걸으면서 고개운동을 하면 더욱 효과적이다.

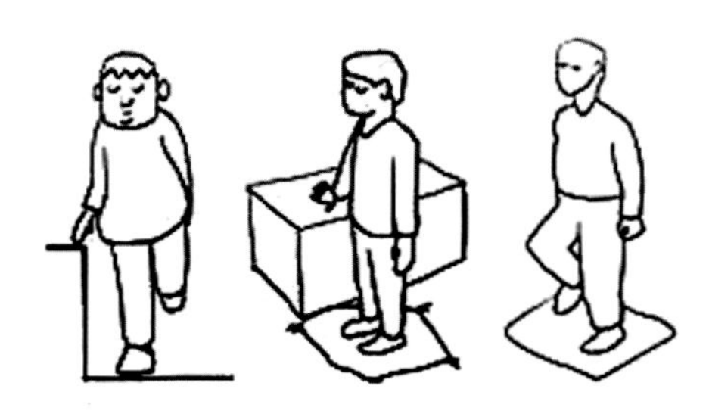

평형운동
① 한발로 서기. ② 방석 위에서 두발로 서기. ③ 방석 위에서 걷기. 눈을 뜨고 익숙하게 할 수 있으면 눈을 감고 훈련한다. 넘어지는 것을 방지하기 위해 책상 옆이나 벽 옆에서 하는 것이 좋다.

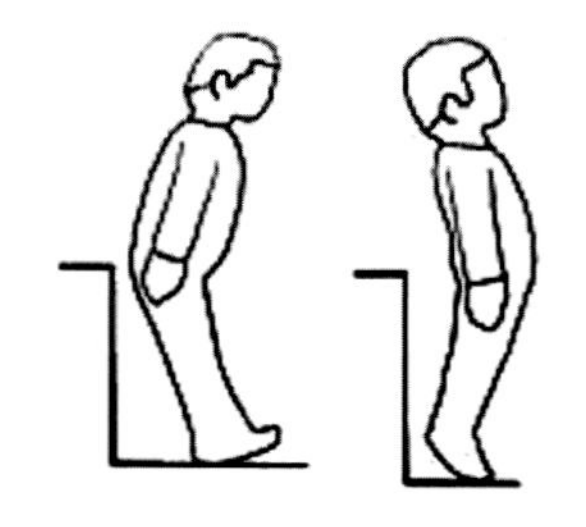

평형운동(오뚜기 운동)
엉덩이를 앞뒤로 흔들면서 발목과 고관절을 움직여 균형을 잡는다. 눈을 뜨고 잘 할 수 있으면 눈을 감고 한다. 뒤로 넘어지는 것을 방지하기 위하여 벽이나 침대를 등지고 훈련하는 것이 좋다.

[3] 메니에르병(Meniere's disease)

(1) 증상

초기에는 어지럼만 있는 경우가 많다. 재발이 여러 번 되어 질병이 진행된 후에는 귀 안이 꽉 찬 느낌이나 귀 울림(이명)이 먼저 시작된 후 30여분 뒤에 어지럼이 나타나는 양상으로 바뀐다. 어지럼은 보통 20분 이상 지속되며 24시간을 넘지 않는다. 어지럼이 사라지면 귀 안이 꽉 찬 느낌과 이명도 사라진다. 재발이 여러 번 반복되면 청력이 나빠진다.

(2) 진단

1995년 AAO-HNS의 진단기준은 다음과 같다.

A. 확실한(definite) 메니에르병

① 20분 이상의 현훈이 2회 이상

② 1회 이상 청력감소를 순음청력검사로 확인

③ 이명

④ 이충만감

B. 가능성 많은(probable) 메니에르병

① 20분 이상의 현훈이 1회만 있을 때

②~④는 동일

C. 가능성 있는(possible) 메니에르병

청력감소 없이 현훈만 있거나 현훈이 아닌 어지럼을 동반하는 청력감소가 있을 때(PTA로 확인이 안 되어도 됨).

참고문헌: 이원상 등. 임상평형의학. 군자출판사 2005;475-483.

(3) 원인

메니에르병의 원인에 대해서는 여러 가지 가설이 있다.

① 내이(內耳)에 있는 내림프액의 양이 증가하여 막성 미로의 압력이 증가하는 것이 원인이다. 이러한 상태를 내림프 수종(endolymphatic hydrops)이라 하며, 이 기전을 압력설(pressure theory)이라 한다.

② 막성 미로의 압력이 너무 높아지면 라이스너막(Reisnner membrane, vestibular membrane과 같은 말)이 파열된다. 이 기전을 막파열설(membrane rupture theory)이라 한다.

③ 라이스너막이 파열되면 내림프액에 포함되어 있던 칼륨이 외림프액과 혼합되어 청신경의 손상이 진행된다. 이 기전을 칼륨 독성 가설(potassium intoxication theory)이라 한다. 시간이 지나서 파열된 곳이 막히면 증상이 없어진다. 이러한 과정이 반복되면 청력에 관여하는 세포가 파괴되어 청력이 나빠진다.

④ 전정도수관과 내림프낭에서 내림프의 흡수작용이 저해되는 것이 원인일 것이라는 가설이 있다.

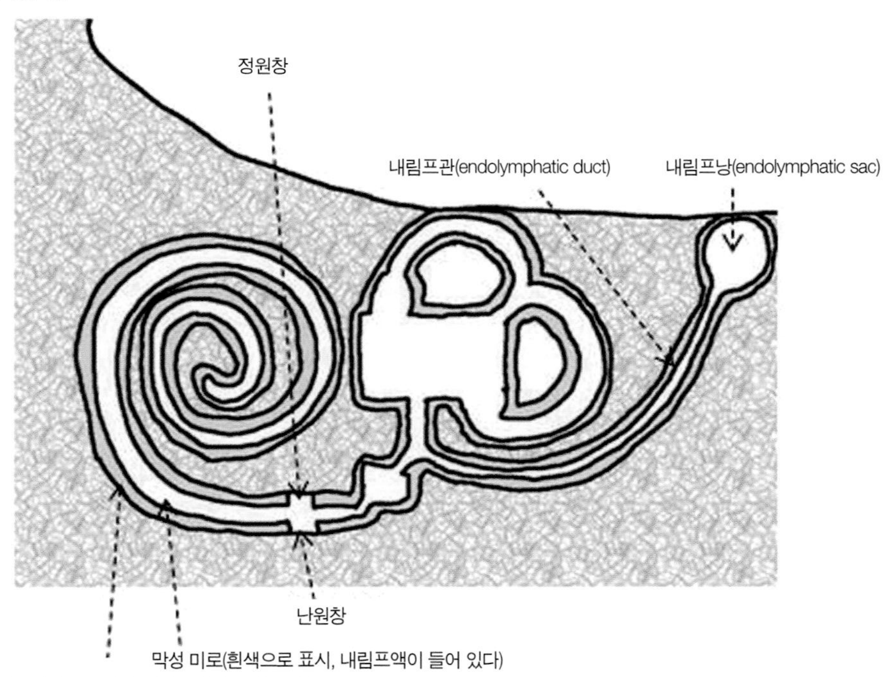

*달팽이관의 구조

메니에르병에 대해서 알려면 달팽이관의 구조를 알아야 한다. 달팽이관과 반고리관은 마치 자동차의 타이어와 비슷한 모양이다. 타이어는 "골성 미로", 튜브는 "막성 미로"에 비유할 수 있다. 골성 미로에는 외림프액이 들어 있고 막성 미로에는 내림프액(endolymphatic fluid)이 들어 있다.

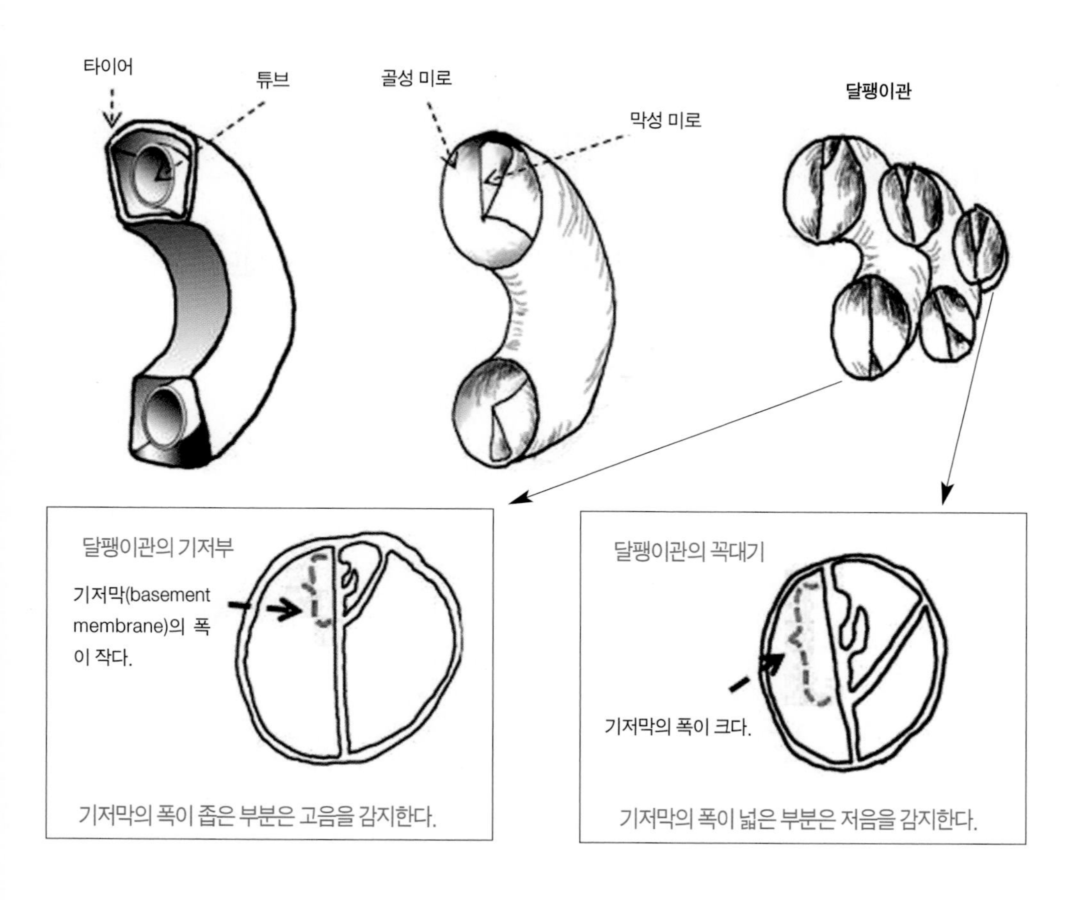

기저막은 실로폰에 비유할 수 있다. 실로폰의 폭이 좁은 곳은 고음, 넓은 부분은 저음의 소리가 난다.

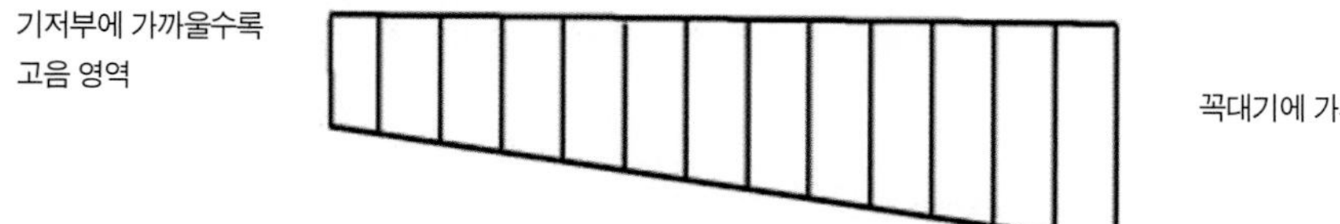

*메니에르병의 발병기전

내림프액의 양이 증가하여 막성 미로의 압력이 증가하면 라이스너막이 부풀어 오른다. 이러한 상태를 "내림프 수종"이라 한다. 내림프액의 양이 더 증가하면 라이스너막이 터진다.

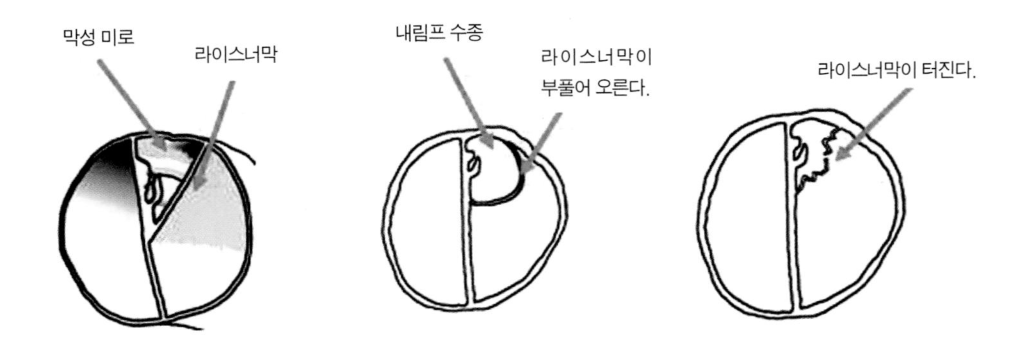

*메니에르병의 진행에 따른 증상

달팽이관과 구형낭에만 국한되어 있을 때는 귀 안이 꽉 찬 느낌, 이명, 청력감소가 나타난다.

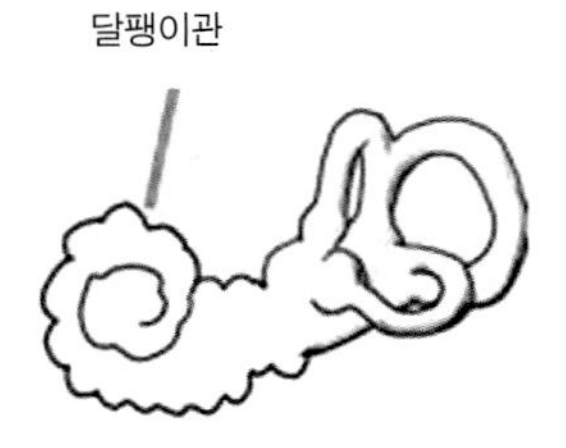

난형낭까지 확산되면 자세균형을 잡기가 어려워진다.

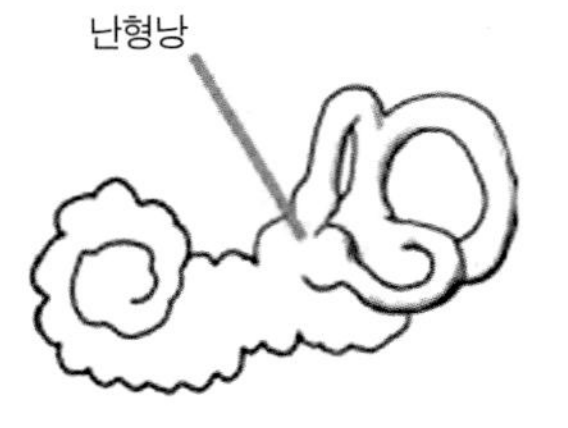

반고리관의 팽대부릉까지 확산되면 주위가 빙빙 도는 어지럼이 나타난다.

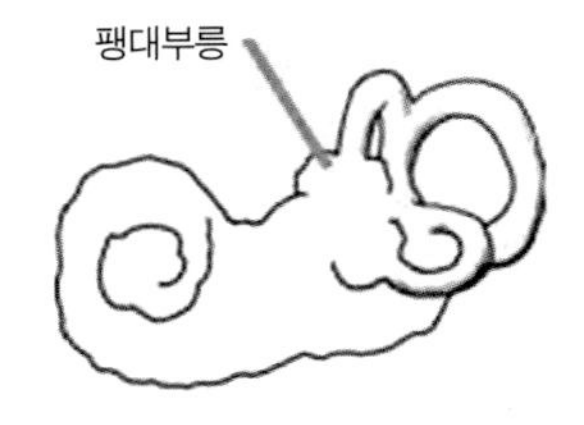

메니에르병은 "귀에 생기는 고혈압"이라고 할 수 있을 것이다. 여러 가지 치료가 시도되고 있지만 특별히 효과적인 치료는 없는 실정이다.

[4] 외림프 누공

외림프 누공(perilymphatic fistula)은 골성 미로가 파열되어 난청이나 어지럼이 발생하는 질환으로, 주로 정원창 및 난원창 주위에서 많이 발생한다.

(1) 원인

머리에 급격한 충격이 가해질 때 뇌척수압이 상승하고 외림프의 압력이 올라가서 골성 미로의 약한 부위가 파열된다. 주로 난원창 및 정원창 주위에서 많이 발생한다. 중이 수술 후에 발생하는 경우도 있다.

(2) 증상

몸에 힘을 줄 때 갑자기 난청, 이명과 어지럼이 나타나는데, 난청이나 이명 혹은 어지럼만 따로 나타날 수도 있다. 귀에서 "퍽"하는 소리가 나면서 증상이 시작되는 경우도 있다. 어지럼은 머리를 움직일 때 악화되며, 특히 병변 쪽 귀를 아래로 할 때 심하다. 또한 뇌압을 상승시키는 활동을 할 때 악화된다. 이때 안진은 주로 병변 쪽을 향하는 회전성이며, 머리의 위치를 바꾸어도 안진의 방향이 바뀌지 않는다.

(3) 진찰

(가) 누공 검사(Fistula test)

이주 압박(tragal compression)이나 가압형 이경으로 외이도에 압력을 가하여 어지럼이나 안진이 나타나는지 확인한다.

(나) Valsalva maneuver-induced nystagmus

양쪽 콧구멍을 손가락으로 막고 고막에서 "팍"하는 소리가 날 때까지 숨을 분다. 한쪽 콧구멍을 막고 다른 쪽 콧구멍으로 풍선을 불게 하는 방법이나 대변을 볼 때와 같이 숨을 참고 배에 힘을 주게 하는 방법도 있다.

(4) 치료

발병한 날로부터 약 1주간 머리를 높인 채 침상안정을 취하고 6주 동안은 힘주기(Valsalva maneuver)를 피한다. 그래도 호전이 없으면 수술을 고려한다.

참고자료
• 정종우. 외림프누공. In: 이원상 등. 임상평형의학. 군자출판사 2005; 637-646.
• 임준성, 한병인. 쉽게 배우는 어지럼증의 진단과 치료. 푸른솔 2008;135-136.

[5] 앞 반고리관 개열

앞 반고리관 개열(anterior canal dehiscence)은 앞 반고리관의 골성 미로가 가장 얇은 부위(두개강과 접한 부위)에서 파열되어 어지럼이 발생하는 질환이다.

증상, 진찰과 치료는 외림프 누공과 비슷하다.

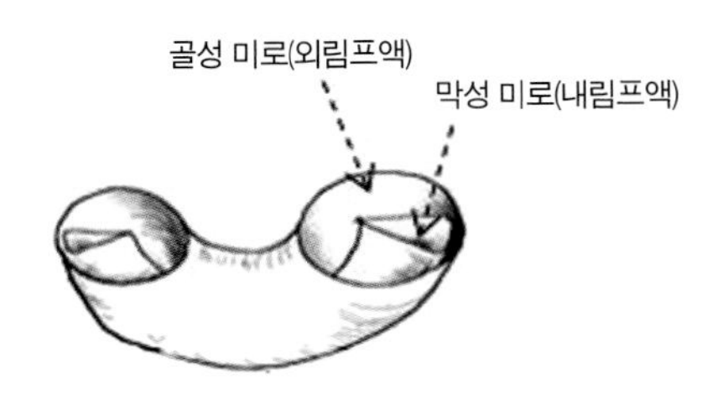

"외림프 누공"이 잘 생기는 부위는 정원창(①)과 난원창(②)이고 "앞 반고리관 개열"이 잘 생기는 부위는 앞 반고리관과 두개강이 접하는 부위(③)이다.

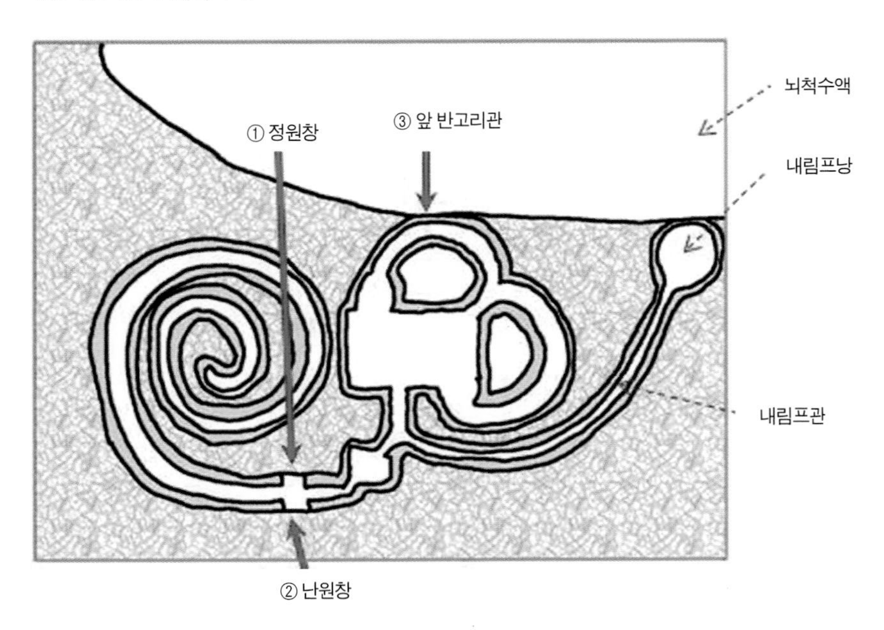

참고문헌
- 박상유. 외상성 현훈. In: 이원상 등. 임상평형의학. 군자출판사 2005;623-636.
- 임준성, 한병인. 쉽게 배우는 어지럼증의 진단과 치료. 푸른솔 2008;135-136.

[6] 경부성 어지럼

(1) 정의

경부성 어지럼(cervicogenic vertigo)은 목 근육의 통증이나 경추 관절 움직임의 제한 때문에 생기는 어지럼을 말한다. 편타성 손상(whiplash injury)에서 흔히 나타난다.

(2) 원인

경부의 신경(cervical nerve root)이나 후관절(facet joint)에 가해지는 압박이 경부 고유수용감각(cervical proprioception)에 지장을 초래하기 때문이다.

(3) 진찰

(가) 회전의자에 앉혀서 진찰하는 방법

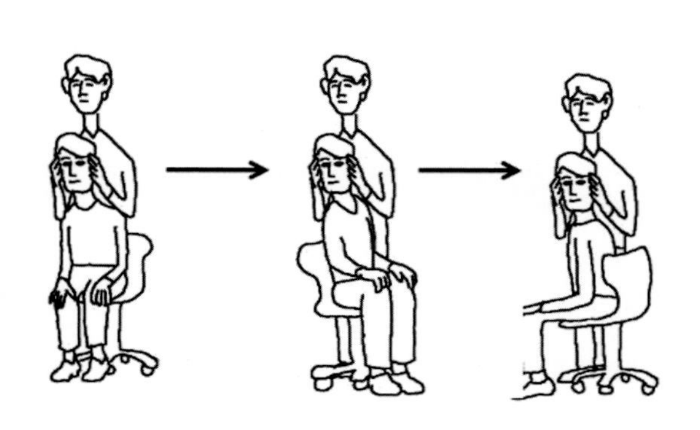

목의 근육에 통증과 압통이 있으며 자발성 안진이나 체위성 안진이 관찰될 수 있지만, 일정한 특징을 보이지는 않는다. 통증이 유발되는 쪽으로 목을 돌릴 때 어지럼이 유발되는 경우가 많다. 기립시에 어지럼이 심해질 수 있다.

위 그림과 같이 환자를 회전의자에 앉혀 진찰자가 환자의 머리를 두 손으로 고정하고 환자의 몸을 돌릴 때 어지럼이 유발된다면 경부성 어지럼이라고 할 수 있다.

참고문헌: Clendaniel RA, Landel R. Non-vestibular Diagnosis and Imbalance: Cervicogenic Dizziness. In: Herdman SJ. Vestibular Rehabilitation. 3rd ed. F.A. Davis. Philadelphia 2007;467-484.

(나) 서서 진찰하는 방법

환자를 서게 하여 진찰자가 환자의 앞이나 뒤에 서서 환자의 머리를 두 손으로 잡아 고정하고 환자로 하여금 발을 움직여서 몸을 좌우로 돌리게 한다. 이때 어지럼이 유발된다면 경부성 어지럼이라고 할 수 있다.

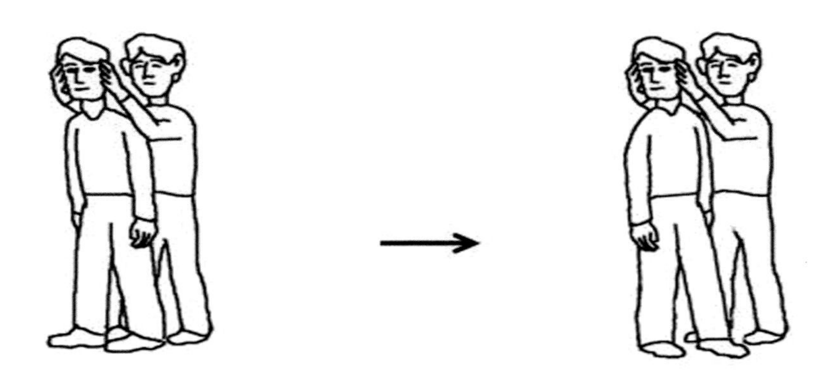

(4) 치료

(가) 경부 근육 이완

아래 그림 ①, ②와 같이 경추 견인(cervical traction)을 하거나 그림 ③과 같이 C1과 C2의 가동성을 높여주는 동작을 해 준다.

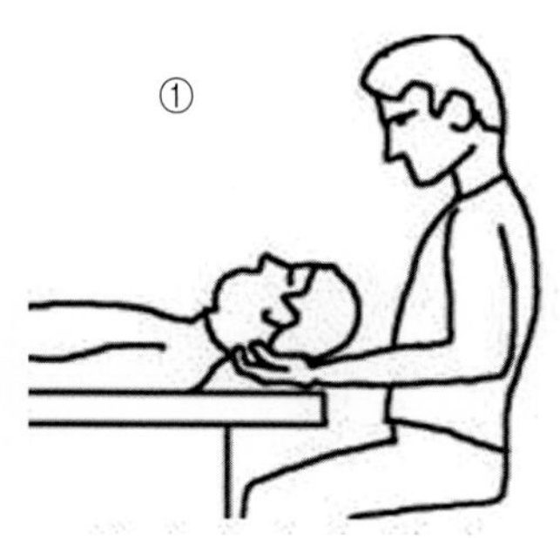

시술자가 환자 머리 뒤의 위 목덜미선(superior nuchal line) 부위를 네 손가락 끝으로 받치고 후경부 근육이 이완될 때까지 적어도 10초 이상 머문다.

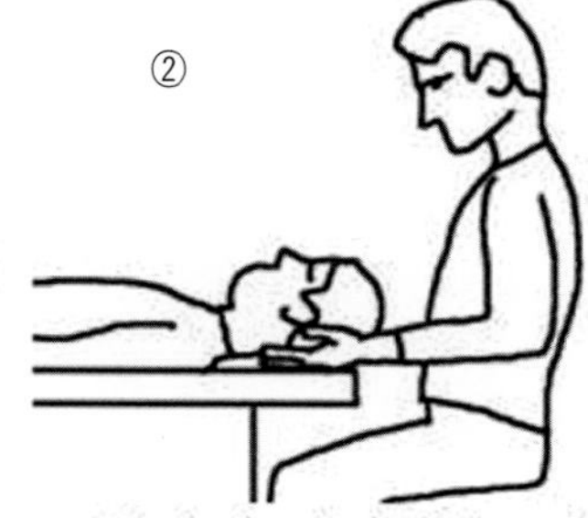

시술자가 환자의 머리 뒤를 손바닥으로 받치고 시술자 쪽으로 당긴다. 적어도 10초 이상 머문다.

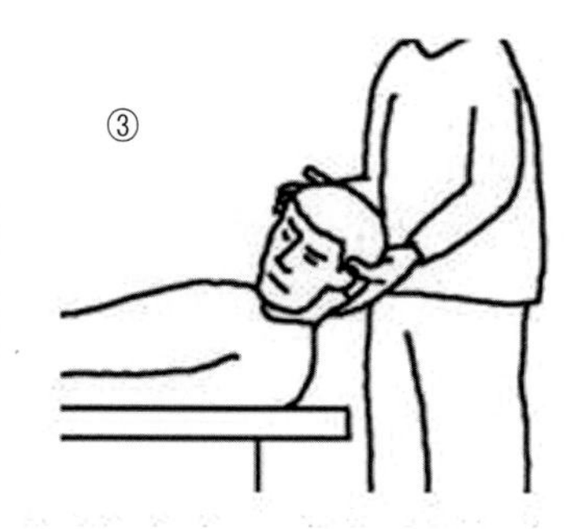

환자의 고개를 굴곡시키면 C1과 C2만 회전되고 그 이하의 경추는 회전되지 않는다. 이 상태에서 고개를 한쪽으로 돌려 10초 이상 머문다.

***체성감각성 어지럼(Somatosensory vertigo)**

체성감각의 이상으로 나타나는 어지럼을 말한다. 경추, 어깨, 요추, 고관절과 무릎의 질환에서 어지럼이 나타날 수 있다. 경부성 어지럼이 대표적이다. 고개를 위로 올려다 볼 때 어지럼을 느끼는데, 목 근육과 경추 관절에서 들어오는 체성감각 정보가 왜곡되기 때문이다. 이를 Head extension vertigo라고도 한다. 사다리 위에 올라가서 고개를 위로 쳐다볼 때는 균형을 잃을 수 있기 때문에 주의해야 한다.

(나) 경부 체성감각 강화 운동

준비로 구멍 뚫린 종이를 안경에 붙여서 중심와 안경(foveal glasses)을 만든다. 이 안경을 착용하면 주변시야는 가려지고 중심와 시야(foveal vision)만 보인다.

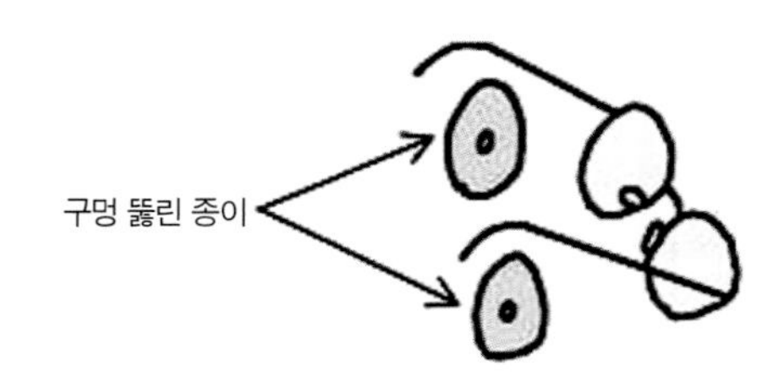

A. 목표물 기억하기

①의 위치에서 구멍을 통해 목표물을 보고 위치를 기억한 다음, 눈을 감고 ②의 위치로 고개를 천천히 돌렸다가 다시 ①의 위치로 온 후 눈을 뜬다. 목표물이 처음과 같이 보일 때까지 연습한다.

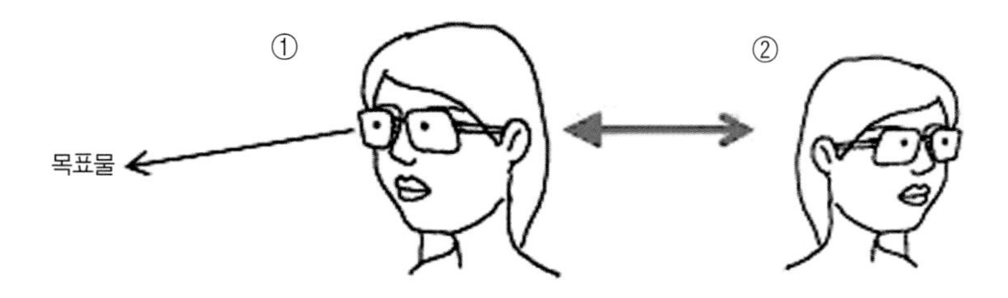

B. 목표물 따라 보기

환자가 중심와 안경을 착용하고 치료자의 손가락이 움직이는 대로 고개를 돌려 목표물을 계속 바라보는 운동을 한다.

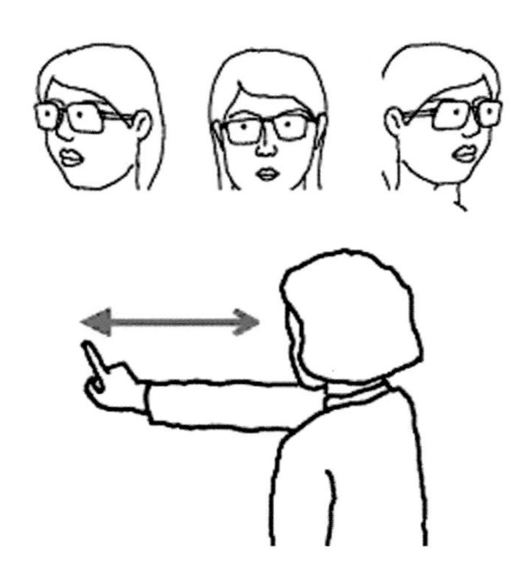

C. 몸통 회전하기

환자가 중심와 안경을 착용한 채 회전의자에 앉아 시선을 목표물에 고정하고 몸을 회전하는 운동을 한다. 치료자는 환자의 머리를 잡고 움직이지 않게 고정한다.

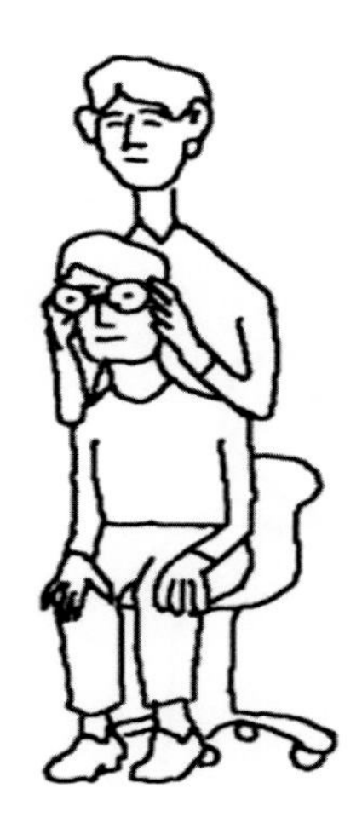
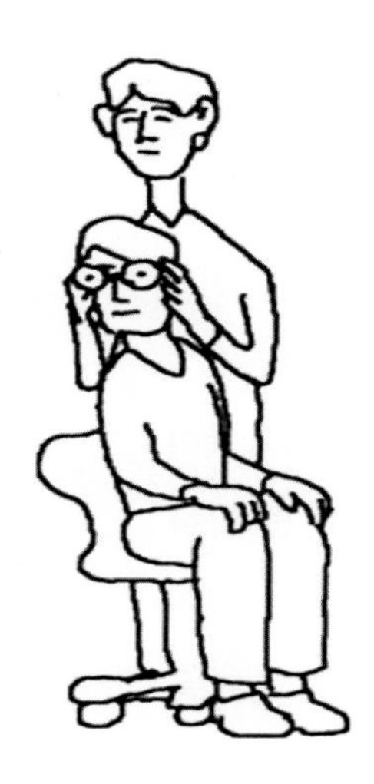
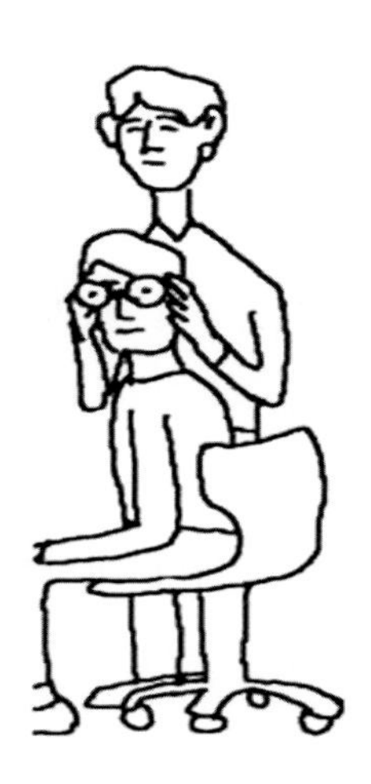

참고문헌: Clendaniel RA, Landel R. Non-vestibular Diagnosis and Imbalance: Cervicogenic Dizziness. In: Herdman SJ. Vestibular Rehabilitation. 3rd ed. F.A. Davis. Philadelphia 2007;467-484.

[7] 기립성 어지럼

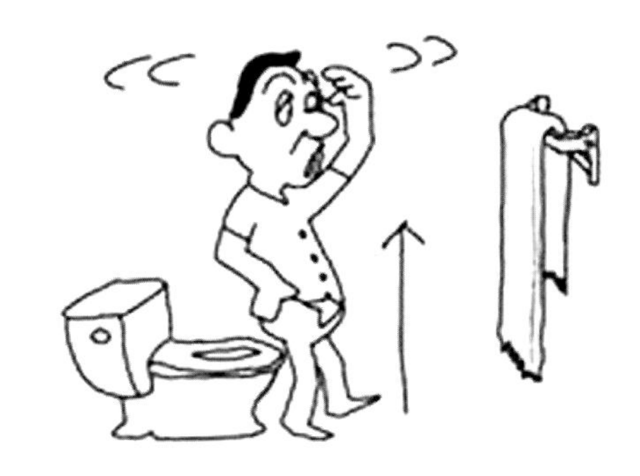

일어설 때 어지럽다면 기립성 저혈압, 전정신경염, 경부성 어지럼, 당뇨병성 말초신경병증으로 인한 어지럼, 노인성 어지럼 등을 생각해 볼 수 있다. 병력에서 기립성 저혈압이 의심된다면 기립 후에 혈압과 맥박이 어떻게 변하는지 측정하면 원인을 알 수 있다.

(1) 진찰

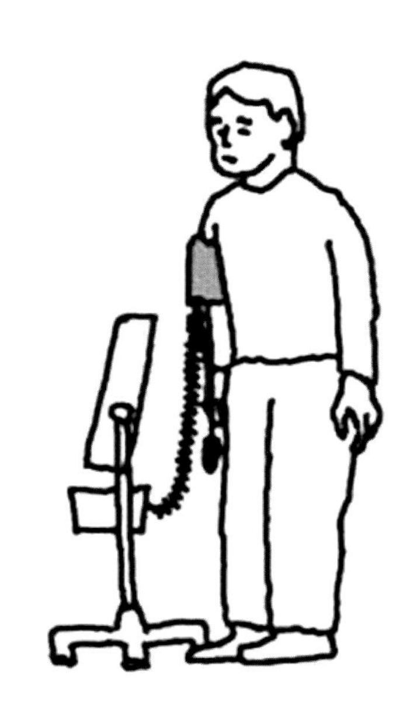

기립 경사대(tilt table)를 이용하는 것이 가장 정확하지만, 기립 경사대가 없다면 다음과 같이 측정해도 된다. 환자를 5분 동안 누워 있게 한 뒤 혈압과 맥박을 측정한다. 그 후 벽에 기대어 서게 하여 다리에 힘이 들어가지 않도록 하고 몸에도 최소한의 힘만 주게 한다. 기립 후 1~10분 정도 시간이 경과한 다음 혈압과 맥박을 측정한다. 정상인은 수축기 혈압이 10mmHg 정도 높아지고 맥박도 10회 정도 더 빨라진다. 비정상적인 소견은 다음과 같이 3가지로 나눌 수 있다.

(가) 미주신경성 실신에서의 어지럼

유발인자에 의해 혈압과 맥박이 서서히 내려가는데, 수축기 혈압은 20mmHg 차이보다 크게 낮아지고 맥박도 느려진다.

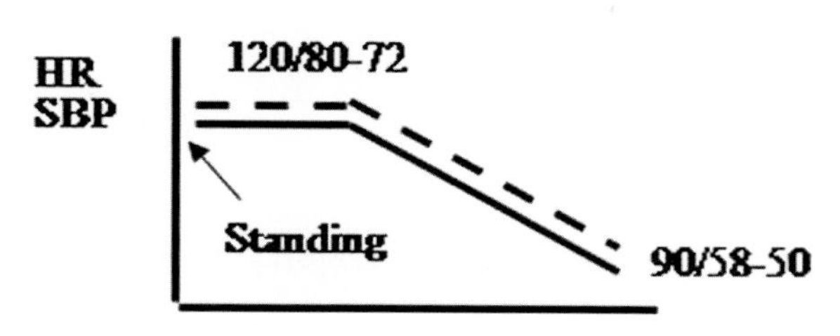

(나) 체위성 기립성 빈맥 증후군

수축기 혈압이 거의 변하지 않고 맥박만 20mmHg 차이보다 많이 빨라진다.

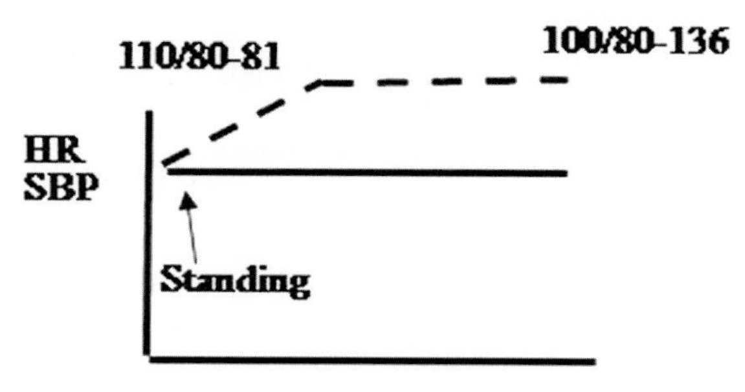

(다) 기립성 저혈압

혈압과 맥박이 빨리 떨어지는데, 수축기 혈압이 20mmHg 차이보다 더욱 크게 낮아지고 맥박도 느려진다.

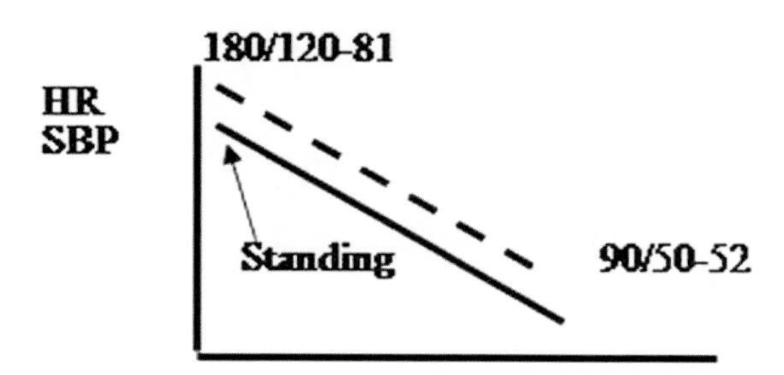

(라) 침상안정 후 일시적 운동실조(Transient ataxia after bedrest)

2주 이상 침상안정 후 생기는 기립성 어지럼이다. 기립 후에도 혈압이나 맥박의 변화가 없다. 걷기 시작하면 어지럼이 사라진다.

(2) 치료와 예방

앉았다가 일어설 때 어지럼이 시작되거나 한참 서 있다가 어지럼이 시작되면 아래와 같은 방법으로 어지럼이 더 이상 진행되지 않게 할 수 있다. 궁극적인 목적은 넘어지는 것을 예방하고 넘어지더라도 앞으로 넘어지게 하여 덜 다치도록 하는 것이다.

① 응용 근육 긴장(Applied muscle tensing): 주먹을 꽉 쥐는 것만으로도 효과가 있다. 주먹뿐만 아니라 엉덩이와 다리에도 힘을 주면 더 효과적이다. 이때 배에 힘을 주면 맥박으로 들어가는 정맥혈의 양이 줄어들기 때문에 배에는 힘을 주지 않도록 주의한다. 이 운동을 평소에도 자주 하면 예방효과가 있다.

② 다리 꼬기(Leg crossing): 다리를 꼬고 펴면서 힘을 주면 다리의 정맥혈이 심장으로 가기 때문에 실신을 예방하는 효과가 있다. 이 운동을 평소에도 자주 하면 예방효과가 있다.

③ 머리 낮추기(Head lowering)와 쪼그려 앉기(Squatting): 어지럼이 시작되면 지체하지 말고 머리를 낮춘다.

④ 그래도 어지러우면 쪼그려 앉는다. 정신을 잃을 것 같으면 바닥에 엎드린다.

* 일어서는 요령: 일어설 때는 엉덩이부터 먼저 올리고 잠시 후에 허리를 펴면서 머리를 올린다.

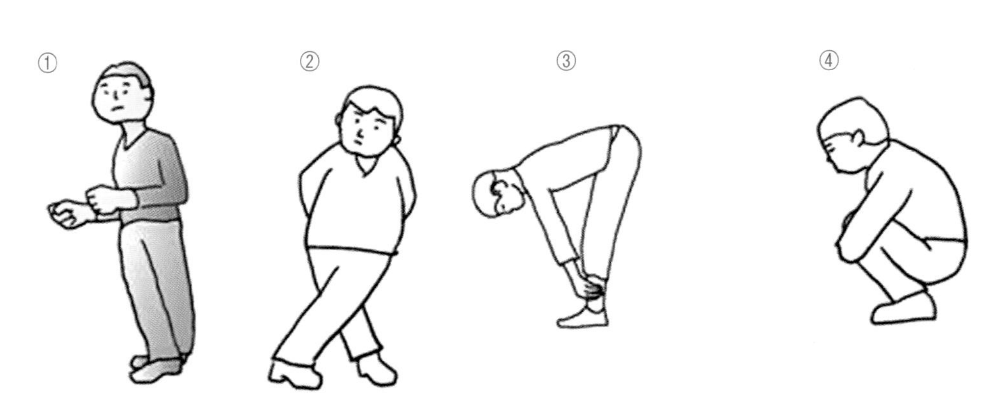

참고문헌:
· Han BI, Oh HJ, Bang OY, Lee JH. A case of vasovagal syncope due to blood-injury phobia successfully treated by physical maneuver. Journal of Clinical Neurology 2006;2(1):66-69.
· 한병인 등. 체위성 기립성 빈맥 증후군 2예. 대한신경과학회지 20(5);2002:571-573.

[8] 노인성 어지럼

(1) 증상

노인성 어지럼(senile vertigo) 환자는 어지럼이 기립하거나 걸을 때 심해지고 누우면 없어진다. 가만히 앉아서 복잡한 생각을 하거나 걷다가 주위의 상황이 복잡할 때 "핑 도는" 느낌으로 0.1초에서 수 초 정도 어지럼을 느낀다.

(2) 진단

아직 노인성 어지럼에 대한 진단기준은 없다. 다만, 진찰이나 검사에서 특정 원인이 나타나지 않을 때 노인성 어지럼이라고 진단할 수 있을 것이다.

(3) 치료

넘어지는 것을 예방하는 것이 중요하다. 옆 사람과 이야기를 하면서 걸으면 잘 넘어진다는 연구 결과가 있으므로 걸을 때 발걸음에 집중하여 걸으라고 교육한다. 평형 재훈련 운동을 하면 어느 정도 효과가 있다. 자주 넘어지는 사람에게는 지팡이를 사용하게 하는 것이 좋다.

*노인 중에는 위로 쳐다볼 때 안구가 위로 돌아가지 않는 사람도 있다. 또한 딕스-홀파이크 검사를 할 때 하방 안진이 약하게 나오는 사람도 있다. 모두 병적인 현상이 아니라 노인에서 나타나는 생리적인 현상이다.

참고문헌: Tusa RJ. Differential diagnosis mimicking BPPV. In: Herdman SJ. Vestibular Rehabilitation. 3rd ed. F.A. Davis. Philadelphia 2007;261-264.

[9] 뇌병변에 의한 어지럼

(1) 뇌졸중에 의한 어지럼

(가) 일과성 허혈발작(TIA)

어지럼을 유발하는 뇌졸중 중에서 가장 흔한 것은 일과성 허혈발작이며 호발 부위는 추골기저동맥(vertebro-basilar artery)이다. 추골기저동맥은 내이, 뇌교와 소뇌의 혈액공급을 담당한다.

(나) 뇌졸중 증후군

뇌교, 연수와 소뇌의 병변은 어지럼을 유발한다. 혈관별로 보면 아래와 같다.

- 후 대뇌 동맥(Posterior Cerebral Artery, PCA): 중뇌와 시상의 경색을 유발한다.
- 상 소뇌 동맥(Superior Cerebellar Artery, SCA): 소뇌의 경색을 유발한다.
- 앞 아래 소뇌 동맥(Anterior Inferior Cerebellar Artery, AICA): 소뇌와 뇌교의 경색을 유발한다.
- 뒤 아래 소뇌 동맥(Posterior Inferior Cerebellar Artery, PICA): 외측 연수 경색(lateral medullary infarction)을 주로 유발한다.
- 기저 동맥(Basilar Artery, BA): 뇌간의 모든 곳에 경색을 유발할 수 있다.
- 추골 동맥 (Vertebral Artery, VA): 내측 연수 경색 (medial medullary infarction)을 주로 유발한다.

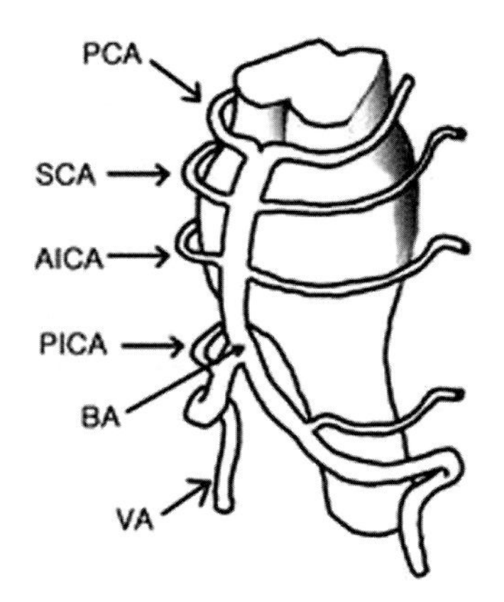

*위에 열거한 부위 이외에 전정 피질(vestibular cortex)의 병변도 어지럼을 유발할 수 있다.

*유의사항

① 뇌졸중 위험인자를 가진 환자에서는 반드시 뇌간이나 소뇌 경색의 가능성을 의심해 보아야 한다.
② 말초성 어지럼이라고 진단했더라도 24시간이 경과할 때까지는 확진하지 말고 중추성 어지럼의 가능성을 염두에 두어야 한다. 다음날에 어지럼이 조금이라도 호전되지 않으면 중추성 어지럼을 감별하기 위해 뇌촬영을 할 수 있다고 환자에게 미리 설명해 두는 것이 좋다.
③ 중추성 어지럼에서 흔히 나타나는 증상은 복시(사물이 두 개로 보임), 졸림, 구음장애 등이다.

참고문헌: 이형. 뇌졸중에 의한 전정질환. In: 이원상 등. 임상평형의학. 군자출판사 2005;679-695.

아래 사진은 기저 동맥 협착을 보여 주는 MRA 사진이다. 고혈압이 있고 흡연을 하는 60세 남자가 고개를 돌릴 때 어지럽다는 증상으로 내원하였다. 어지럼과 관련된 진찰이 모두 정상이어서 MRA 촬영을 한 결과, 기저 동맥 협착이 발견되었다.

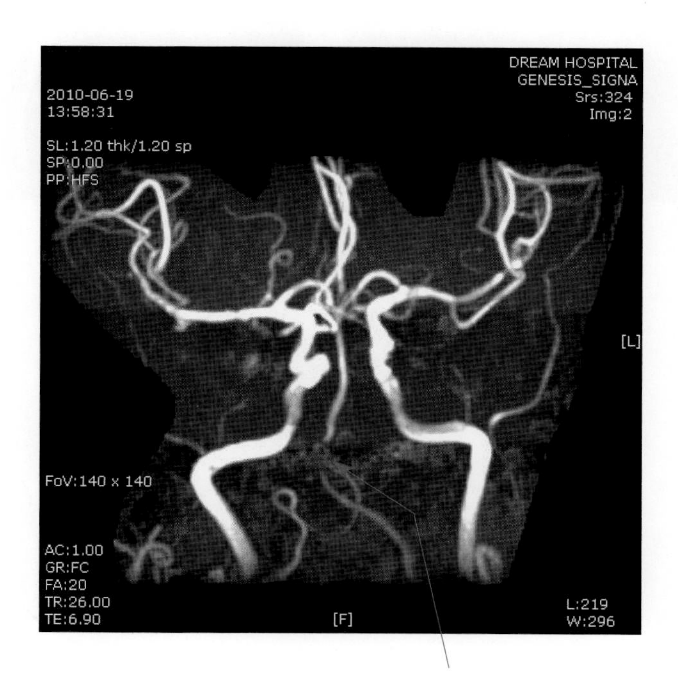

기저 동맥 협착

(2) 뇌종양에 의한 어지럼

4번 뇌실 주위의 병변은 어지럼을 유발한다. 아래 사진은 1년 이상 어지럼이 있었고 진찰상 주시 유발 안진이 현저히 나타났던 40대 남자에서 발생한 뇌종양의 MRI 사진이다.

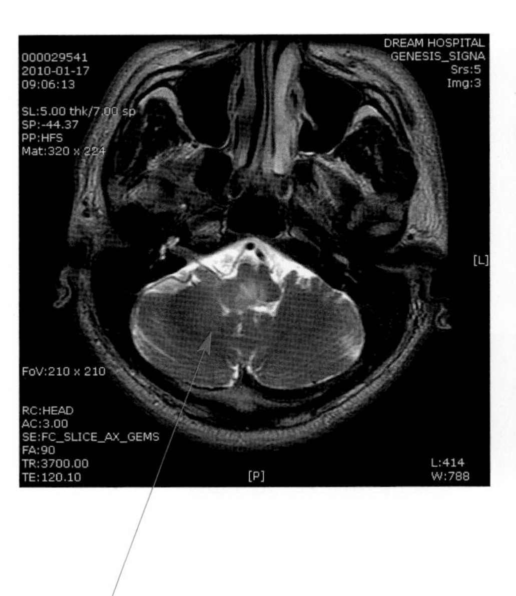

뇌종양

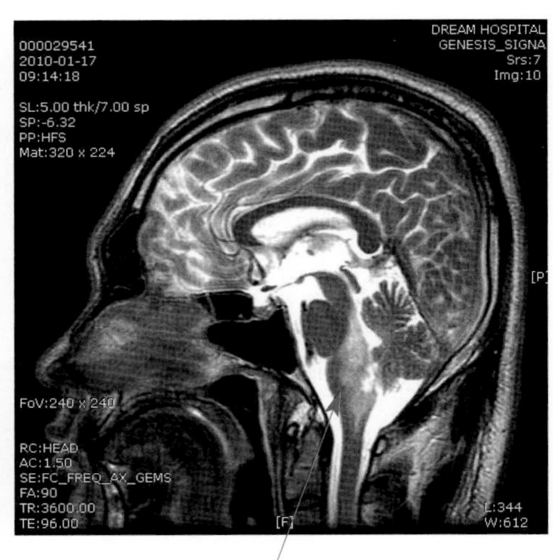

뇌종양

[10] 무력성 체위성 어지럼

(1) 증상

무력성 체위성 어지럼(disabling positional vertigo)은 전정 패록시즈미아(vestibular paroxysmia) 또는 퀵 스핀(quick spin)이라고도 한다. 고개를 돌릴 때 어지럼이 갑작스럽게 시작되어 몇 초간 지속된다. 심리적 어지럼과 구별해야 한다.

(2) 원인

전정신경의 뿌리 부분이 앞 아래 소뇌 동맥(AICA)과 같은 혈관에 의해 압박되고 압박된 부위의 탈수초화로 인한 신경전달 과정의 이상(axonal hyperactivity-transversally spreading ephaptic activation)이 발병기전이다.

(3) 진단

이 질환을 확진할 수 있는 검사 방법은 없다. 그나마 청각유발전위검사가 가장 유용하여 I과 III 파형 사이 잠복기의 연장이 의미 있는 소견이다. 치료는 카바마제핀을 복용하는 것이다.

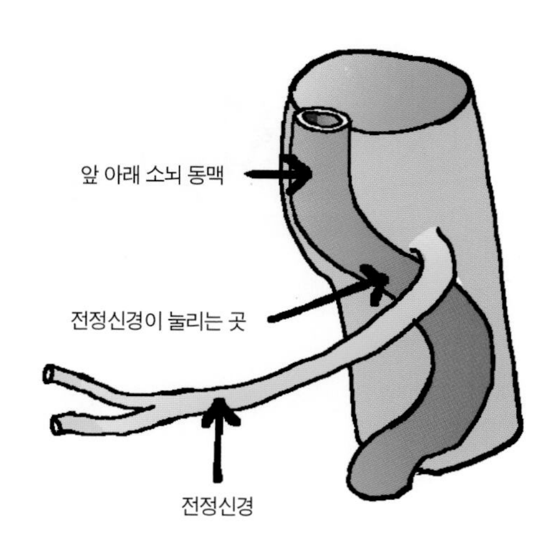

참고문헌
- Brandt T, Dieterich M. Vestibular paroxysmia: vascular compression of the eighth nerve? Lancet. 1994 Mar 26;343(8900):798-9.
- 이형. 중추성 체위성 어지러움. 대한평형의학회지 2002;1:78-82.

[11] 소아의 어지럼

소아의 경우에 어지럼의 원인으로 BPPV, 전정신경염과 메니에르병은 드물다. 더욱이 10세 이하의 소아에서는 BPPV가 발병한 예가 없다. 소아기 때에는 이석이 평형반에 강하게 붙어 있기 때문에 이석이 떨어질 확률이 낮다. 나이가 들면 결합력이 약해져서 이석이 쉽게 떨어져 나간다.

진찰이나 검사에서 기질적인 원인이 나타나지 않을 때 소아에서 가장 흔한 어지럼은 "편두통성 어지럼"이다. 편두통성 어지럼이 있는 어린이는 놀이기구를 타거나 머리를 빨리 움직이는 활동에서도 어지럼을 느끼는 경우가 있다. 이러한 어린이는 학교에서 체육활동을 피하려고 하는 경우도 있기 때문에 적절히 치료하는 것이 좋다.

편두통 예방약으로 사용되는 flunarizine은 아직 소아에는 적응증이 확립되어 있지 않으나, 실제로 임상에서는 편두통성 어지럼에 효과가 있다고 알려져 있다. 어지럼이 심할 때에는 멀미약을 복용하도록 한다.

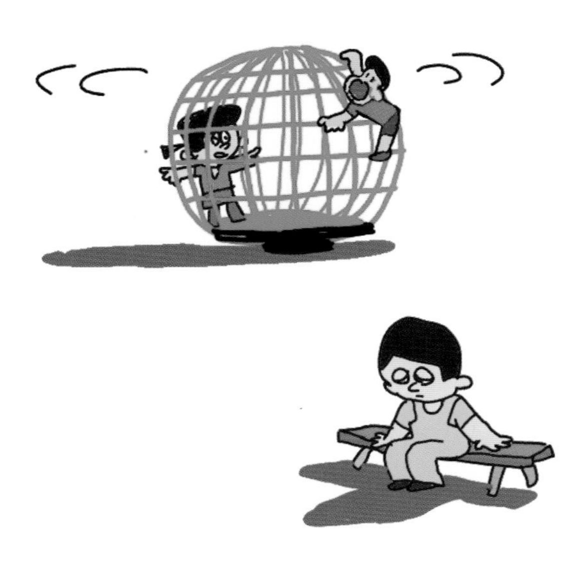

[12] 편두통성 어지럼

(1) 증상

특별한 원인 없이 일상생활에 지장을 줄 정도로 심한 어지럼이 반복하여 발병하는 것이 특징이다. 어지럼은 아무 일도 하지 못하고 누워 있어야 할 정도로 심한 경우가 대부분이지만 경미하게 나타나는 수도 있고, 지속시간은 수분에서 하루 이상까지 다양하다. 발병 빈도는 일주일에 서너 번 혹은 수주나 수개월 만에 한번 나타나기도 한다.

이러한 사람들은 차멀미를 많이 하는 편이며 편두통이 있는 경우가 많다. 또한 움직임에 예민하여 놀이기구나 승강기를 탈 때 어지럼을 느낀다. 가족 중에도 편두통성 어지럼, 차멀미, 편두통이 있는 사람들이 많다. 여자에게 흔하며, 월경 전후에 잘 나타나고 임신 또는 폐경 후에는 줄어든다. 어린아이가 자주 어지럽다고 한다면 거의 편두통성 어지럼이라고 할 수 있다.

(2) 원인

편두통과 동일하다. 유전적 소인에 의해서 뇌혈관이 잘 수축하는 것이다.

(3) 유발인자

편두통과 동일하다. 과로, 스트레스, 수면 부족 또는 과다, 식사를 하지 않거나 과식할 때, 날씨 변화, 월경 등이다.

(4) 진단

특유의 검사법이 없고 전적으로 병력에 의존한다. 안진이 전혀 없는 경우도 있고 모든 유형의 중추성 및 말초성 자발 안진이 나타날 수도 있다. BPPV와 비슷한 양상을 보이기도 하고 전정신경염의 안진 모양이 나타나기도 한다.

자극에 예민하기 때문에 진찰이나 검사를 할 때 구토를 하기 쉽다. 찬물과 더운물을 외이도에 넣는 칼로리 검사를 할 때 환자가 굉장히 괴로워하고 구토를 하기 때문에 주의하여야 한다.

참고문헌: Tusa RJ. Differential Diagnosis Mimicking BPPV. In: Herdman SJ ed. Vestibular Rehabilitation. 3rd ed. F.A. Davis 2007;261.

편두통성 어지럼의 진단기준은 다음과 같다.

A. 확정적 편두통성 어지럼

① 중등도 이상의 강도로 반복되는 주기적 전정 증상

② 국제두통학회의 진단기준에 맞는 현재 또는 과거의 편두통 병력

③ 두 번 이상의 어지럼 발작 중 다음 한 가지의 편두통성 증상이 동반됨: 편두통성 두통, 빛공포증, 소리공포증, 시각전조 등의 전조 증상

④ 적절한 검사에 의하여 다른 원인이 없음

B. 개연적 편두통성 어지럼

① 중등도 이상의 강도로 반복되는 주기적 전정 증상

② 다음 중 한 가지에 해당된다.

a. 국제두통학회의 진단기준에 맞는 현재 또는 과거의 편두통 병력

b. 두 번 이상의 어지럼 발작 중 편두통성 증상이 동반됨

c. 50% 이상의 어지럼 발작에서 발작 전에 편두통의 유발요인(음식, 수면 불규칙, 호르몬 변화)이 있음

d. 편두통 치료제에 의해 어지럼 발작의 50% 이상을 호전시킴

③ 적절한 검사에 의하여 다른 원인이 없음

(5) 치료와 예방

발병 직후에는 편두통의 급성기 치료에 쓰이는 약을 복용한다. 이때 구토와 어지럼 억제제를 함께 복용한다. 예방을 위해서는 편두통성 두통의 예방에 사용되는 약물을 복용한다. 또한 과로를 피하고, 수면을 평소보다 적게 하거나 많이 하지 말고, 식사를 평소보다 적게 하거나 많이 하지 말고, 편두통을 유발하는 음식을 피하고, 변화가 적고 규칙적인 생활을 하도록 한다.

참고문헌: 김병건. 편두통과 연관된 어지럼. In: 이원상 등. 대한평형의학회. 임상평형의학. 군자출판사 2005;663-677.

제2장 생리적 어지럼

[1] 멀미

멀미(motion sickness)에서 가장 흔한 증상은 메스꺼움인데, 메스꺼운(nausea)의 naus는 "배(ship)"를 의미하고 sea는 "바다"를 의미한다. 인구의 30% 정도가 멀미를 하고 그 가족도 멀미를 많이 하는 경향이 있다. 이러한 사람들에게는 편두통성 두통이나 편두통성 어지럼이 있는 경우가 많다.

멀미는 자신이 움직이는 능동적인 동작에서는 발생하지 않고 타인에 의하여 움직여지는 수동적인 동작에서만 발생한다. 운전자는 멀미를 하지 않지만 승객은 멀미를 하는 것이 이런 이유에서이다.

멀미의 메커니즘은 눈으로 들어오는 신호와 전정기관으로 들어오는 신호가 일치하지 않기 때문인데, 이를 "감각 불일치설"이라고 한다. 전정계, 시각과 체성감각을 통해 들어온 신호가 서로 일치하지 않을 때 멀미가 나타나는 것이다. 운전자는 눈, 전정기관과 체성감각을 통해 들어오는 신호가 모두 일치하므로 멀미를 하지 않는다.

양쪽 전정계가 제거된 동물은 멀미를 하지 않고 전정기능이 발달하지 못한 신생아도 멀미를 하지 않는다. 2살 이하의 어린아이들은 멀미를 하지 않으며, 10~12살의 나이에서 멀미를 가장 심하게 느낀다. 시각장애인이라도 전정계가 온전하다면 멀미를 한다.

우주선을 타고 나가서 무중력 상태가 되면 전정기관과 체성감각으로 들어오는 정보가 없어지기 때문에 어지럼을 느끼는데, 이를 "우주 멀미"라고 한다. 우주비행사의 30%가 우주 멀미를 경험한다.

차멀미를 예방하기 위해서는 자동차가 진행하는 방향으로 시선을 향하고 주변 환경이 잘 보이는 곳에 앉아야 하는데, 운전자 옆 좌석이 가장 좋다. 책을 보거나, 자동차 내부를 보거나, 아래로 내려다보면 멀미가 심해진다. 차에서 잠을 자는 동안에는 멀미를 하지 않지만, 각성 상태에서 눈을 감으면 차멀미를 더 심하게 한다.

차를 타기 전에는 음식을 가볍게 먹고 자동차 여행 중에 간식은 먹지 않는 것이 좋다. 차를 타면 소화가 늦게 되고 위장에 음식이 가득 들어 있으면 구토를 할 수 있기 때문이다. 커피와 매운 음식은 좋지 않고 콜라는 위장에 가스를 차게 해서 구토를 유발할 수 있다. 비스킷이나 오징어는 물을 많이 먹게 하므로 삼가는 게 좋다.

메스꺼움이 심한 경우에 물을 입에 적시거나 얼음을 입에 물고 있으면 가라앉는다. 이때 물을 마시지는 않는 것이 좋다.

뱃멀미를 예방하기 위해서는 선실 안 보다는 갑판 위에 나와서, 배의 뒷부분(선미)에서 배가 진행하는 방향의 수평선을 바라보는 것이 좋다. 선실에 있다면 가장 덜 흔들리는 배의 중앙 부분에 누워 있는 것이 좋다.

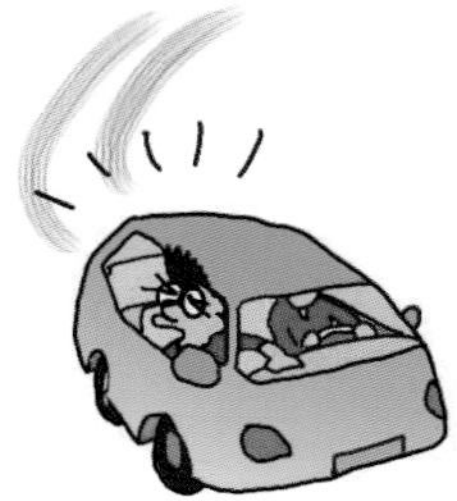

멀미를 심하게 하는 사람은 멀미약을 미리 먹는 것이 좋다. 편두통성 어지럼이 있는 경우에는 미리 편두통 예방약을 먹어도 효과가 있을 수 있다. 멀미약 중에서 귀밑에 붙이는 약은 6시간, 물약은 30분이 지나야 효과가 나타난다.

[2] 상륙 증후군

상륙 증후군(mal de debarquement syndrome)은 선박으로 장시간 여행한 후 육지에 내리면서 경험하는 어지럼이다. 몸이 흔들리거나 넘어질 것 같은 느낌을 호소한다. 3~4시간의 승선 후에도 증상이 발생할 수 있다. 해군에서는 "육상 멀미"라고 한다.

비행기나 버스 여행으로도 발병할 수 있고 물침대에서 자고 난 후 발병한 예도 있다. 증상은 수 시간에서 수년까지 지속될 수 있다. 러닝머신을 30분 이상 뛴 후에도 이러한 증상이 나타날 수 있다.

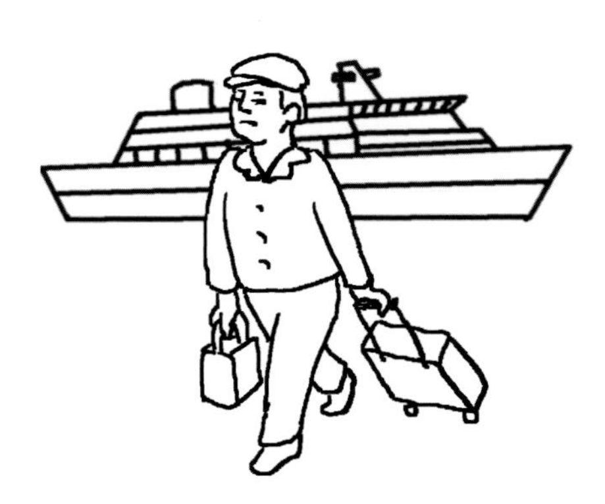

[3] 시각 어지럼

우리의 일상생활은 시각에 많이 의존하고 있기 때문에 시각의 혼란으로 어지럼을 느끼는 경우가 있는데, 이를 "시각 어지럼(visual vertigo)" 이라고 한다.

시각 어지럼은 높은 건물 옥상에서 아래를 내려다 볼 때 잘 나타난다. 평소에 가까운 사물에만 익숙해 있다가 갑자기 먼 거리에 있는 물체를 보아야 하기 때문이다. 이를 "고소 어지럼(height vertigo)" 이라고도 한다.

철망 사이로 먼 거리를 볼 때도 비슷하다. 눈의 초점을 철망에 맞출지, 아니면 먼 거리의 풍경에 맞추어야 할지 혼란스러운 것이다. 물살이 빠른 개울을 건너면서 아래로 내려다 볼 때도 이런 이유 때문에 어지럽다. 안경을 새로 맞추면 어지러운 것과 기울어진 무늬가 있는 벽을 바라보거나 일그러진 거울을 볼 때 어지러운 것도 시각 어지럼이다.

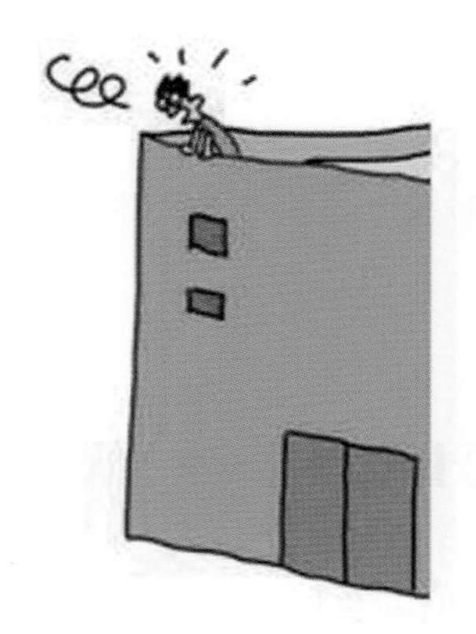

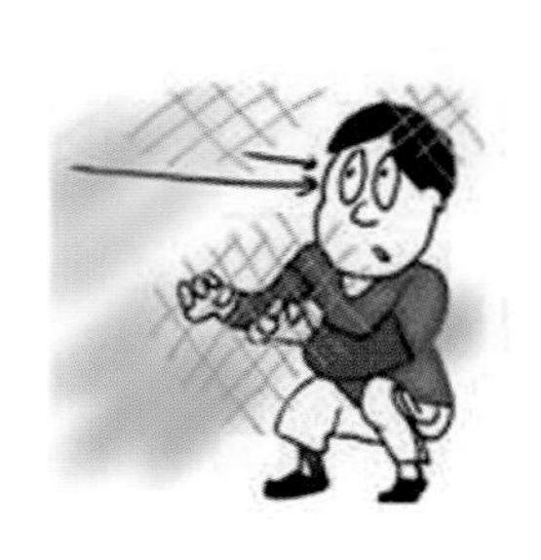

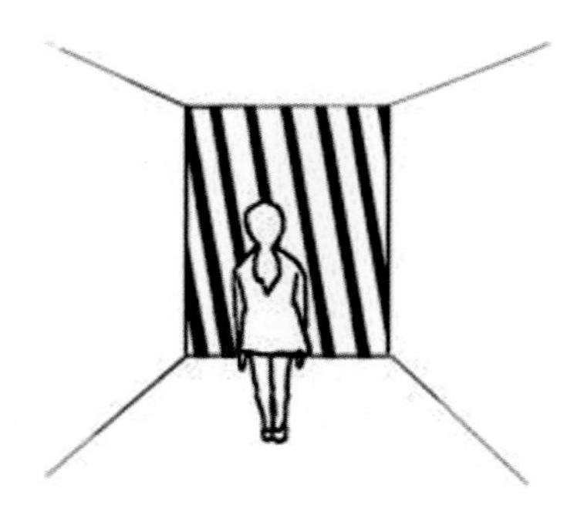

[4] 심리적 어지럼

(1) 증상

일상생활 중 잠깐씩(0.1초 정도) 어지럽다고 하는 사람들이 있다. 자동차 운전 중 아찔하게 어지럼을 느껴 급히 차를 세우고 쉬었다거나, 운전대를 잡고 신호대기 중일 때 아찔하게 어지러웠다거나, 자신의 자동차가 뒤로 가는 것 같아서 갑자기 브레이크를 밟았다는 사람도 있다. 직장에서 고객과 마주 앉아서 상담하는 도중 잠깐 핑 도는 느낌을 받았다는 사람도 있다. 이러한 사람들은 높은 빌딩에서 창밖을 내려다 볼 때, 승강기 안에 있을 때, 사람이 많이 다니는 거리에 있을 때 공포를 느끼거나 어지럼을 느끼는 경우가 많다.

심리적 어지럼(psychogenic vertigo)은 과거에 어지럼을 경험했던 사람들과 그렇지 않은 사람들에서 나타나는 두 종류로 나눌 수 있다. 과거에 어지럼을 경험했던 사람들에서는 어지럼에 대한 불안에 의해 형성된 공황 증상이 원인이다. 이를 자세성 공황 어지럼(phobic postural vertigo), 공간 공포증(space phobia), 자동차운전자 방향감장애 증후군(motorist's disorientation syndrome) 등의 진단명으로 부른다. 과거에 어지럼이 없었던 사람들에서는 정신적인 스트레스가 어지럼의 원인이다.

어지럼과 관련된 진찰이나 검사에 아무 이상이 없다면 심리적 어지럼이라고 진단한다.

(2) 치료

진찰을 충분히 하고 적절한 검사를 하여 병적인 어지럼이 아닌지를 확인한 후에 평형 재훈련 운동을 한다.

* "심리적 어지럼"은 필자가 붙인 이름이다. 다른 책에는 "심인성 어지럼"이라는 용어를 많이 사용하고 있지만, 필자의 생각에는 심리적 어지럼이 더 알아듣기 쉬운 것 같다.

[5] 피로 어지럼

(1) 증상

오전보다는 오후로 갈수록 머리가 띵한 어지럼이 수 분 정도 나타나면서 머리가 묵직한 느낌도 동반한다. 심할 때는 메스껍기도 하다. 어지럼은 2~3분 후에 완화되었다가 한 시간에 수차례 반복한다. 해가 진 후 저녁에는 증상이 약해진다. 직장이 있는 사람들은 출근한 지 2~3시간 후부터 증상이 시작되는 경우가 많다.

운전하는 동작과 같이 긴장할 때에는 어지럼을 느끼지 않는다.

병력을 물어보면 수면시간이 부족하거나 과로 또는 스트레스로 인해 몸이 피곤한 상태인 경우가 흔하다.

이러한 피로 어지럼(fatigue vertigo)은 직장인이나 수험생에게 많지만 손자를 돌보는 할머니에게도 많다.

(2) 진찰

롬버그 검사에서 많이 흔들리는 경향을 보인다. 경부 근육에 압통이 있는 경우가 많다. 고개가 앞으로 기울어져 있거나, 양 어깨의 높이가 다르거나, 척추 측만이 있는 경우도 있다. 병적인 안진은 관찰되지 않는다.

(3) 치료

진찰을 충분히 하고 적절한 검사를 하여 병적인 어지럼이 아닌지를 확인한 후에 진단을 하고, 휴식이 치료라고 말해 준다. 충분한 수면이 불가능하다면 일주일에 하루라도 잠을 충분히 자라고 조언한다.

* "피로 어지럼" 은 필자가 붙인 병명이다.

*어지럼의 진찰순서 요약

① 자발성 안진이 있는지를 관찰한다.

② 안구운동의 이상이 있는지를 관찰한다: 충동성 안운동, 원활 추적 안운동, 시운동 안진, 전정-안 반사, 전정-안 반사 억제를 검사한다.

③ 체위성 어지럼이나 안진이 있는지 확인한다: Lying down test, Roll test, Dix-Hallpike test, Walk and turn test

④ 어지럼을 유발하는 자세를 찾는다: 안진이 관찰되지 않더라도 어지럼을 유발하는 자세를 찾는다. 누워서 한쪽으로 고개를 돌리거나, 빨래를 널거나, 고개를 숙여 머리를 감거나, 치과 치료를 받기 위해 치과 의자에 뒤로 누울 때 어지럼을 느끼는 경우가 있다.

⑤ 전정 기능의 불균형이 있는지 확인한다: Head shaking test, Head thrust test

⑥ 자세균형의 기능이 떨어져 있는지 확인한다: Romberg with eye closed, Tandem Romberg with eye closed, Single leg standing with eye closed, Stepping test(Fukuda test) with eye closed

⑦ 어지럼을 유발하는 요인을 찾는다: 경부성 어지럼 검사, 이주 압박(tragal compression), 추골 동맥 비틀기(vertebral artery torsion) 검사, 기립 혈압 검사

* "추골 동맥 비틀기 검사" 는 저자가 붙인 이름이다.

제4부 | 어지럼의 응급처치, 약물치료와 예방

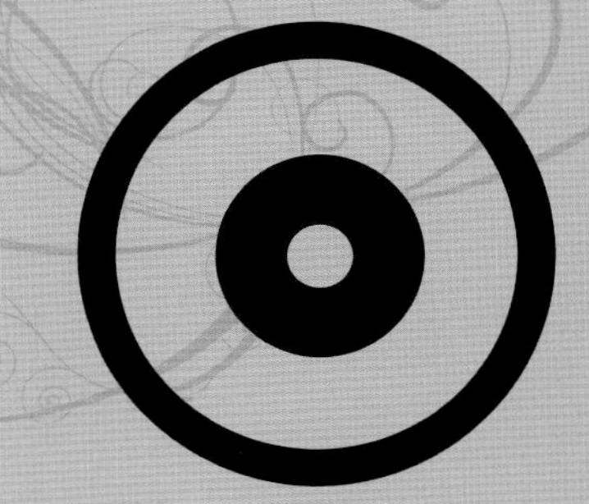

제1장 어지럼의 응급처치

갑자기 어지러울 경우에는 우선 머리를 움직이지 말고 가만히 누워 있는 것이 최선의 방법이다. 간혹 빈혈이나 영양부족으로 생각하고 음식을 먹은 후에 의료기관으로 가는 경우가 있는데, 진찰을 받을 때 토할 수 있으므로 아무것도 먹지 말아야 한다. 허기가 져서 굳이 먹어야 한다면 꿀물과 같이 액체로 된 음식이 메스꺼움을 덜 유발한다. 단백질이나 지방질이 많이 함유된 음식은 메스꺼움을 유발할 수 있어 좋지 않다. 갑작스런 어지럼과 함께 팔다리의 마비나 발음장애, 삼킴 장애, 보행 장애, 얼굴 저림, 물체가 두 개로 보이는 복시 등의 신경학적 증상이 나타나면 즉시 응급실로 가야 한다.

구역질을 느끼는 도중에 만약 혀 밑에 침이 고인다면 곧 구토가 나올 것이라는 징후이므로 고개를 숙이고 토할 준비를 해야 한다. 위장의 용량은 1리터 정도이지만 구토량은 대부분 500cc 이하이므로 병원으로 가는 도중에 국그릇 크기의 그릇을 갖고 가는 것이 좋다. 또한 큰 수건도 준비하여 코와 입 주위를 닦도록 한다.

어지럼으로 병원에 갈 때는 절대 스스로 운전하지 않도록 한다. 어지럼 때문에 교통사고를 일으키는 경우가 가끔 있기 때문이다.

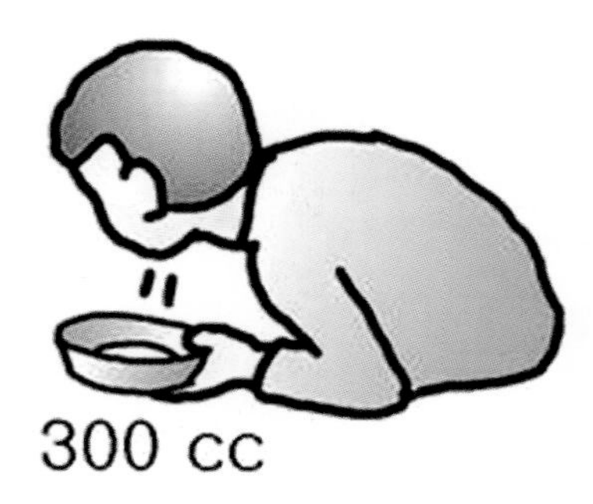

구토를 할 때는 그릇과 수건을 가지고 다니는 것이 좋다.

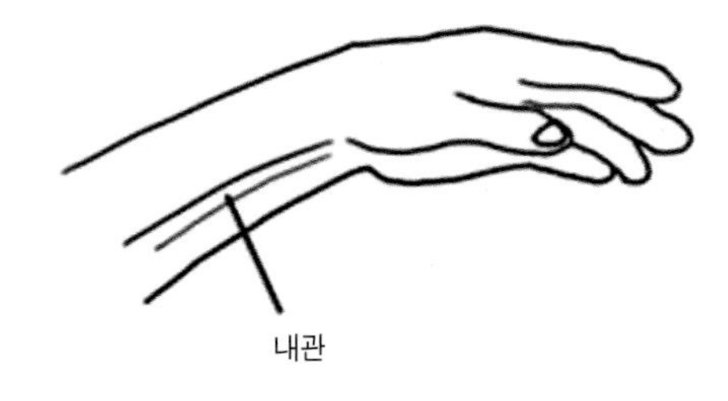

손바닥 쪽의 손목주름에서 4cm 몸 쪽 지점에 있는 내관(內關, Pericardium-6)을 세게 누르면 메스꺼움을 완화시키는 데 도움이 된다.

*차량으로 이동하는 요령

구급차로 이동할 때는 그림과 같이 진행 방향으로 엎드리면 옆 반고리관의 움직임을 최소화하고 구토물이 폐로 들어가는 것을 막을 수 있다.

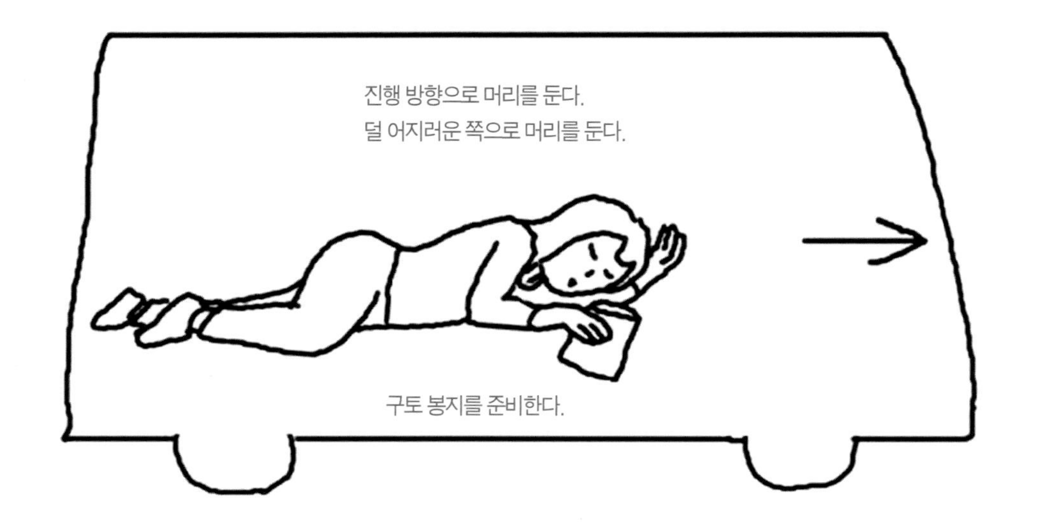

자동차에 앉아서 이동한다면 자동차의 진행 방향을 향하여 앉아서 고개를 30도 숙이면 옆 반고리관이 가장 덜 흔들려 어지럼도 덜 느낀다.

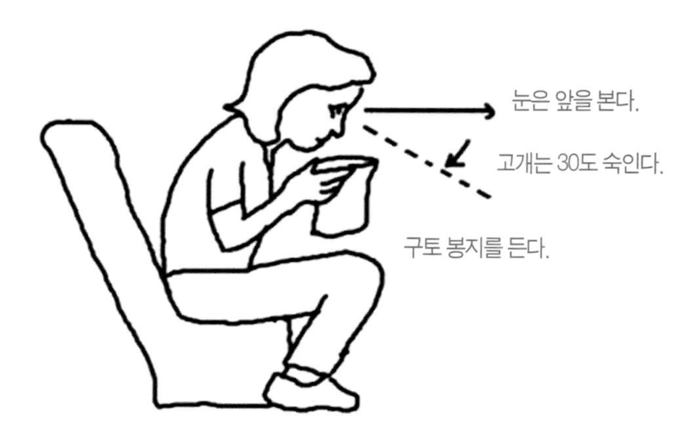

제2장 어지럼의 약물치료

어지럼의 약물치료는 크게 두 가지로 구분할 수 있는데, 증상을 일시적으로 경감시키는 대증요법과 메니에르병이나 편두통성 어지럼처럼 원인을 규명하여 근본을 치료하는 방법으로 나뉜다.

[1] 대증요법

먼저 대증요법의 경우, 양쪽 평형기관의 불균형에 의해 환자 대부분이 토할 것 같은 느낌을 호소하기 때문에 항구토제와 전정억제제를 사용하여 증상을 완화시킨다.

어떤 약물을 선택하느냐는 임상 상황과 부작용에 따라 다르다.

극심한 급성 어지럼, 구역, 구토를 호소하는 환자에게는 강력한 전정 억제와 진정의 이중효과가 필요한데, 대표적인 경우로 심한 동요병(멀미), 급성 전정신경염 혹은 메니에르병의 심한 발작 등이 있다.

반면 가벼운 어지럼을 일으킨 환자는 전정 억제와 진정 효능이 덜해 일상생활에 지장이 덜한 약물로 족할 수 있다.

간혹 원인불명의 재발성 어지럼을 예방하기 위해 전정억제제를 사용하기도 하는데, 이 경우는 향후 발작을 완전히 없애기보다는 완화하도록 그치는 데 중점을 두기 때문에 진정효과가 적은 약물을 선택한다.

양성 돌발성 체위성 어지럼, 양측성 전정기능 상실, 보상이 불충분한 일측성 전정기능 상실 또는 만성 어지럼증 등의 질환에 전정억제제나 항구토제를 투여하는 것은 의미가 없고 오히려 회복을 방해할 수도 있다.

이러한 전정억제제의 진정 작용으로 인해 운전과 기계 조작시 졸음이 오고 일부 환자들에게는 약물 의존성이 생기기도 하므로 최대한 단기간 사용하는 것이 좋다.

*다빈도 처방 전정억제제와 항구토제

Meclizine(상품명: 염산메클리진)

· 항히스타민 및 항콜린 성질을 갖는 piperazine 제제. 약효 발생이 느리고 최고 효능은 투약 7~9시간 후 나온다.

· 경증에서 중등도 어지럼, 동요병(멀미, 수 시간 전에 투약)

Diphenhydramine(상품명: Benadryl)

· 항히스타민 및 항콜린 작용을 보이는 H1 수용체 길항제

· 중등도 어지럼 및 구역; 동요병

Dimenhydrinate(상품명: 보나링, 드라마민)

· diphenhydramine과 유사한 약제

· 중등도 어지럼 및 구역; 동요병

Scopolamine(상품명: 귀미테)

· 항콜린 성분이며 패치제로 쓰인다.

· 동요병 예방용으로 여행하기 약 6시간 전에 미리 붙여야 한다.

· 구강건조, 기억상실 및 환각을 일으킬 수 있고 3일 이상 사용하면 두통, 구역 등의 금단 증상을 일으킬 수도 있다.

Cinnarizine(상품명: Stugeron)

· 칼슘 길항 및 항히스타민 작용

· 경증 및 중등도 어지럼에 효과

· 부작용으로 체중증가, 우울증과 가역적 파킨슨 증후군이 올 수 있다.

Diazepam(상품명: 바리움, 디아제팜)과 Lorazepam(상품명: 아티반)

· GABA 작용제

· 특히 진정과 불안 완화 효과가 필요한 경우. 불안 관련 어지럼을 호소하는 환자에게는

저용량을 1~4주 동안 사용할 수 있다.

Promethazine(상품명: Phenergan)과 Prochlorperazine(상품명: Compazine)

· 항히스타민, 항콜린 및 도파민 길항 작용

· 중증 구역 및 구토를 동반하는 급성 어지럼

Metoclopramide(상품명: 멕페란)

· 도파민 수용체 길항제로 전정억제제와 같이 사용하여 구역과 구토를 완화시킨다.

Mosapride(상품명: 가스모틴), Itopride(상품명: 가나메드, 가나톤, 부광 이토프리드, 이지톤, 이토나, 이토메드, 이토벨)

· 구역과 구토가 지속되는 경우에 사용한다.

[2] 어지럼 유발 질환에 대한 근원 치료

(1) 전정신경염

평형기관의 허혈성 변화나 바이러스 감염을 원인으로 보기 때문에 혈관확장제나 스테로이드제제가 쓰이기도 한다. 혈관확장제로는 Nicotinic acid(상품명: 씨엔, 디엔, 니카렌), Ibudilast(상품명: 케타스, 딜라스트), Buflomedil pyridoxal phosphate(상품명: 피륵산), Nafronyl oxalate(상품명: 나푸롤 캡슐) 등이 있다.

(2) 메니에르병

저염 식이와 함께 Isosorbide(상품명: 이소바이드), Hydrochlorothiazide(상품명: 다이크로진), Acetazolamide(상품명: 다이아막스), Trimetazidine(상품명: 메타진), Betahistine(상품명: 메네스), Kallidinogenase(상품명: 소멕스) 등과 같은 치료제를 사용한다.

(3) 편두통성 어지럼

Propranolol(상품명: 프라놀, 인데놀), Flunarizine(상품명: 씨베리움, 헤다크, 싸리움), Topiramate(상품명: 토파맥스, 토파메이트), Valproic acid(상품명: 발프로익산, 프로막, 오르필, 데파킨), Zonisamide(상품명: 엑세그란), Amitriptyline(상품명: 에트라빌, 에나폰, 명인염산아미트리프틸린정) 등의 치료제가 사용된다.

(4) 뇌경색과 일과성 뇌허혈에 의한 중추성 어지럼

Aspirin(상품명: 아스트릭스, 아스피린프로텍트, 한미아스피린장용정), Clopidogrel(상품명: 플라빅스, 플래리스, 플라비톨, 프리그렐), Ticlopidine(상품명: 유유크리드, 티클로돈), Triflusal(상품명: 디스그렌), Warfarin(상품명: 왈파) 등 항혈소판제나 항응고제가 사용된다.

(5) 양측 전정기관병증(bilateral vestibulopathy)과 노인성 어지럼

Ginkgo biloba(상품명: 기넥신, 타나민, 은엑손, 키로민, 타나칸), Sarpogrelate(상품명: 안플라그), Nicergoline(상품명: 사미온, 리세린), Cilostazol(상품명: 프레탈, 엘지실로스타졸), Indobufene(상품명: 이부스트린), Ginkgo biloba+Ticlopidine(상품명: 유크리드), Ginkgo biloba+Cilostazol(상품명: 리넥신), Pentoxifylline(상품명: 트렌탈), Trimetazidine(상품명: 바스티난), Raubasine(상품명: 덕실) 등을 사용해 볼 수 있다.

(6) 심리적 어지럼(심인성 어지럼)

Alprazolam(상품명: 자낙스, 알프람, 자나팜), Etizolam(상품명: 데파스), Paroxetine(상품명: 세로자트, 파록스), Fluoxetine(상품명: 프로작), Escitalopram oxalate(상품명: 뉴프람, 렉슬러, 렉사큐어, 렉사팜, 렉사프로, 로프람, 시타프렉스, 에스시탈), Tandospirone citrate(상품명: 세디엘), Sodium tianeptine(상품명: 스타브론), Buspirone(상품명: 명인염산부스피론, 부스론, 보령부스파), Bupropion HCl(상품명: 웰부트린) 등을 사용해 볼 수 있다.

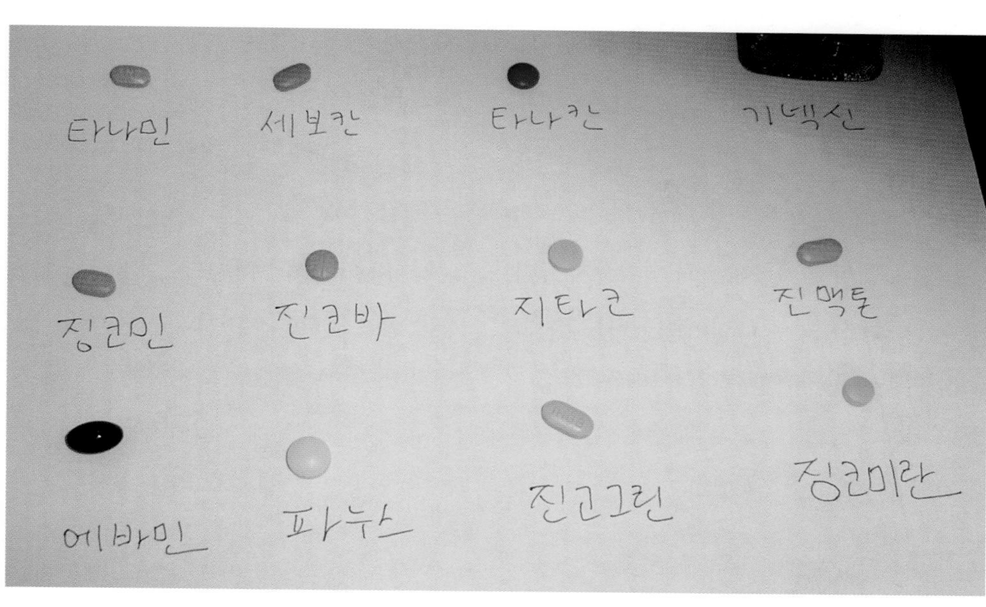

은행잎 엑기스 제제의 종류는 아주 다양하다.

제3장 어지럼의 예방

[1] 좋은 음식?

어떤 음식이 어지럼에 효과가 있는지 물어보는 분들이 많다. 영양부족으로 어지러운 경우는 거의 없기 때문에(다이어트를 하는 경우에는 예외) 좋은 음식을 먹기보다는 나쁜 음식을 피하는 것이 합리적일 것이다. 카페인은 전정신경염의 초기에는 회복을 촉진한다는 연구 결과가 있지만, 그 외의 경우에는 미세혈액순환에 악영향을 주기 때문에 어지럼에 나쁠 것으로 생각된다. 또한 커피를 일회용 종이컵으로 마실 때에는 건강뿐만 아니라 자연환경에도 좋지 않을 것이다.

[2] 좋은 운동?

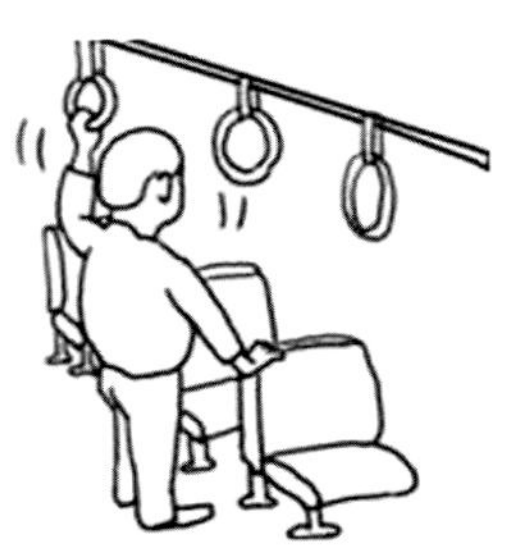

평소에 전정기관 운동을 많이 하는 것이 좋다. 한쪽의 기능이 저하되면 나머지 한쪽의 전정기관으로 살아가야 하기 때문에 전정기관의 능력을 강하게 해 둘 필요가 있다. 흔들리는 버스나 지하철을 타면 그 자체로 훌륭한 평형훈련이 된다. 태권도, 합기도, 태극권 등과 같이 한발로 서는 동작이 많은 운동이 어지럼의 예방에 좋다.

[3] 계단은 돈 안 드는 운동기구이다

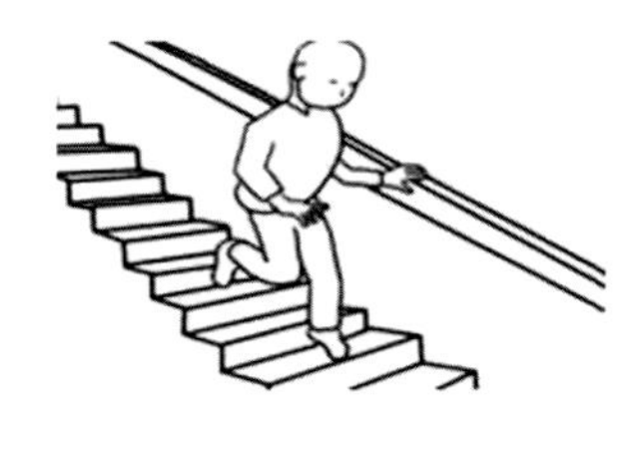

계단을 빠르게 내려가는 운동은 안구운동을 촉진하고 중추 전정계를 자극하기 때문에 좋은 운동이다. 계단을 하나씩 세면서 내려가기보다는 두 개씩 세면서 내려가면 효율적이다. 운동 중추는 다리를 하나씩 움직이라는 명령을 내리는 것이 아니라, "걸어라"라고 명령을 내려서 걷는 동작이 작동하는 메커니즘으로 작동하기 때문이다. 계단을 빨리 올라가는 운동은 심폐기능과 다리 근력을 강화시키고 순발력을 키운다.

계단을 자주 이용하면 따로 운동하지 않아도 되고 승강기도 사용하지 않게 되므로 시간과 에너지를 모두 절약할 수 있다.

제5부 | 평형 재훈련 치료

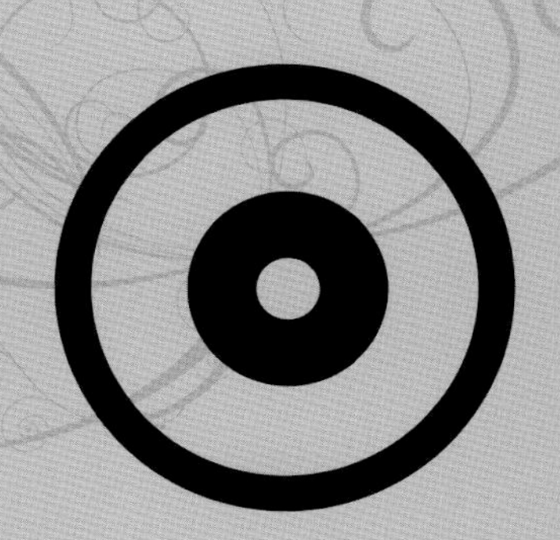

[1] 평형 재훈련 치료란?

(1) 평형 재훈련 치료의 정의

"평형 재훈련 치료(balance retraining therapy, BRT)"는 몸의 움직임을 주로 사용하여 중추 신경계의 보상능력을 최대한 촉진하도록 디자인된 운동 치료를 통틀어 일컫는 말로서 전정재활치료보다 더 광범위한 개념이다.

이 치료의 목적은 ① 주시 안정, ② 자세균형 회복, ③ 어지럼 증상의 완화와 ④ 독립적인 일상생활 능력의 회복이다. 이러한 목적들은 ① 남아 있는 전정기능을 강화시키고, ② 발바닥의 지지면으로부터 입력되는 체성감각 신호를 강화시키고, ③ 시야로 입력되는 신호를 이용하는 능력을 극대화시키고, ④ 다른 평형전략을 찾아냄으로써 달성된다. 평형 재훈련 치료는 주시 안정 운동, 시야 의존 극복 운동, 체성감각 의존 극복 운동, 평형훈련, 습관화 운동 등으로 구성되어 있다.

움직이지 않거나, 어두운 곳에만 있거나, 어지럼 억제 약물을 복용하면 회복이 느려진다. 따라서 평형 재훈련 치료는 일찍 시작할수록 효과가 좋고 어지럼 억제제는 가능하면 빨리 중단해야 한다. 평형 재훈련 치료는 부작용이 없고, 안전하고 효과적이며, 어지럼의 치료기간을 단축시킴으로써 불필요한 검사와 치료를 줄일 수 있다.

어지럼의 수많은 원인들 중에서 객관적인 검사로 밝혀낼 수 있는 것은 일부분에 불과하다. 말초 전정계와 관련된 검사들은 주로 수평 반고리관 만을 검사하고 중추 전정계와 관련된 검사들은 병변의 위치를 정확하게 나타내지 못하기 때문이다. 따라서 위험한 원인만 아니라면, 어지럼 증상만 없애거나 평형기능을 회복시켜 주면 치료의 목적을 달성했다고 할 수 있다. 이것이 평형 재훈련 치료의 개념이다.

(2) 평형 재훈련 치료의 역사

1945년에 물리치료사 Cawthorne과 신경과 의사 Cooksey 박사가 최초의 평형 재훈련 치료를 고안하였는데, 이것이 "Cawthorne-Cooksey 운동"이다. 이 운동은 머리만 움직이기, 머리와 시선을 함께 움직이기, 몸 전체를 움직이기, 서서 균형 잡기 등으로 구성되어 있으며, 여러 명이 함께 운동하도록 되어 있다. 환자 개개인에게 맞춰진 것이 아니라 모든 어지럼 환자가 똑같은 운동을 한다는 것이 단점이다. 몇 가지 예를 들면 다음와 같다.

*Cawthorne-Cooksey 운동

A. 침대에 누워서

① 안구운동: 처음엔 천천히, 그 다음엔 좀 더 빨리
  a. 눈을 위에서 아래로, 아래에서 위로 돌리기
  b. 수평으로 좌우로 눈을 돌리기
  c. 손가락을 얼굴 앞에 두고 90cm 거리에서부터 30cm 거리까지 다가오는 손가락을 보기
② 목운동: 처음엔 천천히, 그 다음엔 좀 더 빨리, 나중에는 눈감고
  a. 고개를 끄덕이기
  b. 고개를 좌우로 돌리기

B. 앉아서(여럿이 함께)

① 위의 A①번과 같이
② 위의 A②번과 같이
③ 어깨를 으쓱하고 돌리기
④ 허리를 숙여서 바닥에 있는 물건을 집어 들기

C. 서서(여럿이 함께)

① A①, A②, B③ 동작 하기
② 앉은 자세에서 일어서기. 눈을 뜨고, 눈을 감고
③ 손에서 손으로 작은 공 던지기(눈높이보다 위에서)
④ 무릎 아래에서 손에서 손으로 공 던지기
⑤ 앉은 자세에서 일어서서 한 바퀴 돌기

D. 걸어 다니기(여럿이 함께)

① 한 사람이 중앙에 서고 다른 사람들은 주위에 원을 그리며 서 있는다. 공을 서로 주고받는다.
② 눈을 뜨고 방안을 가로질러 걷고, 그 다음엔 눈을 감고 걷는다.
③ 경사를 눈을 뜨고 올라갔다 내려오고, 그 다음엔 눈을 감고 올라갔다 내려온다.
④ 계단을 눈을 뜨고 올라갔다 내려오고, 그 다음엔 눈을 감고 올라갔다 내려온다.
⑤ 허리를 굽히고 몸을 펴서 눈으로 물체를 겨냥하는 운동을 한다. 볼링이나 링 던지기와 같은 놀이가 좋다.

참고문헌

• Cawthorne T. The physiological basis for head exercise. J of the Chatered Society of Physiotherapy 1944;30:106.
• Cooksey FS. Rehabilitation in vestibular injuries. Proc R Soc Med 1946;39:273-275.

Cawthorne-Cooksey 운동이 소개되면서부터 평형 재훈련 운동에 대한 연구가 시작되었다. Igarashi 등(1975)은 운동을 시킨 원숭이가 운동을 시키지 않은 원숭이보다 안구진탕이 빨리 소실된다는 것을 발견하였다.

Horak 등(1992)은 환자마다 다르게 고안된 개별적인 운동 치료를 시작하였다. 개별적인 운동은 치료사의 인력이 많이 든다. Horak은 meclizine이나 diazepam과 같은 약물을 투여받은 그룹에서는 어지럼증이 느리게 회복되는 것을 발견하였다.

Shepard와 Telian(1995)은 맞춤 운동이 어지럼증의 회복에 훨씬 효과적이라는 것을 밝혔다. Herdman 등(1995)은 평형 재훈련 운동이 다른 일반적인 근력 강화운동보다 어지럼에 효과적이라는 것을 발견하였다.

참고문헌
- Igarashi M, Alford BR, Kato Y, Levy JK. Effect of physical exercise upon nystagmus and locomotor dysequilibrium after labyrinthectomy in experimental primates. Acta Otolaryngol. 1975 Mar-Apr;79(3-4):214-20.
- Horak FB, Jones-Rycewicz C, Black FO, Shumway-Cook A. Effects of vestibular rehabilitation on dizziness and imbalance. Otolaryngol Head Neck Surg. 1992 Feb;106(2):175-80.
- Shepard NT, Telian SA. Programmatic vestibular rehabilitation. Otolaryngol Head Neck Surg. 1995 Jan;112(1):173-82.
- Herdman SJ, et al. Vestibular adaptation exercises and recovery: acute stage after acoustic neuroma resection. Otolaryngol Head Neck Surg. 1995 Jul;113(1):77-87.

(3) 전정 손상이 회복되는 기전

전정 손상이 회복되는 기전으로는 자연적 회복, 적응, 대체, 습관화 등이 있다.

① "자연적 회복"이란 전정신경계의 기능 자체가 회복되는 것이다.

② "적응(adaptation)"은 자극에 대한 전정계의 반응이 장기간에 걸쳐서 변화되는 것이다. 시각적 자극과 몸과 머리의 움직임이 많을수록 적응이 촉진된다.

③ "대체(substitution)"는 시각과 체성감각의 역할이 전정기관의 역할을 대신하는 것이다. 그렇지만 시각과 체성감각의 역할이 아무리 커져도 전정기관을 완전히 대신할 수는 없다. 양측 전정기능이 소실되었을 때 이러한 대체 기전에 의해서 회복된다.

④ "습관화(habituation)"는 반복적인 자극에 대한 반응의 크기를 감소시키는 것이다. 어지럼을 유발하는 움직임을 계속 반복함으로써 습관화가 이루어진다.

참고문헌
- Precht W. Recovery of some vestibuloocular and vestibulospinal functions following unilateral labyrinthectomy. Prog Brain Res. 1986;64:381-9.
- Fetter M, Zee DS, Proctor LR. Effect of lack of vision and of occipital lobectomy upon recovery from unilateral labyrinthectomy in rhesus monkey. J Neurophysiol. 1988 Feb;59(2):394-407.
- Herdman SJ, Whitney SL. Treatment of vestibular hypofunction. In: Herdman SJ. Vestibular rehabilitation. 2nd ed. F.A. Davis Company. Philadelphia. 2000; 387-423.

(4) 평형 재훈련 치료의 효과

초기에 어지럼이 덜한 경우나 치료를 일찍 시작한 경우에 회복이 빠른 것은 누구나 짐작할 수 있을 것이다. 머리 손상으로 인한 어지럼은 빨리 호전되지 않는다. 중추 전정계 질환은 말초 전정계 질환보다 회복이 어려운 것으로 알려져 있지만 동일한 회복률을 보였다는 연구 결과도 있다.

나이에 따른 예후에 대해서는 의견이 다양하다. Shepard NT는 회복기간과 회복 정도에 있어서 나이별로 아무 차이가 없다고 하였다. 그러나 Norre 및 Beckers는 60세 이상의 환자들이 젊은 환자들보다 천천히 회복된다고 하였다. 전정억제제는 회복을 느리게 하지만 회복을 완전히 방해하지는 않는다.

참고문헌
- Shepard NT, Telian SA. Programmatic vestibular rehabilitation. Otolaryngol Head Neck Surg. 1995 Jan;112(1):173-82.
- Telian SA, Shepard NT, Smith-Wheelock M, Kemink JL. Habituation therapy for chronic vestibular dysfunction: preliminary results. Otolaryngol Head Neck Surg. 1990 Jul;103(1):89-95.
- Keim RJ, Cook M, Martini D. Balance rehabilitation therapy. Laryngoscope. 1992 Nov;102(11):1302-7.
- Shepard NT, Telian SA, Smith-Wheelock M, Raj A. Vestibular and balance rehabilitation therapy. Ann Otol Rhinol Laryngol. 1993 Mar;102(3 Pt 1):198-205.
- Norre ME, Beckers A. Benign paroxysmal positional vertigo in the elderly. Treatment by habituation exercises. J Am Geriatr Soc. 1988 May;36(5):425-9.

[2] 평형 재훈련 치료의 목표

평형 재훈련 치료의 목표는 다음 4가지이다.

① 머리를 움직일 때 똑똑히 볼 수 있는 능력을 회복시킨다(주시 안정).

② 기립이나 보행 시의 자세균형을 회복시킨다(자세 안정).

③ 어지럼을 완화시킨다(어지럼 완화).

④ 일상생활을 할 수 있는 능력을 회복시킨다(일상생활 능력 회복).

참고문헌
• Herdman SJ, Whitney SL. Treatment of vestibular hypofunction. In: Herdman SJ. Vestibular rehabilitation. 2nd ed. F.A. Davis Company. Philadelphia. 2000;387-423.
• Shumway-Cook A, Horak FB, Bronstein AM. Rehabilitation of balance disoders in the patient with vestibular pathology. In: Bronstein AM, Brandt T, Woollacott M, ed. Clinical Disorders of Balance Posture and Gait. Arnold 1996;211-235.

[3] 치료 전 평가

평형 재훈련 치료를 하기 위해 평가하는 과정이다. 평가의 순서는 ① 병력, ② 안구운동 검사, ③ 안진 검사, ④ 자세균형 검사, ⑤ 움직임 감지 검사(Motion sensitivity tests)이다.

(1) 병력

환자의 병력을 통하여 어떤 자세나 움직임이 어지럼을 악화시키는지를 평가한다. "양성 돌발성 체위성 어지럼" 에서 어지럼은 주로 아침에 일어나면서 자세를 처음 변화시킬 때 잘 나타난다. 잠을 자는 동안에 이석(耳石)이 반고리관의 바닥에 가라앉아 뭉쳐져 있다가 머리가 움직이면 이석이 움직이기 때문에 어지럼이 나타나는 것이다.

반면 "전정신경염" 에서 어지럼의 특징은 서 있을 때 마치 술에 취한 것처럼 느끼는 것이다. 어지럼은 누우면 덜 해진다. 눈을 감고 있을 때 병변의 반대쪽으로 회전하는 것처럼 느끼는 경우가 많다. 또한 병변 쪽으로 누우면 안진이 심해지며 더 어지럽고, 병변의 반대쪽으로 누우면 덜 어지럽다.

(2) 안구운동 검사

(가) 충동성 안운동(saccade): 검사자가 양팔을 벌려서 오른손과 왼손을 번갈아 보도록 한다. 이때 고개는 움직이지 말고 안구만 움직이도록 한다.

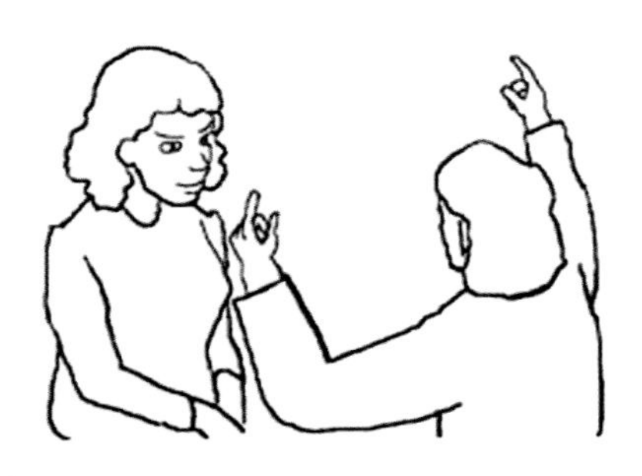

(나) 원활 추적 안운동(pursuit): 검사자가 손가락을 좌우로 천천히 움직일 때 안구가 손가락을 잘 따라 가는지를 관찰한다. 이때도 고개는 움직이지 말고 안구만 움직이도록 한다.

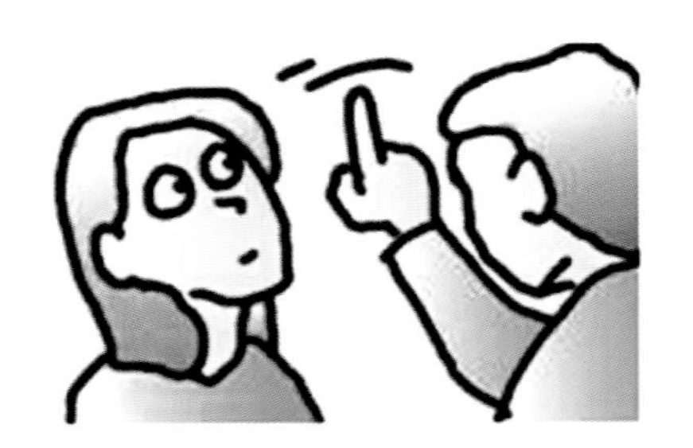

(다) 시운동 안진(optokinetic nystagmus): 환자의 눈앞에서 줄무늬가 있는 띠를 한 방향으로 움직이거나 줄무늬가 있는 원통을 돌리면서 안구의 운동을 관찰한다.

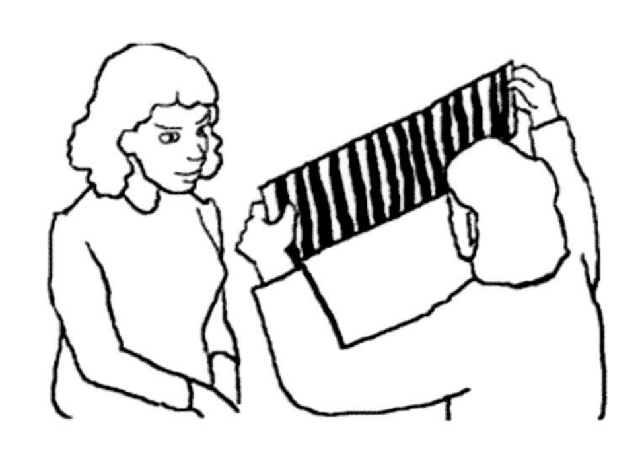

(라) 전정-안 반사(vestibulo-ocular reflex): 검사자의 손이나 코에 환자의 시선을 고정하게 하고 환자의 고개를 좌우로 돌리면서 안구가 목표물에 잘 고정되는지를 관찰한다.

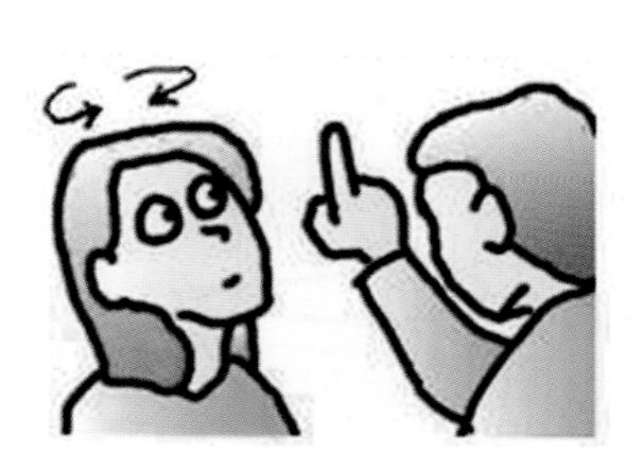

(마) 전정-안 반사 억제(vestibulo-ocular reflex suppression): 검사자가 손가락을 좌우로 천천히 움직일 때 안구가 손가락을 잘 따라 가는지를 관찰한다. 이때 고개도 같이 움직이도록 한다.

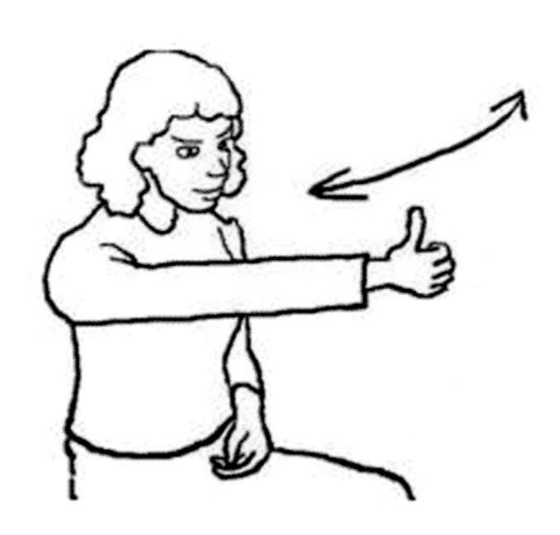

*전기안진검사(Electronystagmography, ENG)와 비디오안진검사(Video Nystagmography, VNG)는 위의 3가지 안구운동 검사를 할 수 있고 추가로 온도안진검사도 할 수 있다. 그런데 이 검사들은 전신성인지 혹은 중추 전정계의 병변인지는 감별할 수 있지만 정확한 병변의 위치를 나타낼 수 없는 것이 단점이다.

(3) 안진 검사

자발적이거나 체위 변화에 의해서 안진이 있는지 확인하기 위해 Dix-Hallpike test, Lying-down test와 Roll test를 한다. BPPV로 진단되면 이석 정복술로 치료한다.

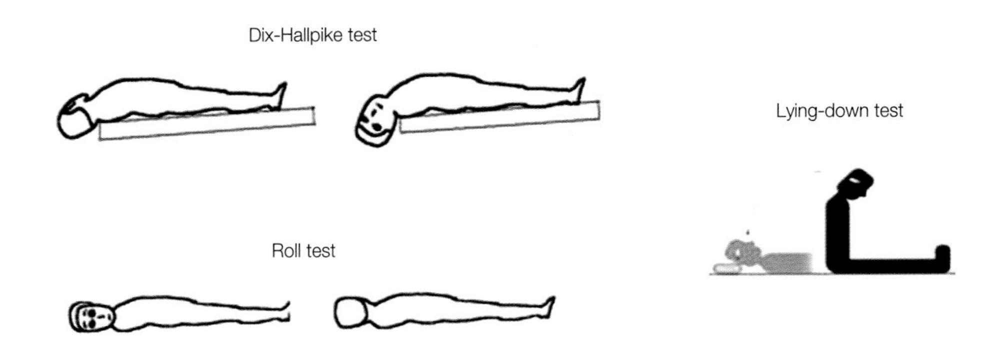

BPPV에 합당한 안진이 나타나지 않으면 전정-안 반사의 비대칭이 있는지를 확인하기 위해 Post-head shaking nystagmus test와 Head thrust test를 한다. 전정-안 반사의 비대칭이 있으면 전정신경염으로 진단하고 주시 안정 운동을 비롯한 평형 재훈련 운동을 한다.

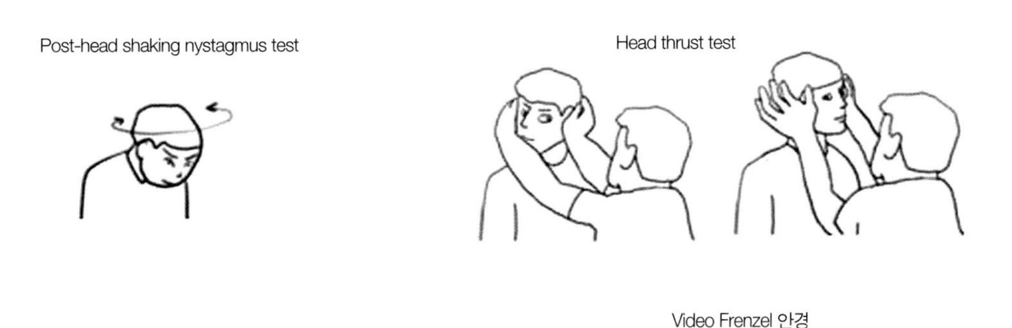

Video Frenzel 안경

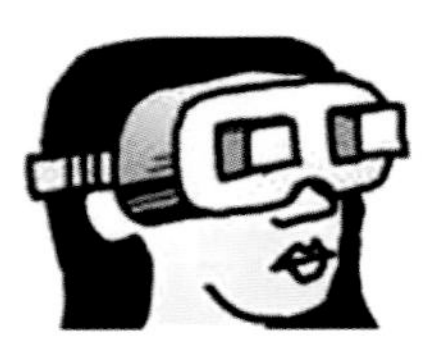

Video Frenzel 안경은 안진을 관찰하기에 아주 좋은 기구이다.

(4) 자세균형 검사

자세균형을 검사하는 방법으로는 정적 균형 검사(static balance test)와 동적 균형 검사(dynamic balance test)가 있다.

(가) 정적 균형 검사

A. 롬버그 검사

정적 균형을 검사하는 방법으로는 "롬버그 검사(Romberg test)"가 대표적이다. 일자 롬버그 검사(tandem Romberg test)와 한 다리 서기 검사(single leg standing)는 롬버그 검사를 응용한 것이다. 눈을 뜨고 검사하는 방법과 눈을 감고 검사하는 방법이 있다.

전정기능이 정상이더라도 다른 원인에 의한 균형 장애가 있을 때는 이 검사들이 비정상으로 나올 수 있다.

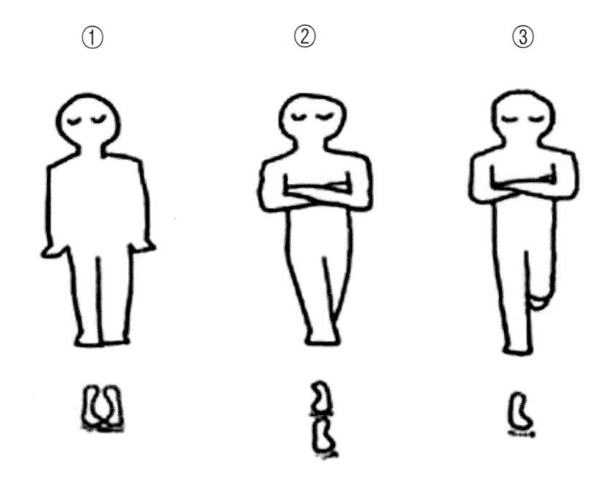

처음엔 눈을 뜨고 검사하고, 그 다음엔 눈을 감고 검사한다. 양팔을 올려 팔짱을 끼면 검사의 민감도가 증가한다.
넘어지지 않고 서 있을 수 있는 시간은 나이에 따라 다르지만 보통 15초 이상 넘어지지 않으면 정상이라고 본다. 넘어진다면 전정기능의 저하가 있는 쪽으로 넘어진다. 그러나 전정 보상이 이루어진 상태에서는 반대로 넘어지는 경우도 있다.

① 양발 옆으로 붙이고 서기(Romberg test)
② 양발 앞뒤로 붙이고 서기(tandem Romberg test)
② 한 다리 서기(single leg standing)

B. 정적 자세 검사

"정적 자세 검사기(posturography)" 는 양발을 붙이고 선 상태에서 몸이 흔들리는 정도를 그래프로 나타내는 장비이다. 몸이 흔들리는 정도를 기립동요(standing sway)라고 하는데, 정상인도 앞으로 8도, 뒤로 4도 정도 흔들린다. 키가 클수록 기립동요가 크다.

참고문헌: McCollum G, Leen TK. Form and exploration of mechanical stability limits in erect stance. J Motor Behav 1989;21:225.

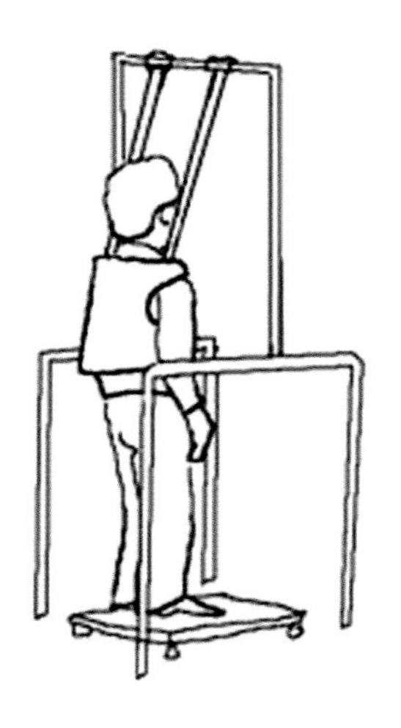

두 발 끝을 25도 벌리고(八자로 벌린 자세), 두 팔은 자연스럽게 내리고, 편히 서 있는 자세로 측정한다.

아래 그래프는 몸이 앞뒤로 비스듬하게 흔들리는 상태를 보여준다.

눈을 떴을 때 / 눈을 감았을 때

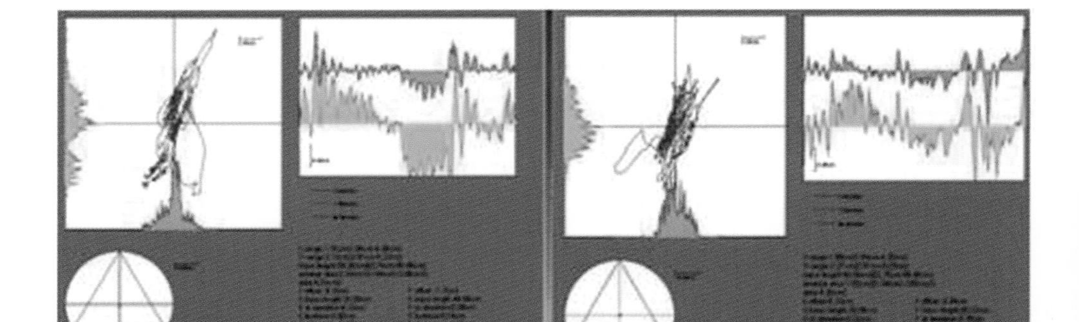

C. 평형감각 상호작용 검사

평형감각 상호작용 검사(Clinical Test for Sensory Interaction in Balance, CTSIB)는 Shumway-Cook과 Horak(1986)에 의해 고안되었는데, 시각이나 체성감각을 없앤 조건에서 균형능력을 평가하는 검사이다. 롬버그 검사를 확대한 것이라고 볼 수 있다.

이 검사는 시각과 체성감각을 그대로 두거나 차단하거나 왜곡한 상태에서 20초 간 서 있는 동안의 기립동요를 측정하는 검사이다.

체성감각 정보를 차단하는 방법은 쿠션 위에 서는 것이다.

시각 정보는 눈을 감거나 눈가리개를 써서 차단한다.

시각을 왜곡시키기 위해서는 얼굴에 돔(내부에 세로 줄무늬가 있는 개조된 종이 초롱)을 씌웠는데, 최근에는 돔을 사용하지 않고 스크린에 움직이는 영상을 비추어서 시각을 왜곡시키는 방법을 사용한다.

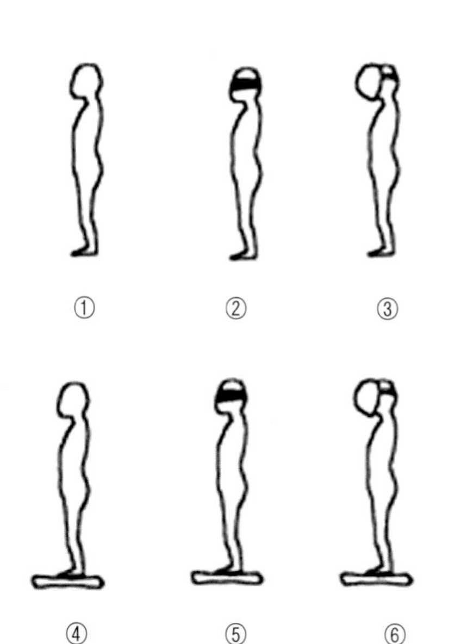

① 눈 뜨고 롬버그 검사: 시각과 체성감각이 온전한 상태
② 눈 감고 롬버그 검사: 시각을 없앤 상태
③ 돔을 쓰고 롬버그 검사: 시각을 왜곡시킨 상태
④ 쿠션 위에서 눈 뜨고 롬버그 검사: 체성감각을 없앤 상태
⑤ 쿠션 위에서 눈 감고 롬버그 검사: 시각과 체성감각을 모두 없앤 상태
⑥ 쿠션 위에서 돔을 쓰고 롬버그 검사: 체성감각을 없애고 시각을 왜곡시킨 상태

전정의 기능이 약해지면 시각이나 체성감각의 기능으로 균형을 잡게 되는데, 대부분은 시각에 더 의존한다. 시각으로 균형을 잡는 것을 "시각 의존(visual dependency)"이라 한다. 시각 의존이 생긴 사람은 위의 ②, ③, ④, ⑥번 검사를 할 때 균형을 잃고 넘어진다.

참고문헌: Shumway-Cook A, Horak FB. Assessing the influence of sensory interaction of balance. Suggestion from the field. Phys Ther. 1986 Oct;66(10):1548-50.

(나) 동적 균형 검사

동적 균형 검사는 아래와 같은 동작으로 이루어진다.

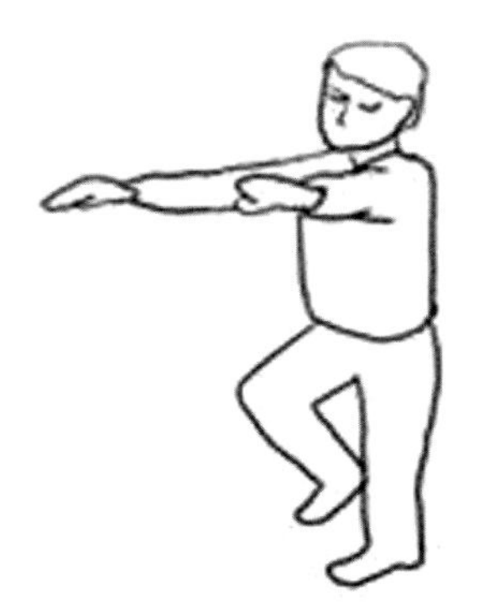

A. Stepping test

제자리걸음을 하는 동안의 균형을 평가한다. 눈을 뜨거나 감고, 50걸음 동안에 피험자가 50cm 이상 전진하거나 30도 이상 한쪽으로 돌면 비정상으로 간주한다. 후쿠다 검사(Fukuda test)라고도 한다.

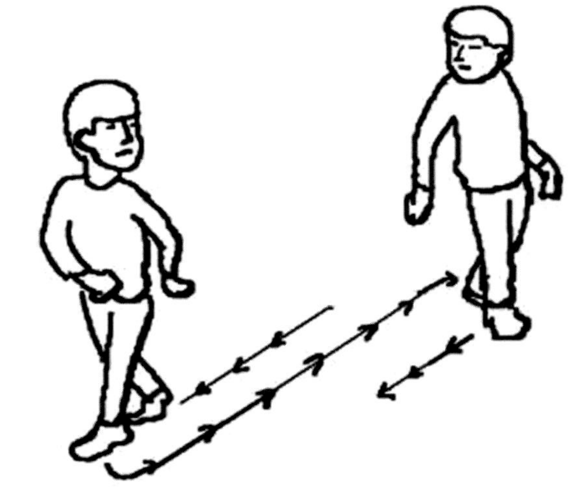

B. Walk and turn test

몇 걸음 걷다가 180도 회전한 후 제자리로 돌아온다. 반대 방향으로도 똑같이 한다. 어느 쪽으로 회전할 때 더 어지러운지 비교한다.

(5) 움직임 감지 검사

움직임 감지 검사(motion sensitivity tests)는 앞의 진찰에서 안진이나 자세 불균형이 없을 때 어지럼을 유발하는 자세나 움직임을 찾아내기 위한 일련의 자세 검사이다. 몇몇 동작은 프렌젤 안경을 사용하여 검사하기도 한다.

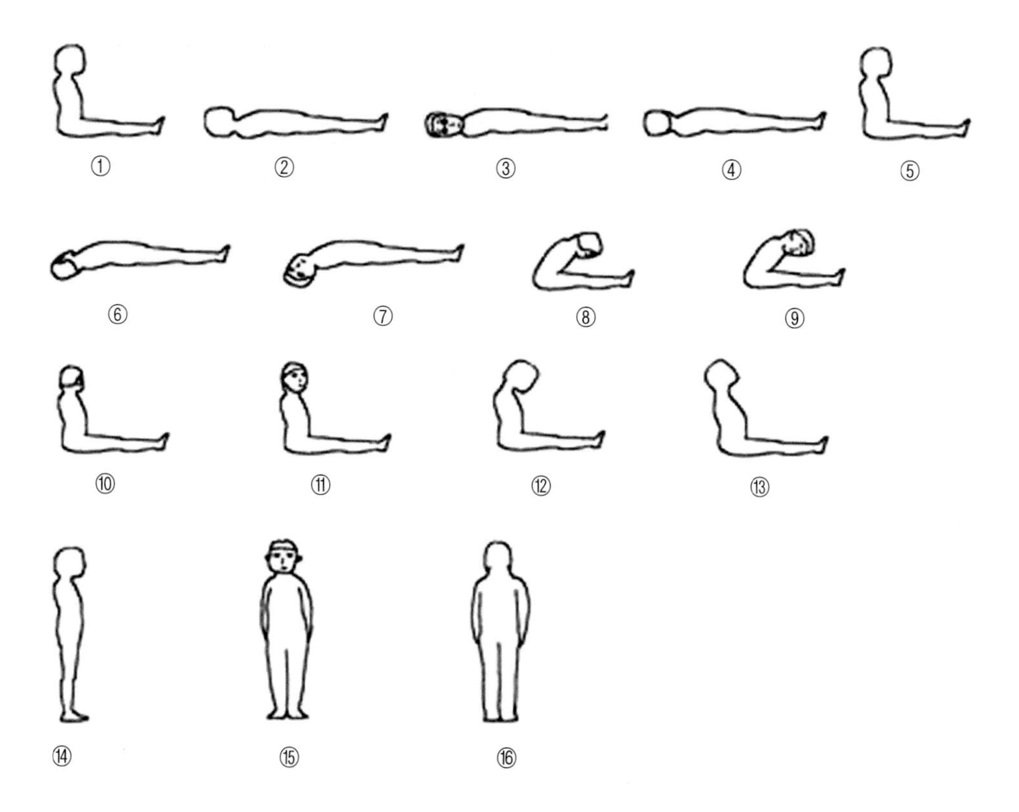

이 검사는 침대에 앉아서 시작한다. ① 앉은 자세에서, ② 뒤로 눕고, ③④ 머리를 오른쪽으로 돌리고 반대쪽으로 돌리고, ⑤ 일어나 앉고, ⑥⑦ 한쪽씩 딕스-홀파이크 검사를 하고, ⑧ 고개를 왼쪽으로 돌린 채 머리가 무릎에 닿을 때까지 몸통을 숙이고, ⑨ 다시 바로 앉았다가 고개를 오른쪽으로 돌린 채 ⑧번과 같은 동작을 하고, ⑩⑪ 몸통을 세우고 머리를 수평 방향으로 5번 흔들고, ⑫⑬ 고개를 수직 방향으로 5번 흔들고, ⑭⑮ 일어서서 오른쪽으로 180도 돌고, ⑯ 왼쪽으로 180도 돈다.

참고문헌: Whitney SL, Herdman SJ. Physical therapy assessment of vestibular hypofunction. In: Herdman SJ. Vestibular rehabilitation. 2nd ed. F.A. Davis Company. Philadelphia. 2000;333-363.

[4] 평형 재훈련 운동

평형 재훈련 치료의 목표는 ① 주시 안정(gaze stability), ② 자세 안정(postural stability), ③ 어지럼 완화와 ④ 일상생활 능력 회복이다. 이러한 목표에 도달하기 위해 전정기관의 회복을 자극하도록 고안된 운동이 "평형 재훈련 운동(balance retraining exercise, BRE)" 이다.

*평형 재훈련 운동 시 고려사항

① 전정계는 시각계나 체성감각계보다 반응 속도가 빠르다. 그러므로 전정계의 기능이 저하되었을 때 시각계나 체성감각계가 전정계의 기능을 완벽하게 대신할 수는 없다.
② 한쪽 전정기능만 손상된 환자는 "적응" 기전으로 치료하고 양쪽 전정기능이 손상된 환자는 "대체" 기전으로 치료한다. 적응은 자극에 대한 전정계의 반응이 장기간에 걸쳐서 변화되는 것이고 대체는 시각과 체성감각이 전정기관의 역할을 대신하도록 훈련하는 것이다.
③ 평형 재훈련 운동은 빨리 시작해야 효과적이다. 그 중에서 주시 안정 운동을 가장 먼저 시작해야 한다.
④ 하루 중 아주 잠깐만 운동을 해도 매일 하면 효과가 크다.
⑤ 전정억제제는 구역이나 어지럼이 심할 때에만 사용하고, 그 후에는 즉시 중지해야 한다. 오래 사용하면 회복을 지연시키기 때문이다.
⑥ 일상생활에서 자주 취하는 동작 중에서 어지럼이나 불균형을 유발하는 동작을 찾아내서 해결하도록 한다.
⑦ 질병의 상태가 고정되어 있지 않고 변하는 상태(예, 메니에르병), 불완전한 전정 손상, BPPV와 느리게 진행하는 병변(예, 종양)은 중추신경계가 보상하기 어렵기 때문에 평형 재훈련 운동의 효과가 적다.
⑧ 밝은 빛으로 시각을 자극해야 평형 재훈련 운동이 효과적이다(예, 조명을 밝게 하거나 커튼을 열기).

참고문헌
- Shumway-Cook A, Horak FB, Bronstein AM. Rehabilitation of balance disorders in the patient with vestibular pathology. In: Bronstein AM, Brandt T, Woollacott M, ed. Clinical Disorders of Balance Posture and Gait. Arnold 1996;211-235.
- Herdman SJ, Clendaniel RA. Assessment and treatment of complete vestibular loss. In: Herdman SJ. Vestibular rehabilitation. 2nd ed. F.A. Davis Company. Philadelphia. 2000;433.
- Fetter M, Zee DS. Recovery from unilateral labyrinthectomy in rhesus monkey. J Neurophysiol. 1988 Feb;59(2):370-93.
- Pfaltz CR. Vestibular compensation. Physiological and clinical aspects. Acta Otolaryngol. 1983 May-Jun;95(5-6):402-6.
- Shepard NT, Telian SA, Smith-Wheelock M, Raj A. Vestibular and balance rehabilitation therapy. Ann Otol Rhinol Laryngol. 1993 Mar;102(3 Pt 1):198-205.

(1) 주시 안정 운동

전정기관이 손상되면 전정-안구 반사의 획득이 감소되기 때문에 머리를 움직일 때 시야가 흐려진다. 평형 재훈련 운동 중에서 전정-안구 반사를 증진시키는 동작을 선택하여 운동함으로써 주시 안정성을 획득하도록 한다.

(가) 역사

1992년에 Horak이 주시 안정성을 증진시킬 목적으로 고안한 운동은 다음과 같다.

① 고정된 목표물을 지정한다. 환자는 1분 동안 머리를 가로로 움직인다(0.5Hz 정도의 속도로 고개를 도리도리하는 동작).
② 머리를 세로로 움직이며 이를 반복한다(고개를 끄덕이는 동작).
③ 책꽂이나 커튼과 같은 큰 목표물을 지정하고 1분 동안 머리를 가로로 움직인다.
④ 머리를 세로로 움직이며 이를 반복한다.

각 운동을 하루에 세 번 이상 반복한다.

참고문헌: Herdman SJ, Whitney SL. Treatment of vestibular hypofunction. In: Herdman SJ. Vestibular rehabilitation. 2nd ed. F.A. Davis Company. Philadelphia. 2000;387-423.

(나) 원리

주시 안정을 강화하는 운동은 "전정-안 반사(VOR) 강화운동"과 "전정-안 반사 억제운동"으로 구성된다.

속도는 처음에 천천히 하고 날짜가 지나면 점차 빠르게 한다. 각 항목을 60회씩 하고 하루에 아침, 점심, 저녁에 1번씩 모두 3번을 하도록 한다. 하루에 2~3번씩은 잠깐이라도(60회보다 적게 하더라도) 꼭 하는 것이 중요하다.

A. 수평 머리 운동

옆 반고리관의 전정-안 반사를 강화하는 운동이다. 고개를 돌렸다가 제자리에 올 때를 "1회"로 한다.

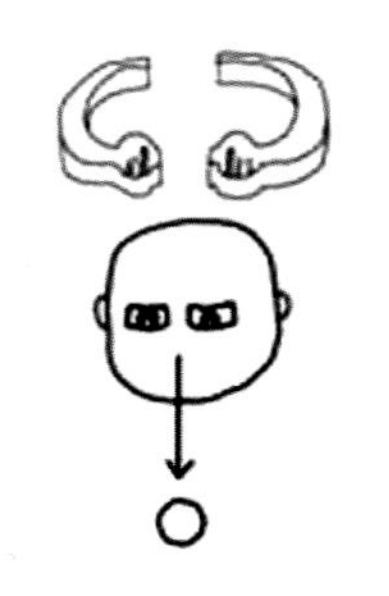

시선을 목표물에 고정한다.

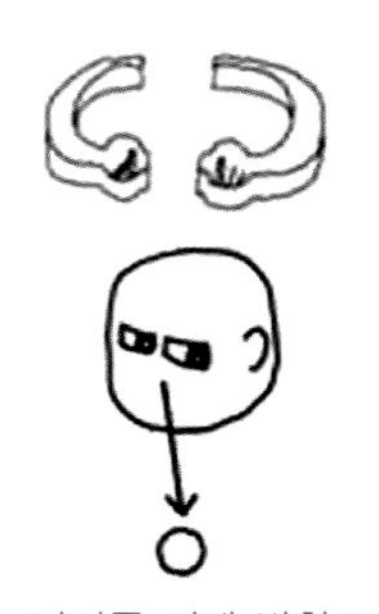

머리를 시계 방향으로 돌릴 때는 오른쪽 옆 반고리관이 자극된다.

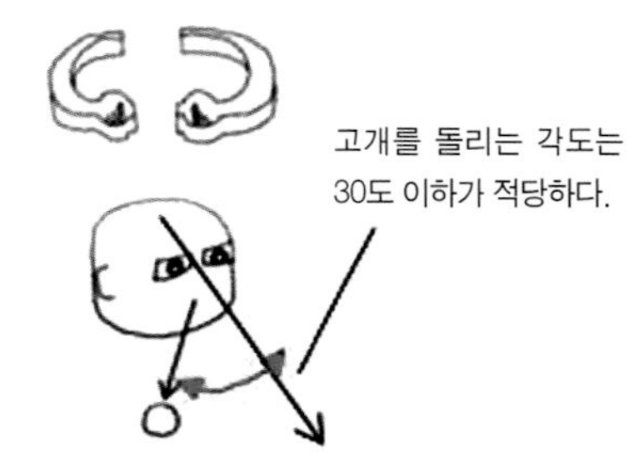

머리를 시계 반대 방향으로 돌릴 때는 왼쪽 옆 반고리관이 구부러진다.

B. 수직 머리 운동

수직 반고리관(앞 반고리관과 뒤 반고리관)의 전정-안 반사를 강화하는 운동이다.

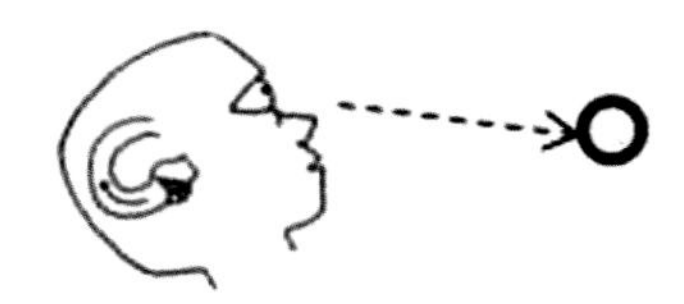

머리가 뒤로 기울어질 때는 뒤 반고리관이 자극된다.

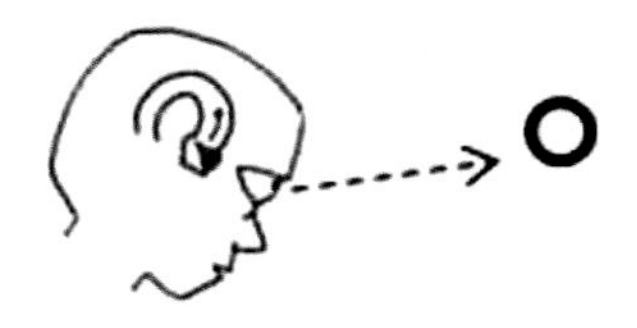

머리가 앞으로 기울어질 때는 앞 반고리관이 작용한다.

C. 수평 머리-몸통 운동

옆 반고리관의 전정-안 반사를 억제하는 운동이다. 엄지손가락에 시선을 고정하고 머리와 몸통을 함께 움직인다. 고개를 돌렸다가 제자리에 올 때를 "1회" 로 한다.

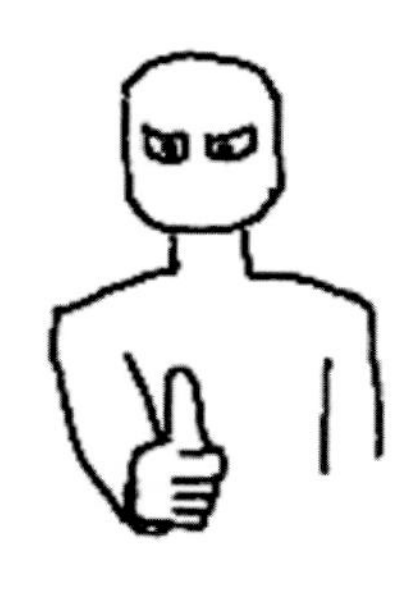
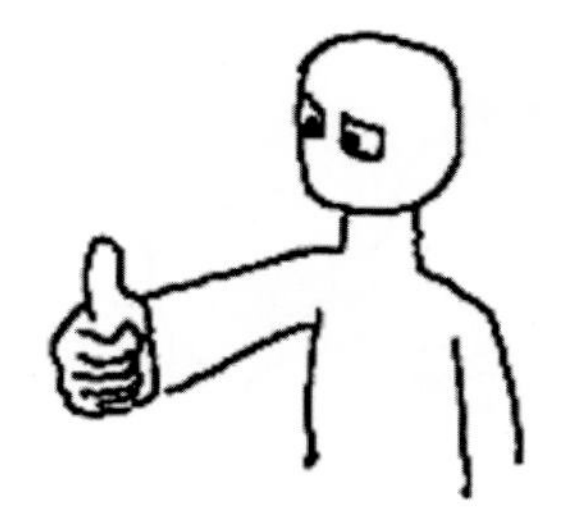
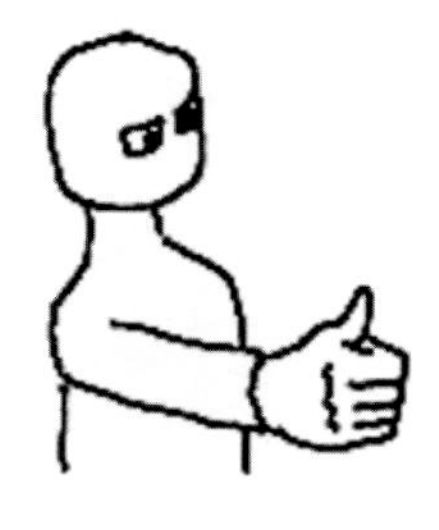

(다) 방법

A. 급성기 단계

누워 머리 운동: 어지럼이 심해서 누워 있을 때 또는 주사 수액을 맞고 있을 때, 천장에 목표물을 정하여 시선을 고정하고 고개를 좌우로 돌리는 운동을 한다. 어지럼을 느끼지 않을 만큼의 속도와 횟수로 한다.

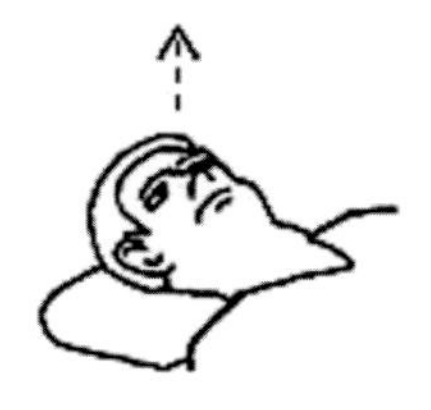
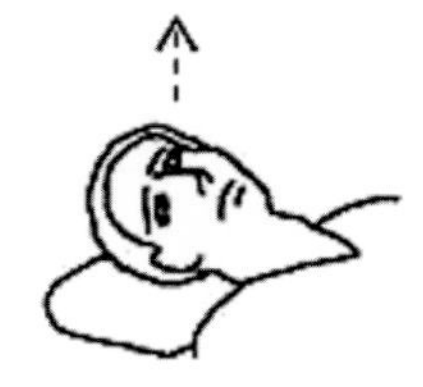
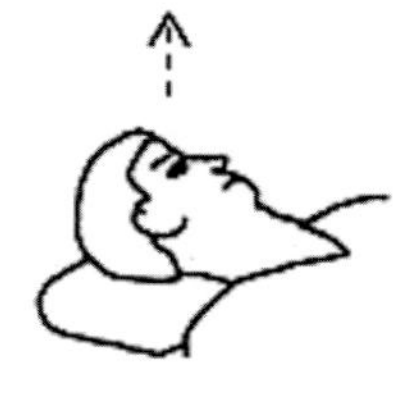

B. 초급 단계

① 앉아 수평 머리 운동: 의자에 앉아 임의의 목표물을 정하여 시선을 고정하고 고개를 수평으로 돌리는 운동을 한다. 상태에 맞게 속도를 조절한다.

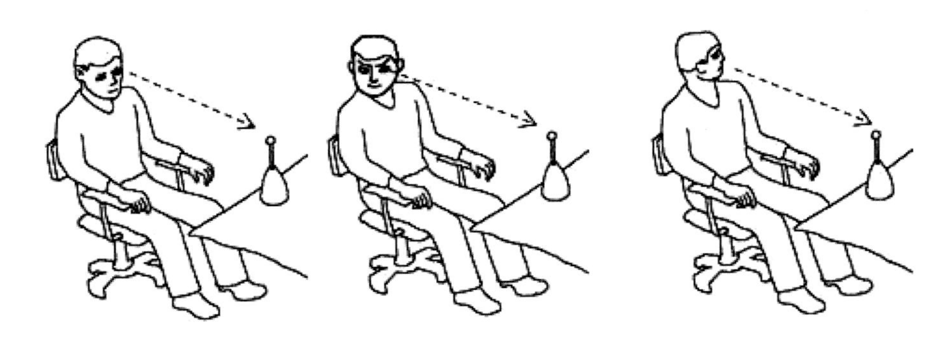

② 앉아 수직 머리 운동: 의자에 앉아 임의의 목표물을 정하여 시선을 고정하고 고개를 수직으로 움직이는 운동을 한다.

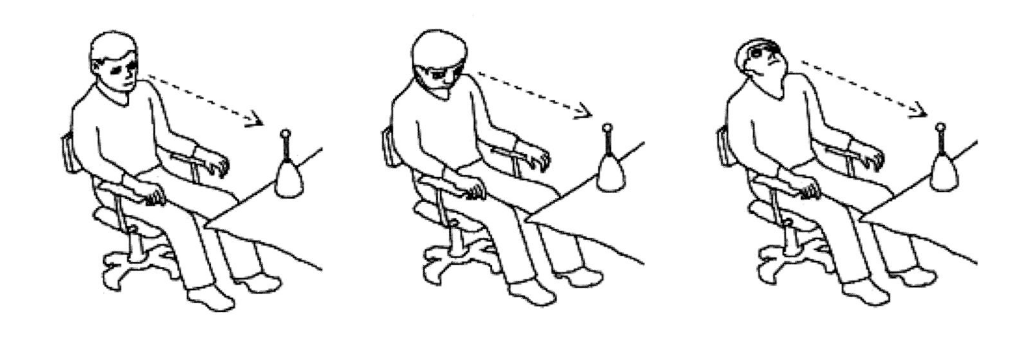

③ 앉아 수평 머리-몸통 운동: 전정-안 반사를 억제하는 훈련이다. 앉아서 엄지손가락에 시선을 고정하고 머리와 몸통을 함께 움직인다.

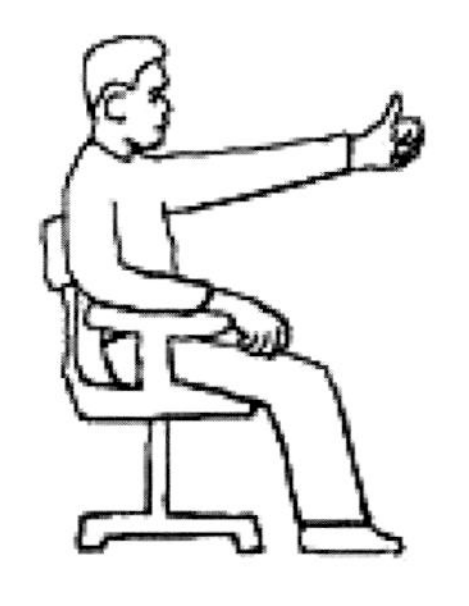

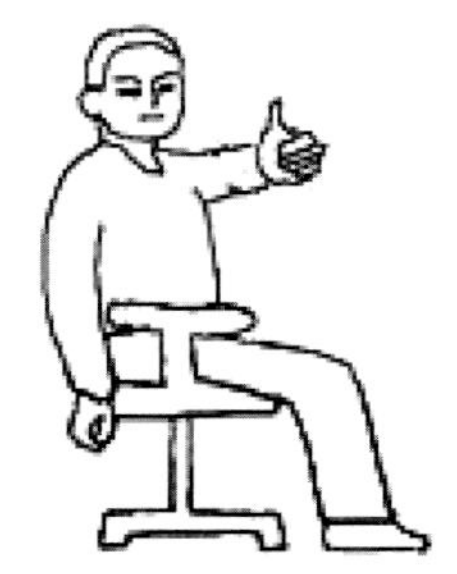

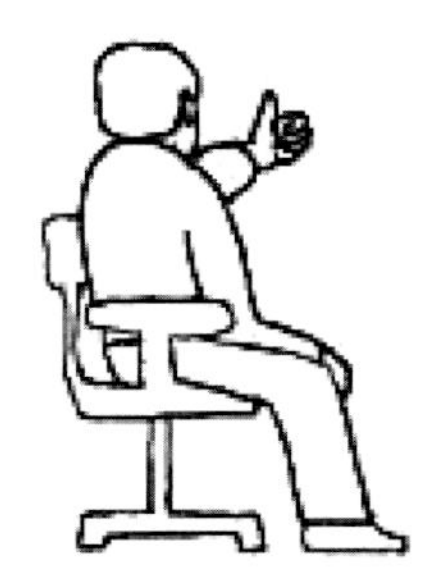

C. 중급 단계

① 다리 벌리고 서서 수평 머리 운동: 임의의 목표물을 정하여 시선을 고정하고 고개를 수평으로 움직이는 운동을 한다.

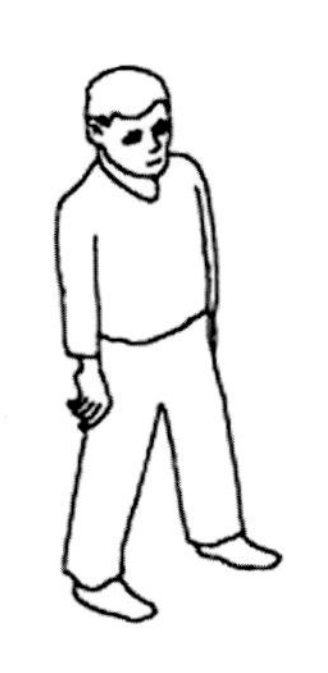
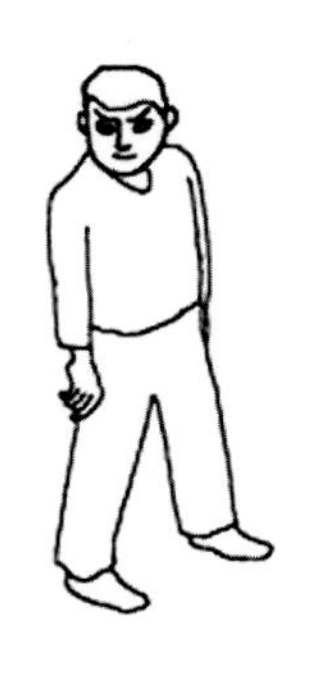
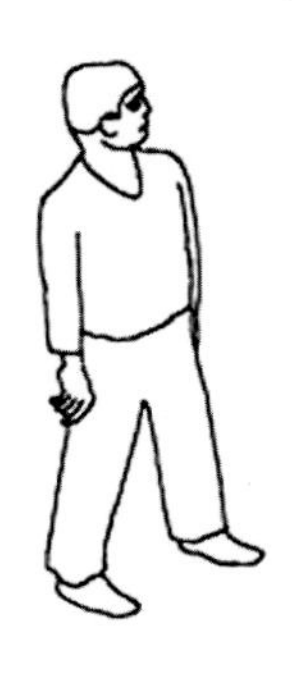
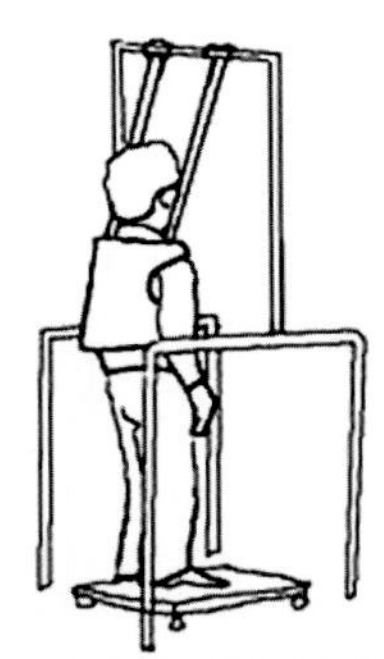

② 다리 벌리고 서서 수직 머리 운동

넘어지는 것을 방지하려면 그림과 같이 보호대를 이용하는 것이 좋다.

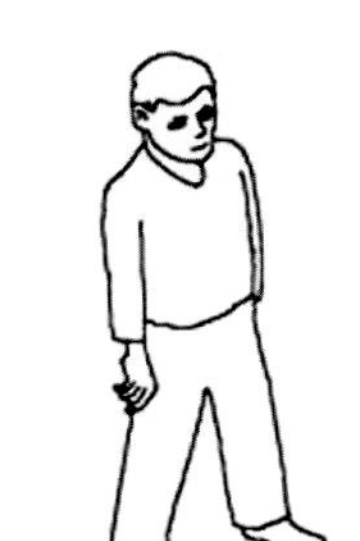
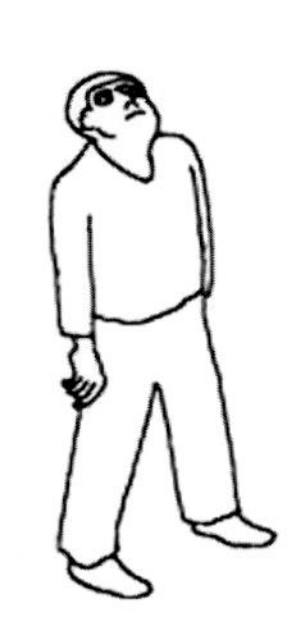
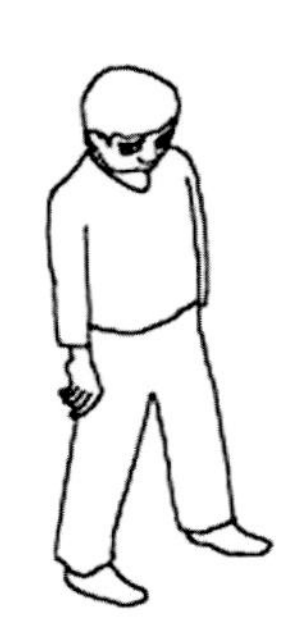

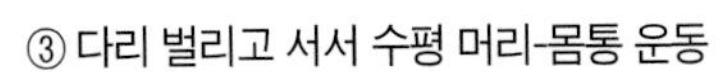
③ 다리 벌리고 서서 수평 머리-몸통 운동

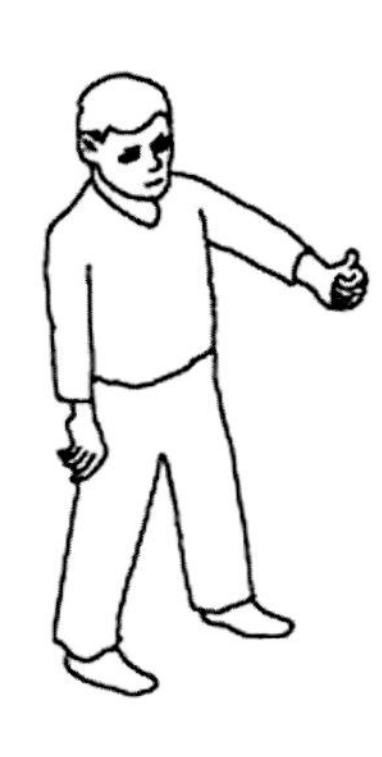
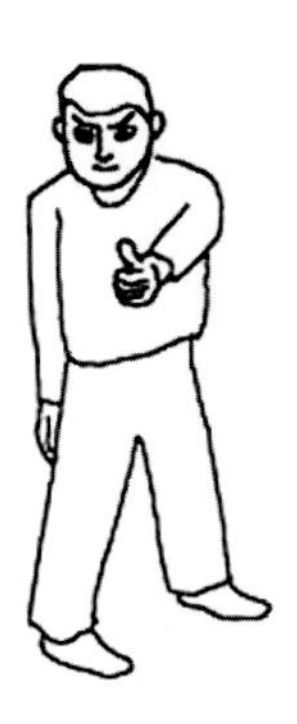
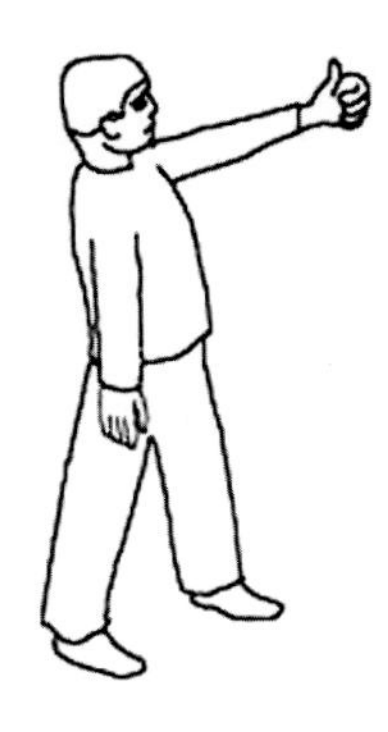

D. 고급 단계

① 다리 모으고 서서 수평 머리 운동

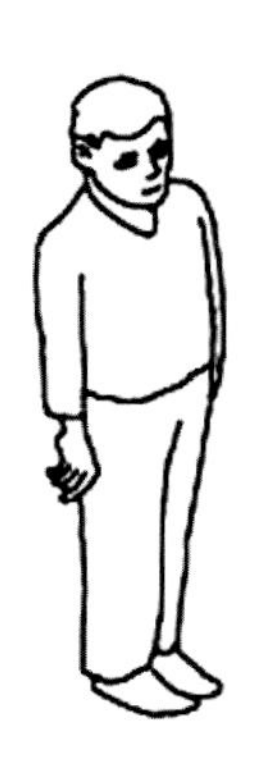
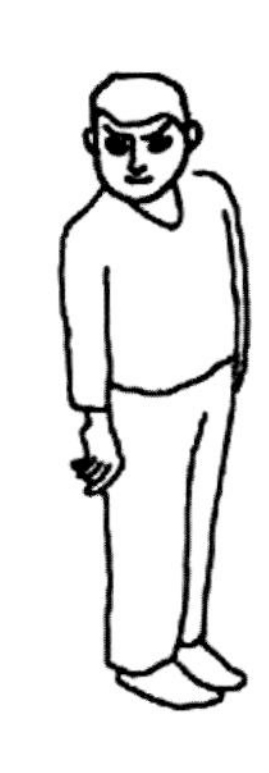
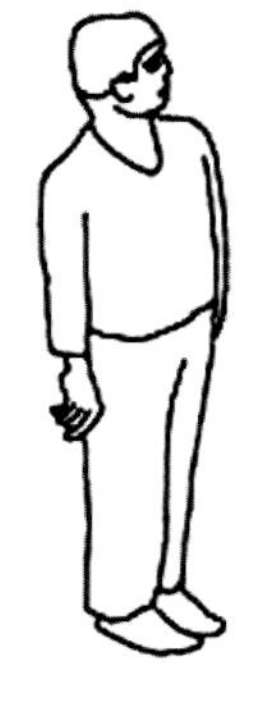
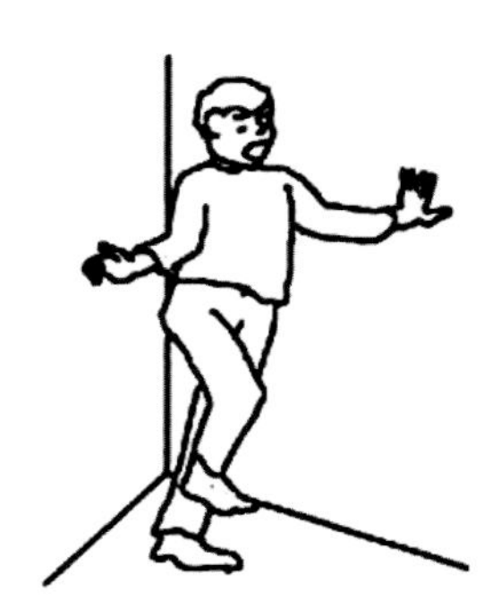

넘어지더라도 벽을 짚을 수 있게 방의 구석진 곳에서 연습하도록 한다.

② 다리 모으고 서서 수직 머리 운동

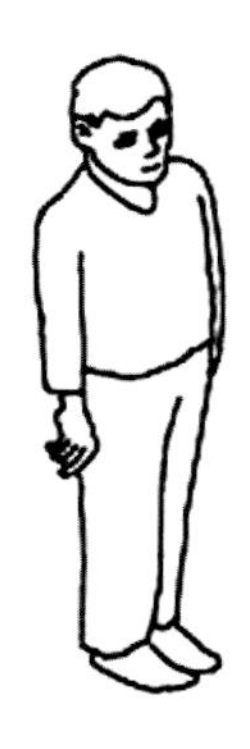
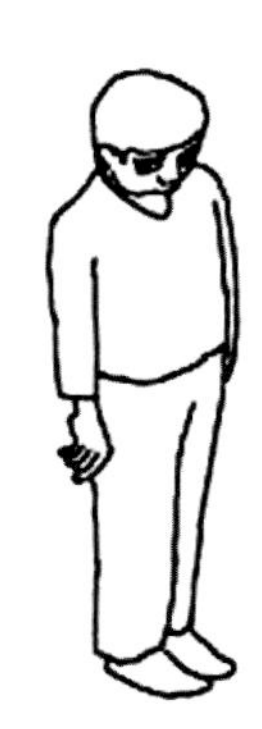

③ 다리 모으고 서서 수평 머리-몸통 운동

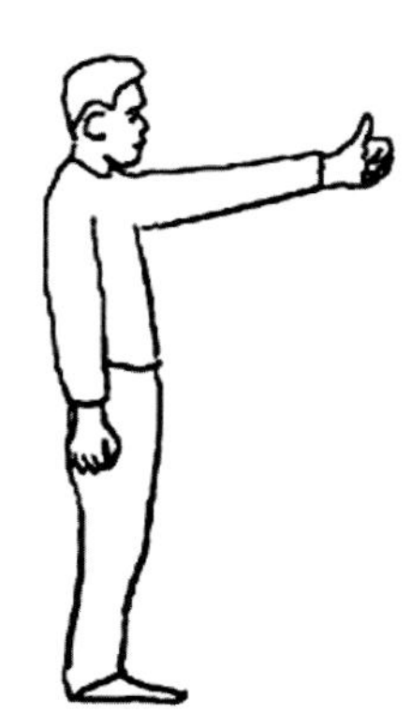
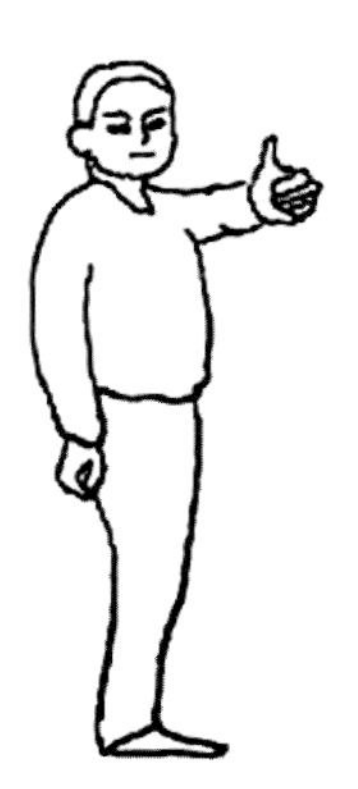
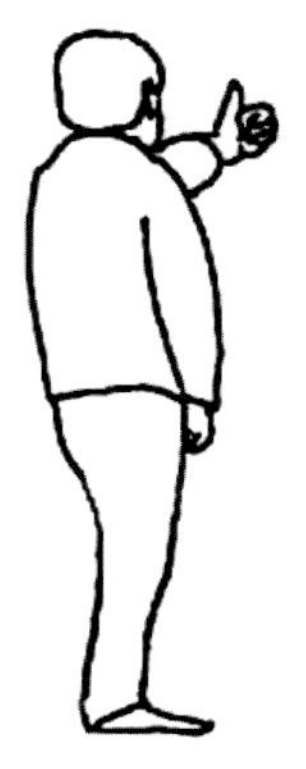

주시 안정 운동을 하는 방법을 동영상으로 만들어 모니터를 보고 따라 하게 하면 효과적이다.

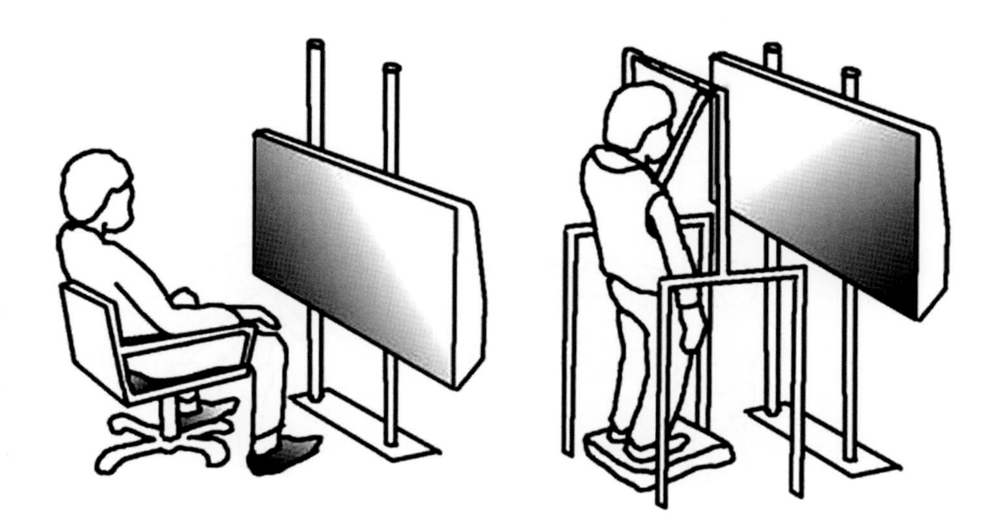

E. 응용 단계

발을 앞뒤로 붙이고 서서 임의의 목표물을 정하여 시선을 고정하고 고개를 수평과 수직으로 각각 60회씩 움직이는 운동을 한다.

① 발 앞뒤로 붙여 수평 머리 운동

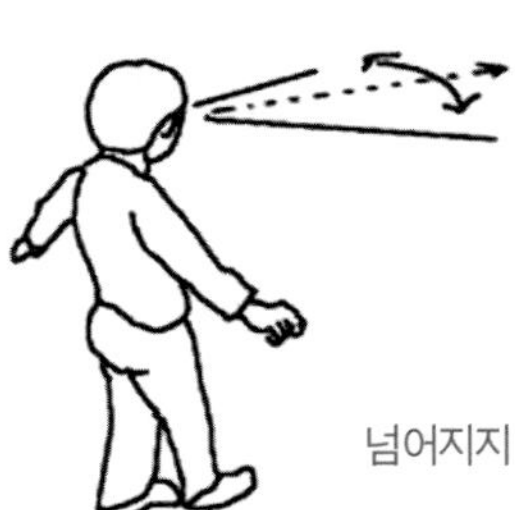

② 발 앞뒤로 붙여 수직 머리 운동

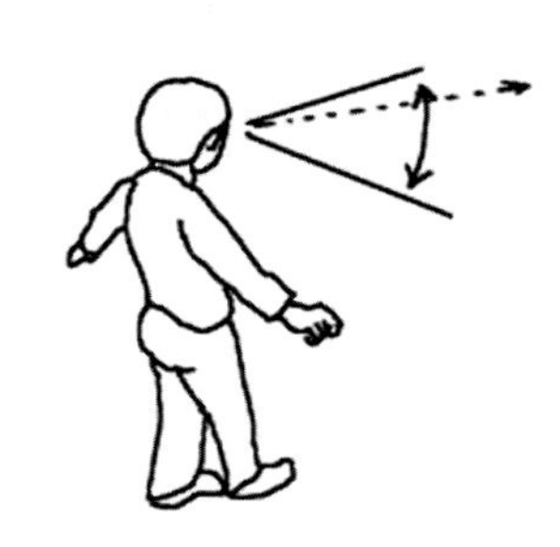

넘어지지 않게 주의하여야 한다.

③ 걸으면서 수평 머리 운동

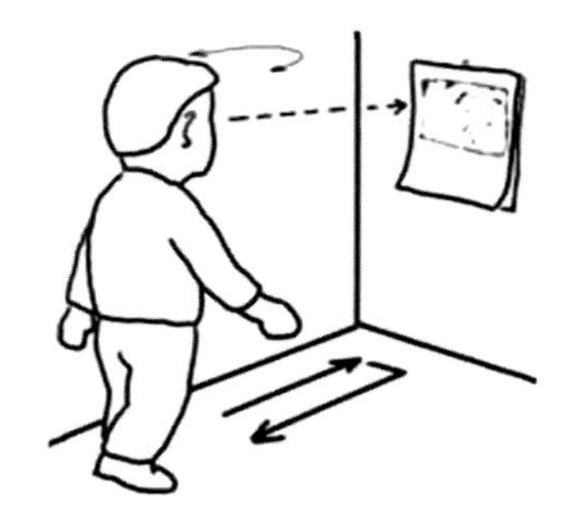

④ 걸으면서 수직 머리 운동

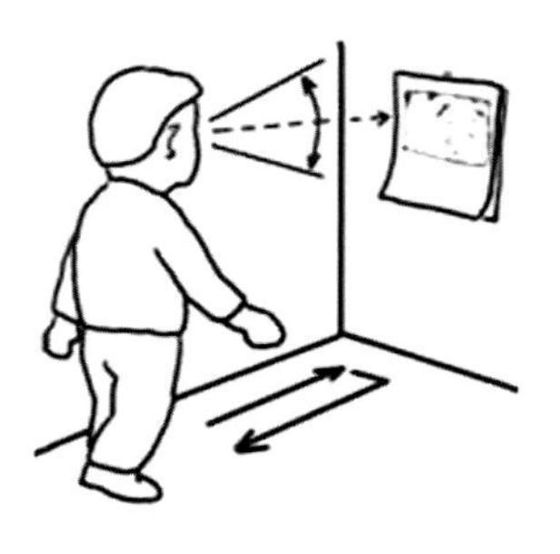

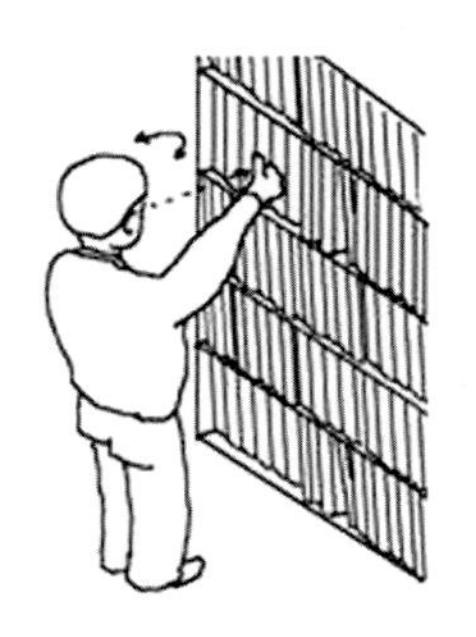

⑤ 복잡한 배경에서 수평 머리-몸통 운동

엄지손가락에 시선을 고정하고 책꽂이, 무늬가 있는 벽지, 무늬가 있는 커튼 등을 배경으로 두어 "머리-몸통"을 좌우로 돌린다. "전정-안 반사 억제"를 강화하는 운동이다.

(2) 자세 안정 운동

(가) 원리

제자리에 서 있거나 걷는 동안 몸의 균형이 흐트러질 때에는 발목이나 고관절을 움직여서 균형을 잡는다. 몸이 앞뒤로 약간 흔들릴 때는 "발목 전략(ankle strategy)" 을 이용하고 많이 흔들릴 때는 "고관절 전략 (hip strategy)" 을 이용한다. 좌우로 흔들릴 경우에는 "고관절 전략" 을 이용한다. 고관절 전략으로도 자세를 유지하지 못할 정도로 많이 흔들릴 때에는 "발디딤 전략(stepping strategy)" 을 이용한다. 이 세 가지 전략을 강화하면 자세의 안정성을 향상시킬 수 있다.

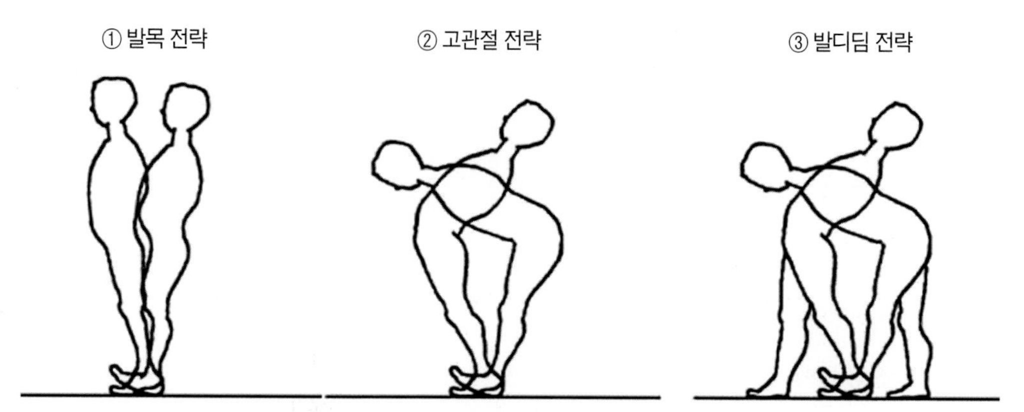

시각 신호나 체성감각 신호가 없는 상태에서 운동하면 전정기관을 많이 자극하게 되어 전정기능의 회복이 촉진된다. 눈을 감으면 시각 신호가 없어지고 쿠션 위에 올라서면 체성감각 신호가 없어진다.

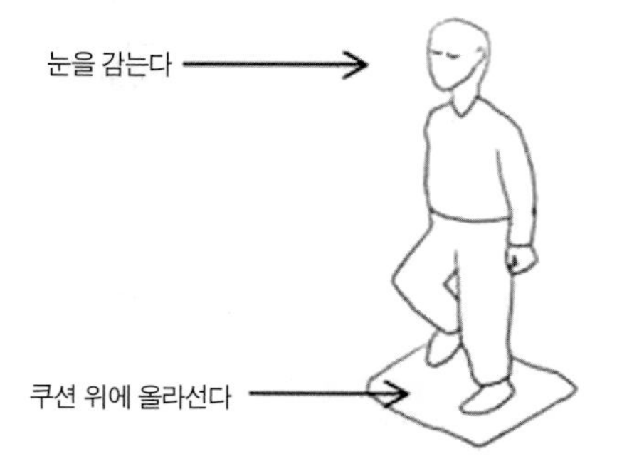

참고문헌

- Herdman SJ, Whitney SL. Treatment of vestibular hypofunction. In: Herdman SJ. Vestibular rehabilitation. 2nd ed. F.A. Davis Company. Philadelphia. 2000;387-423.
- Shumway-Cook A, Horak FB, Bronstein AM. Rehabilitation of balance disoders in the patient with vestibular pathology. In: Bronstein AM, Brandt T, Woollacott M, ed. Clinical Disorders of Balance Posture and Gait. Arnold 1996;211-235.

(나) 방법

A. 초급 단계

눈을 감고 아래 ①~④의 동작을 연습한다. 15초 동안 서 있는다. 눈을 감고 하기 어렵다면 눈을 뜨고 연습한 후 익숙해지면 눈을 감고 한다.

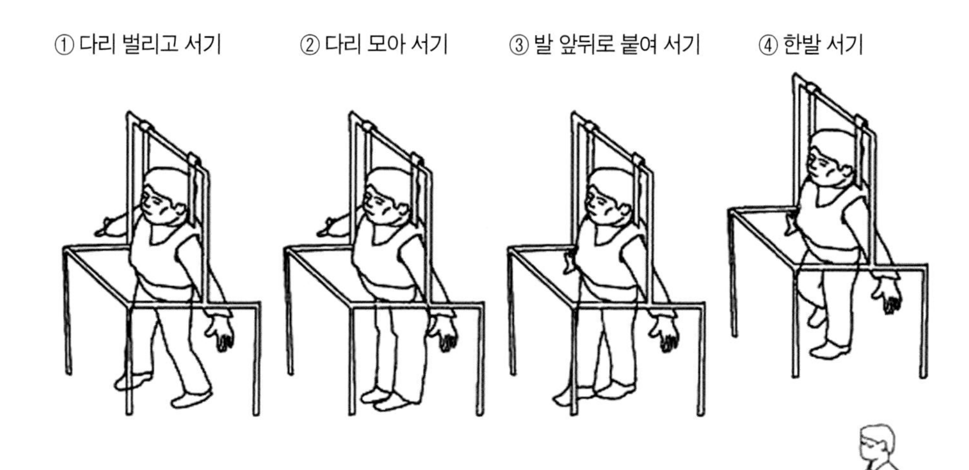

B. 중급 단계

쿠션을 사용하여 위와 같은 요령으로 운동한다. 집에서는 오른쪽 그림과 같이 방석 위에서 방구석이나 책상 옆에 서서 연습한다. 넘어지려 하면 책상에 손을 짚도록 한다. 점차 두꺼운 쿠션으로 바꾸어 가면서 운동한다.

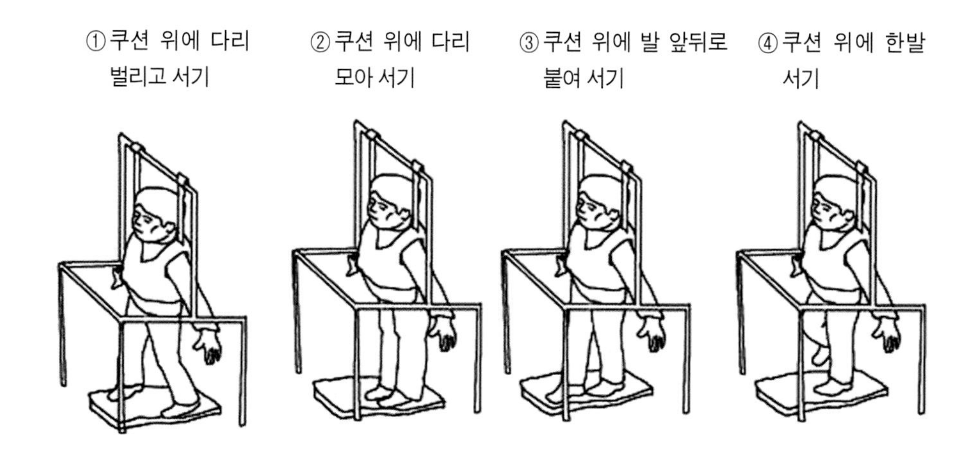

C. 고급 단계

눈을 감고 아래 ①~③의 동작을 연습한다. 15회 한다. 눈을 감고 하기 어렵다면 눈을 뜨고 연습한 후 익숙해지면 눈을 감고 한다.

① 몸통 앞뒤로 흔들기

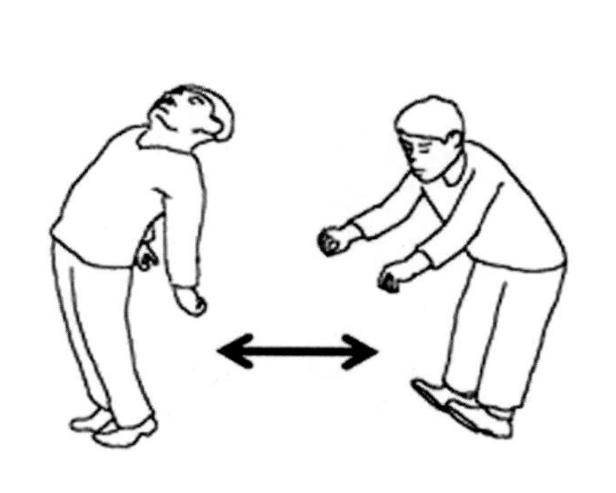

② 쿠션 위에서 제자리걷기

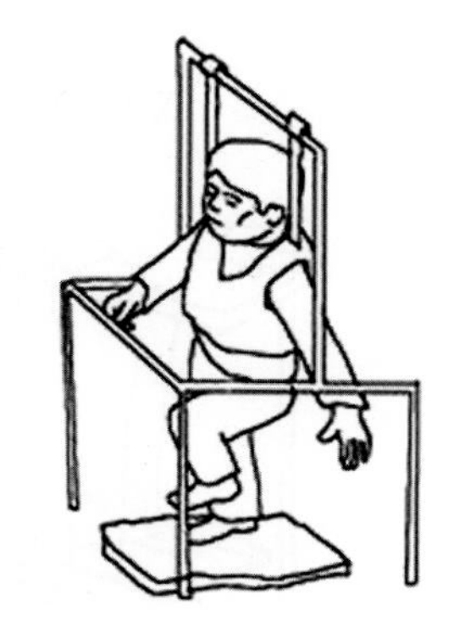

③ 쿠션 위에서 몸통 앞뒤로 흔들기

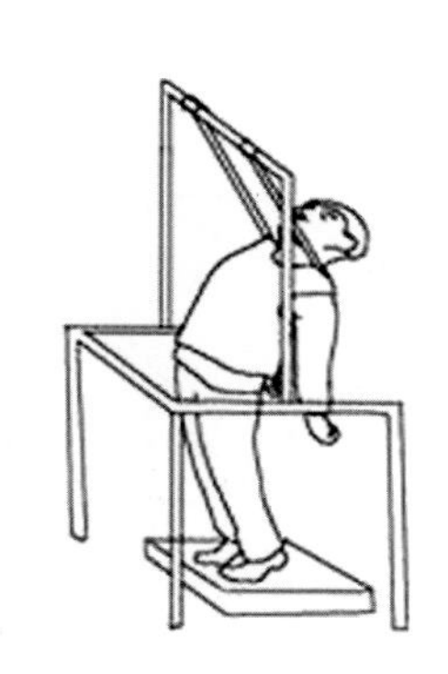

D. 응용 단계

① 벽 밀면서 똑바로 서기: 벽에서 적당히 떨어져 서서 벽을 짚고 양팔을 밀어서 똑바로 선다.

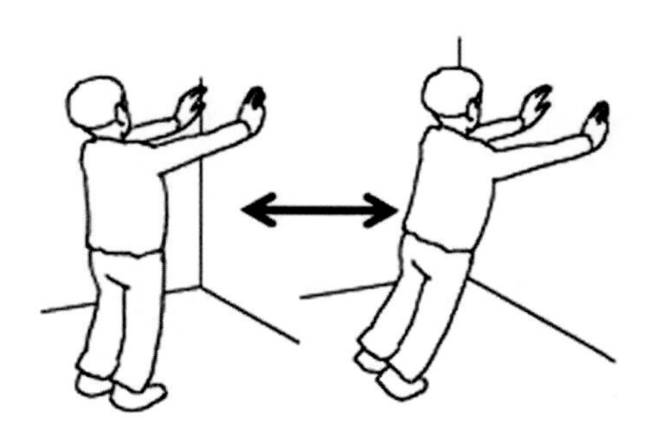

② 서서 제자리 한 바퀴 돌기

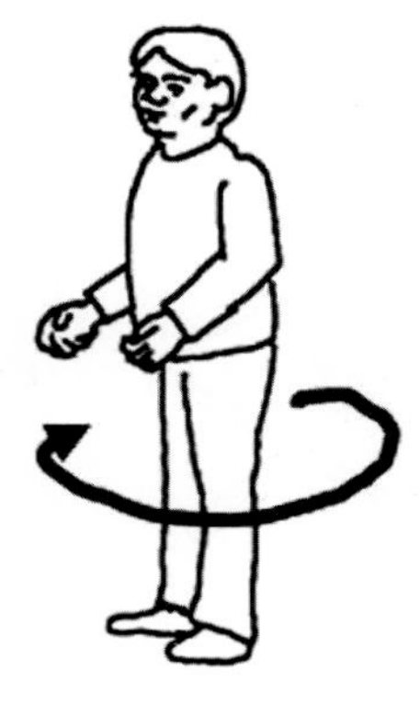

E. 기구를 이용하는 자세 안정 운동

a. **흔들림 발판**(sway board)

앞뒤로 몸을 흔들면서 균형을 잡는 운동이다. 처음에는 손을 잡고 눈을 뜬 채 운동하고, 익숙해지면 손을 떼고 눈을 감은 채 운동한다.

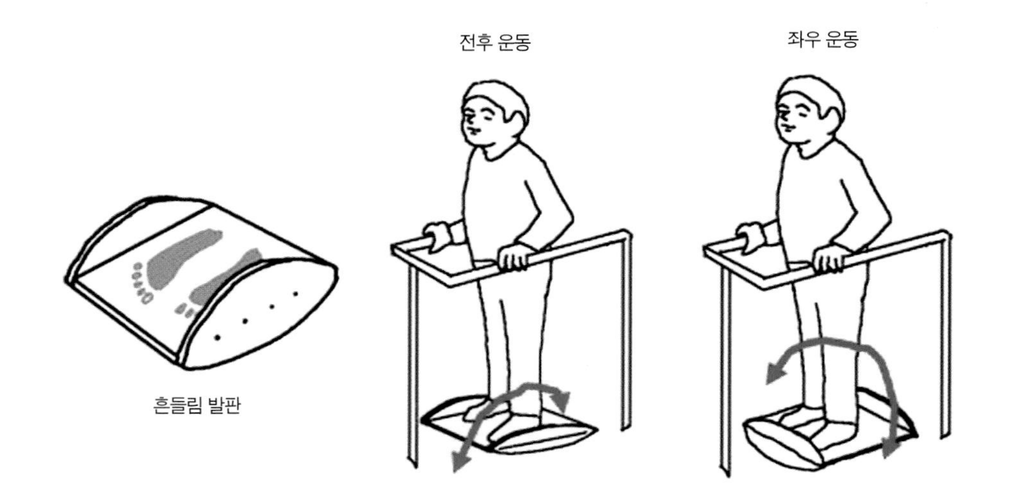

b. **미끄러짐 발판**(sliding board)

옆으로 몸을 흔들면서 균형을 잡는 운동이다. 처음에는 손을 잡고 눈을 뜬 채 운동하고, 익숙해지면 손을 떼고 눈을 감은 채 운동한다.

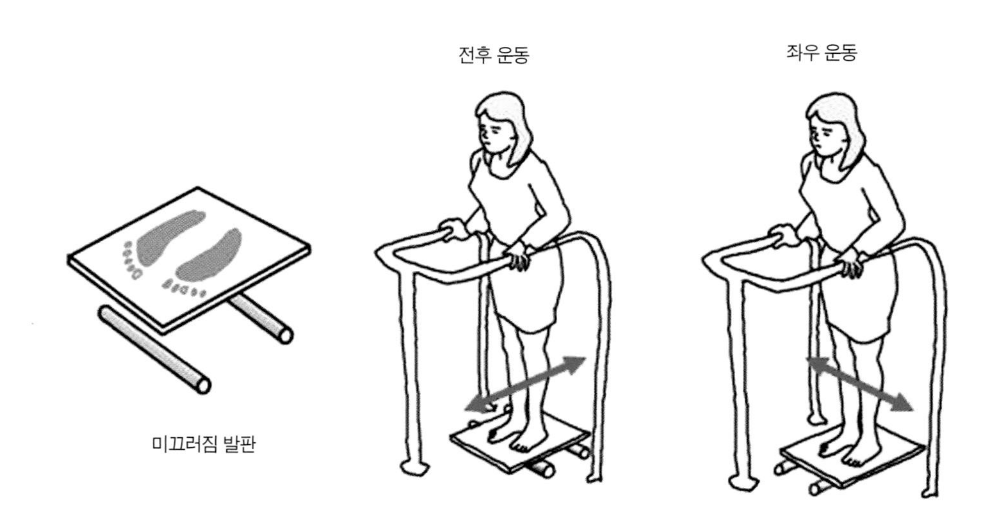

c. 회전 발판(spin board)

몸을 회전시키면서 균형을 잡는 운동이다. 처음에는 손을 잡고 눈을 뜬 채 운동하고, 익숙해지면 손을 떼고 눈을 감은 채 운동한다.

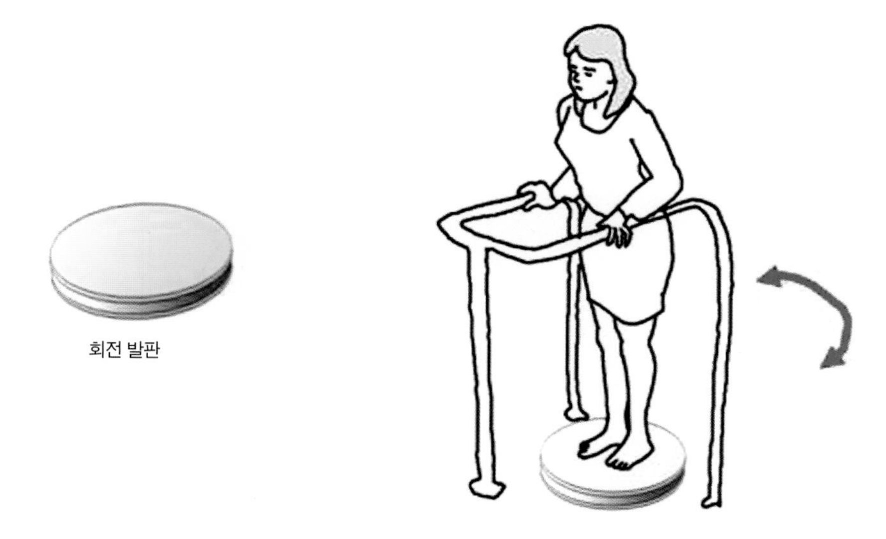

d. 스위스 볼

스위스 볼 위에 앉아 몸을 사방으로 움직이면서 균형을 잡는 연습을 한다. 넘어지지 않게 주의해야 한다. 푹신한 의자에 앉아 양발을 떼고 몸의 균형을 잡는 훈련도 이와 비슷한 원리이다. 침대에 앉아서도 같은 훈련을 할 수 있다.

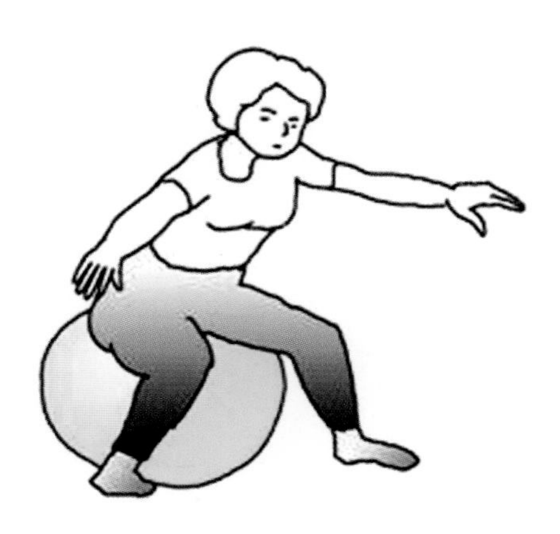

F. 집에서 안전하게 운동하는 방법

① 가구를 이용한다.
몸통을 앞뒤로 흔들 때 침대와 의자를 이용한다.

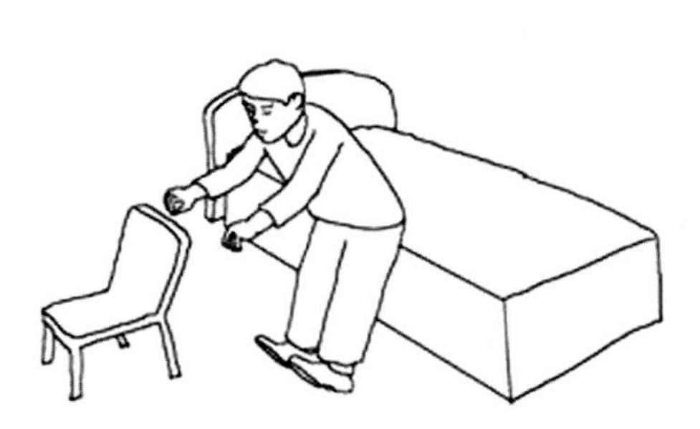

② 가구와 벽을 이용한다.
벽을 등지고 운동하면 넘어져도 벽에 기댈 수 있기 때문에 안전하다.

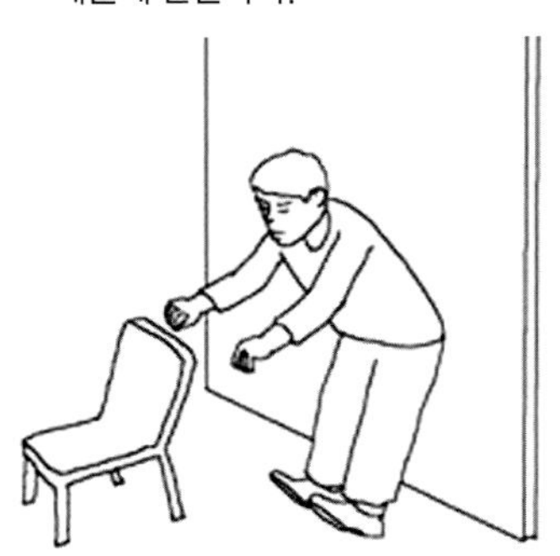

③ 벽을 이용한다.
모퉁이에서 운동하면 넘어지더라도 벽을 짚을 수 있다.

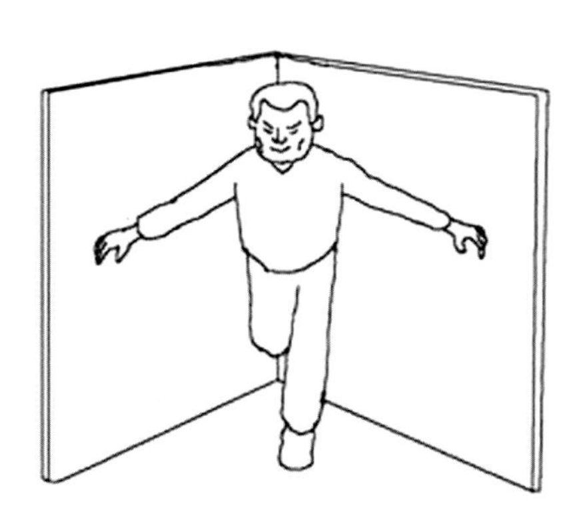

④ 동반자와 손을 잡고 운동한다.
넘어지려고 하면 동반자가 잡아준다.

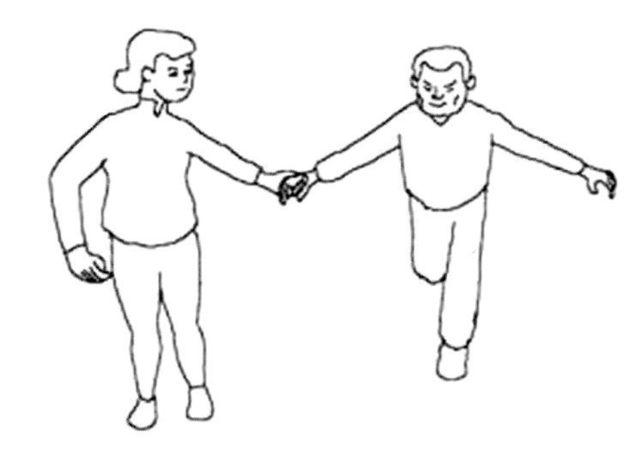

(3) 어지럼 완화 운동

어지럼을 완화시키기 위해서는 습관화(habituation)와 탈감작(desensitization)의 원리를 이용한다. 즉 어지럼을 느끼는 자세나 움직임을 찾아내어 그 자세나 움직임을 자꾸 반복하면 어지럼이 점점 약해지는 것이다.

(가) 어지럼 유발 자세 반복하기

침대에서 일어날 때, 머리를 감을 때 혹은 빨래를 널 때 어지럼을 느끼는 사람이 있다. 오른쪽 딕스-홀파이크 검사에서 안진이 없고 어지럼만 유발된다면, 오른쪽 뒤 반고리관에 어지럼의 원인이 있을 것이라고 추정할 수 있다. 아래와 같이 어지럼이 유발되는 동작을 반복하면 어지럼이 완화된다.

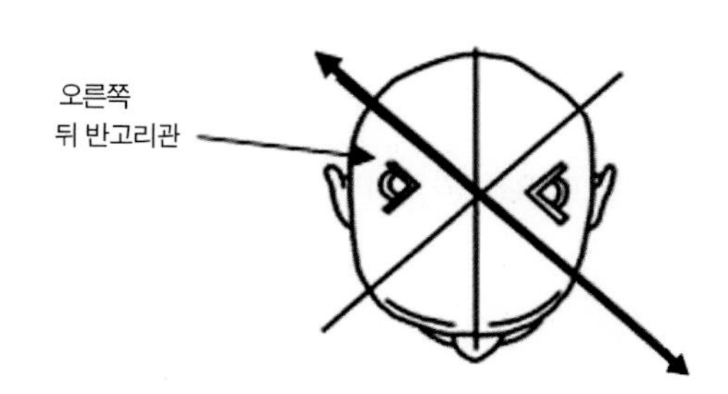

오른쪽 뒤 반고리관을 자극하려면 화살표와 같이 머리를 움직이면 된다.

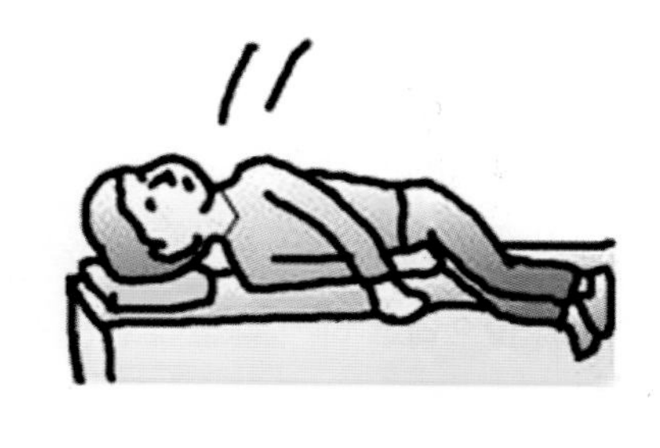

우측으로 브란트-다로프 운동을 30여 차례 반복한다.

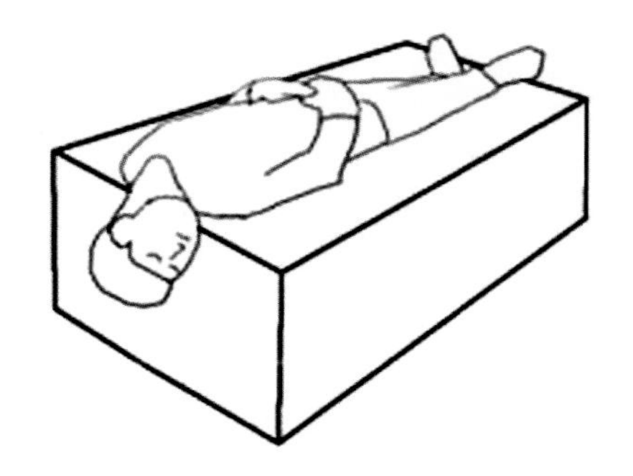

우측 딕스-홀파이크 검사에서의 자세로 2~3분 정도 누워 있는다.

일어선 자세에서 오른팔을 위로 뻗고 오른손을 보면서 허리를 뒤로 젖혔다가 좌측 아래를 향해 대각선을 그리면서 비스듬하게 허리를 숙인다. 15회 반복한다.

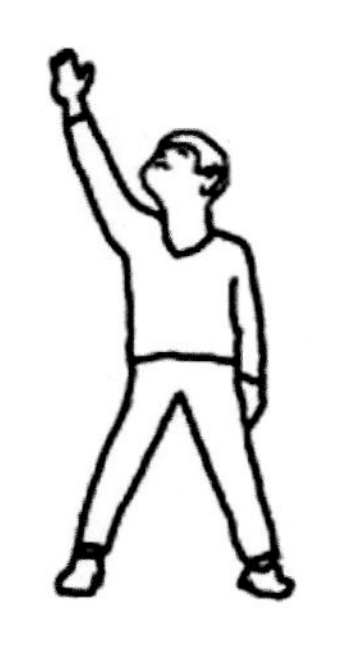

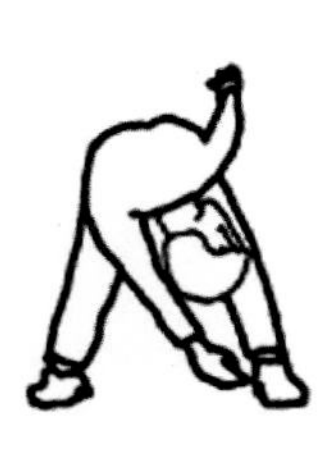

(나) 이석 재정렬(otolithic recalibration) 운동

평소에 취하지 않는 자세를 취함으로써 이석의 습관화를 유도한다. 아래 그림과 같이 거꾸리 운동을 하면 좋다.

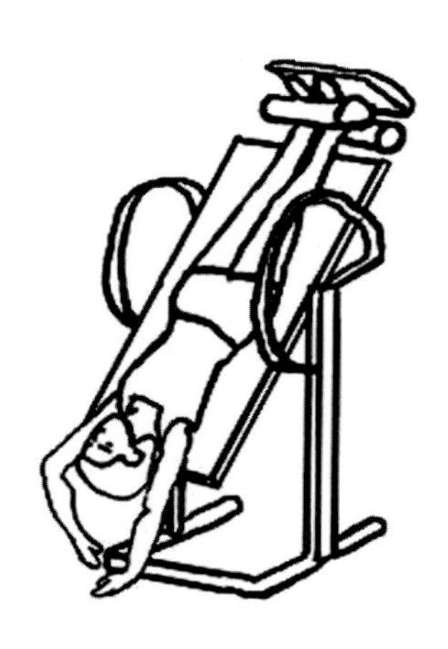

(다) 경부 근육 이완치료

어지럼이 있는 사람은 경부 근육통이 잘 생긴다. 머리를 움직이면 더 어지럽고 또 머리를 움직이지 않으려고 하기 때문에 몸을 움직일 때 목도 같이 움직이게 된다. 이러한 상태가 하루 이상 지속되면 경부 근육통이 생긴다. 따라서 경부 근육 이완치료가 필요한 경우가 많다.

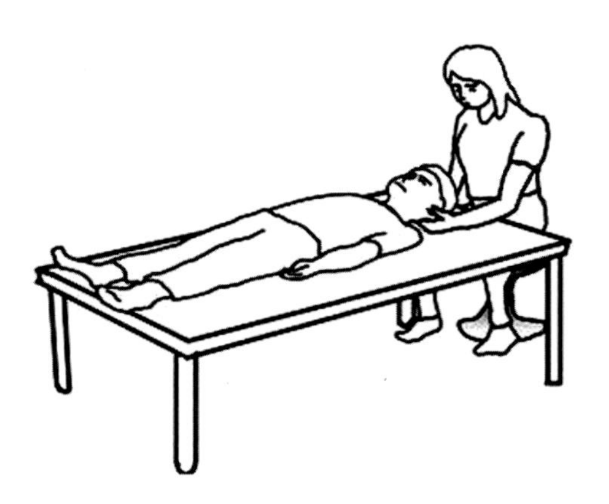

참고문헌

- Allum JH, Honegger F. A postural model of balance-correcting movement strategies. J Vestib Res 1992;2:323-347.
- Karlberg M, Magnusson M, Malmström EM, Melander A, Moritz U. Postural and symptomatic improvement after physiotherapy in patient with dizziness of suspected cervical origin. Arch Phys Med Rehabil 1996;77:874-882.

(4) 일상생활 능력 회복

(가) 실내 보행훈련

일상생활에서 보행은 가장 기본적인 동작이다. 아래와 같은 도구들을 사용하여 실내에서 훈련할 수 있다.

A. 무늬 카펫

아래 그림과 같이 횡단보도의 무늬와 비슷한 카펫을 깔고 걷는 훈련을 한다. 이런 무늬는 시야에 혼란을 주기 때문에 좋은 훈련이 된다.

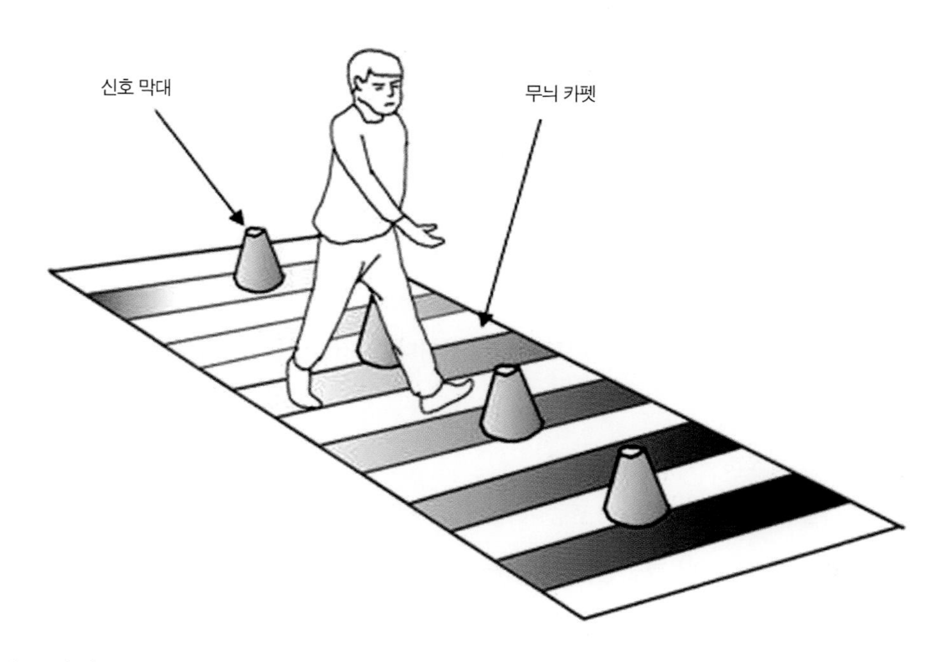

B. 신호 막대

일정한 간격으로 신호 막대를 두어 신호 막대 사이를 통과하는 훈련을 한다.

C. 숫자 세면서 걷기

숫자를 세면 주의가 산만해져 평형에 집중하기가 어려워진다. 위의 훈련을 하면서 숫자를 속으로 세게 한다. 걸으면서 다른 생각을 하더라도 넘어지지 않게 하기 위한 훈련이다.

(나) 실외 보행훈련

A. 평지 걷기

하지의 근력을 강화하기에 가장 좋은 방법은 걷는 것이다. 하루 2시간 이상 걷도록 한다. 한꺼번에 2시간을 걷는 것이 아니라 아침에 20분, 점심 식전에 10분 등과 같이 잠깐씩 걸어서 2시간을 채우도록 노력한다.

B. 계단 오르내리기

평지를 걷는 것보다 더 효과적인 방법이다.

C. 지하철 타기

지하철역에는 계단, 에스컬레이터, 승강기 등이 비교적 안전하게 설치되어 있으므로 평형 재훈련 운동에 효과적이다. 또한 지하철을 타 손잡이를 잡고 서서 균형훈련을 하도록 한다.

D. 버스 타기

보호자와 같이 버스를 타는 것도 좋은 운동이다. 복잡한 시간을 피하여 시도하도록 한다.

(다) 고공 공포증 극복하기

어지럼을 겪은 후에 고공 공포증이 생기는 경우가 있다. 3층 이상의 건물 위에서 창 아래를 내려다보도록 한다. 창문을 열 필요는 없다. 몸의 상태가 좋을 때 시도해야 한다. 피곤하거나 불안한 상태에서 시도하면 고공 공포증이 악화될 수 있다. 한 번에 적어도 1분 이상 머물도록 하여 습관화와 탈감작이 충분히 유도되도록 한다.

제6부 | 특수한 경우의 평형 재훈련 치료

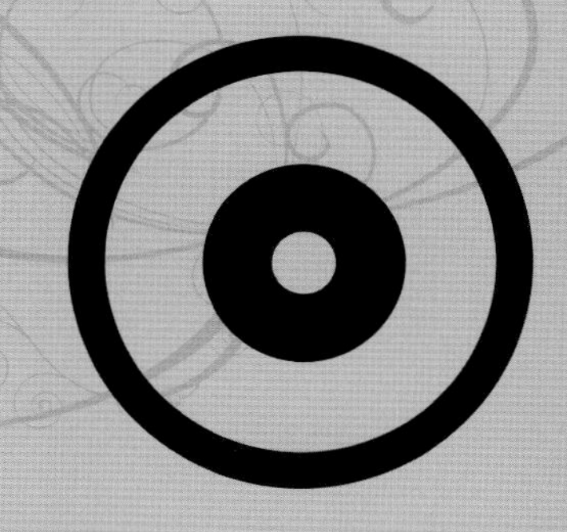

[1] 양측 전정기능 저하

(1) 주시 안정 운동

앞서 설명한 평형 재훈련 운동에 추가하여 아래의 운동을 한다. 전정-안 반사가 현저히 저하되어 있기 때문에 대신에 충동성 안운동(saccade), 원활 추적 안운동(pursuit)과 central programming을 사용하는 연습을 해야 한다.

(가) 충동성 안운동 훈련

양손을 들고 한쪽씩 빨리 시선을 돌려서 바라보는 운동을 한다. 이때 고개는 돌리지 않도록 한다.

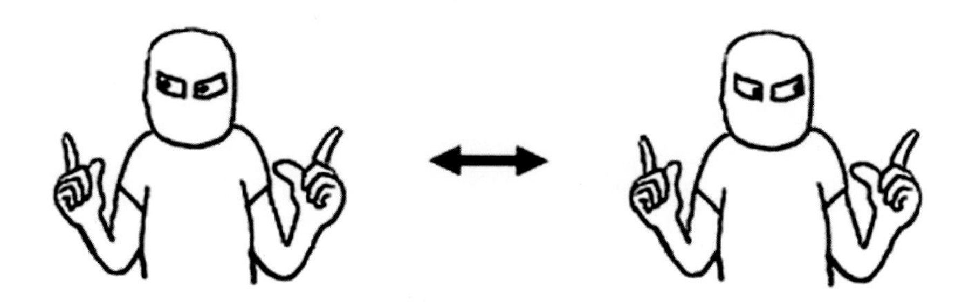

(나) 원활 추적 안운동 훈련

한손을 들고 손을 움직이면서 움직이는 손을 따라 시선을 이동시키는 운동을 한다.
이때 고개는 돌리지 않도록 한다.

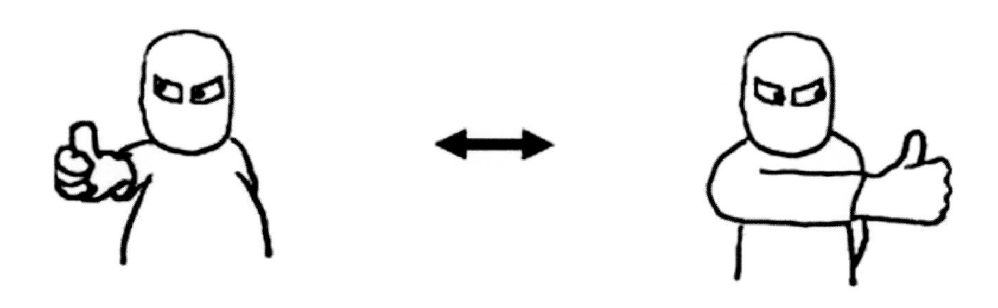

(다) 충동성 안운동과 원활 추적 안운동의 통합 훈련

① 목표물을 바라본다.
② 머리는 움직이지 말고 시야를 옆의 목표물로 옮긴다.
③ 시야를 고정한 채 머리를 움직인다.

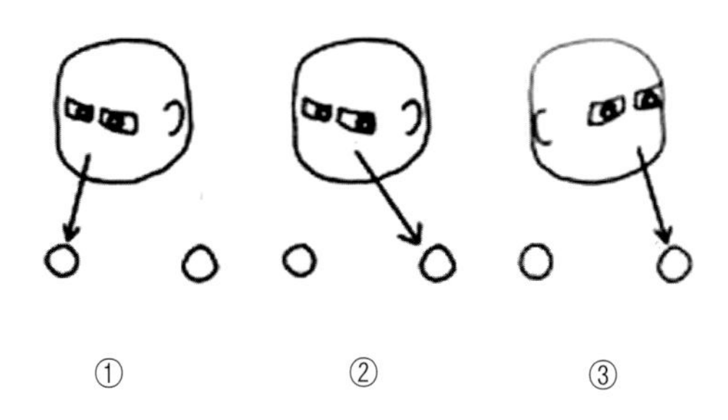

① ② ③

(라) Central programming 훈련

① 목표물을 바라본다.
② 눈을 감는다.
③ 눈을 감고서도 시야를 첫째 목표물에 고정한 채 머리를 약간 돌린다.
④ 눈을 떠서 시야가 목표물에 고정되어 있는지 확인한다.

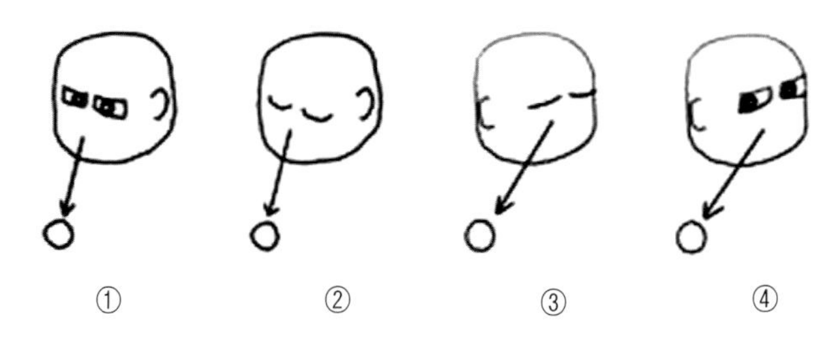

① ② ③ ④

(2) 자세 안정 운동

① 앞서 설명한 평형 재훈련 운동을 모두 연습한다.

② 사물을 바라볼 때 목을 따로 돌리지 말고 몸과 같이 움직이도록 한다.

③ 보행할 때 걸어가는 방향을 집중하여 주시하여야 한다. 위로 올려다보거나 옆 사람과 이야기하면서 걸어가면 넘어질 가능성이 크기 때문이다.

(3) 어지럼 완화

배경이 복잡한 장소에서 주시 안정과 자세 안정을 위한 운동을 한다. 동반자와 같이 큰 보도블록이 깔린 인도나 사람이 많이 다니는 시장을 걷도록 한다.

(4) 일상생활 능력 회복

① 어두운 곳에서는 전등을 먼저 켜서 시야를 확보한 후 걸음을 시작하여야 한다.

② 어지럼이 심하면 지팡이나 유모차를 이용하여 걷도록 한다.

[2] 시각 의존

시각 의존(visual dependency)을 극복하기 위한 훈련은 다음과 같다.

(1) 복잡한 배경에서 수평 머리-몸통 운동

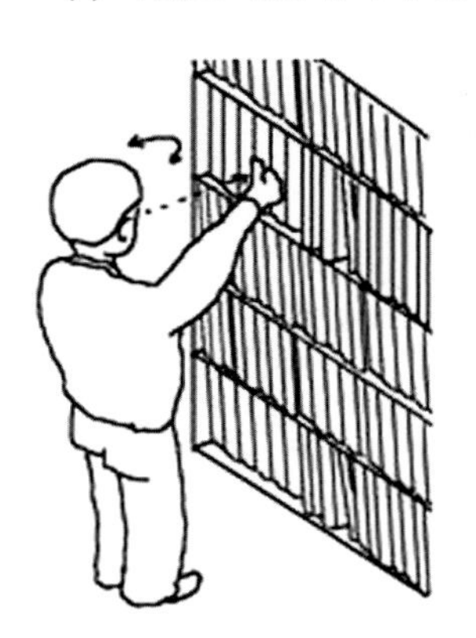

"전정-안 반사 억제"를 강화하는 운동이기도 하지만, 시각 의존을 극복하는 데 아주 좋은 운동이다. 엄지손가락에 시선을 고정하고 책꽂이, 무늬가 있는 벽지, 무늬가 있는 커튼 등을 배경으로 두어 "머리-몸통"을 좌우로 돌린다.

(2) 줄무늬 패턴을 이용한 자세 안정 운동

그림과 같이 줄무늬 패턴이 수평으로 움직이는 동영상을 제작한다. 실내가 어두운 상태에서 시각 의존이 있는 환자가 이 동영상을 바라보게 되면, 많이 흔들리거나 넘어지려는 경향이 나타날 것이다. 이 상황에서 자세를 유지하는 연습을 한다. 익숙해지면 바닥에 쿠션을 깔고 연습한다.

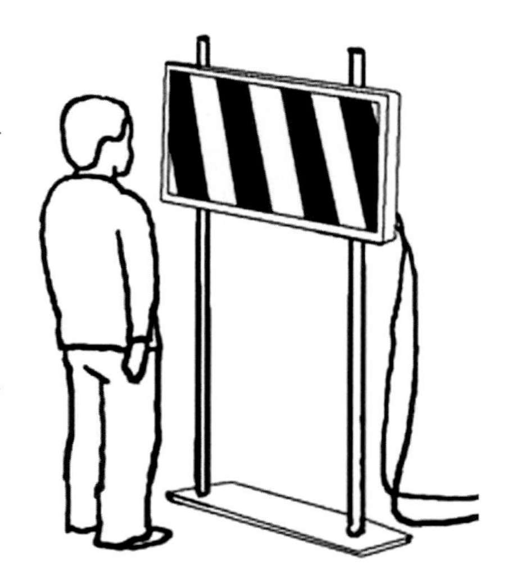

[3] 노인성 어지럼

하지의 근력을 강화하는 운동이 포함되어야 한다.

① 의자에 앉았다 서기 5회, 딱딱한 바닥 위에서
② 의자에 앉았다 서기 5회, 쿠션 위에서
③ 서서 발뒤꿈치 들기 60회
④ 발뒤꿈치 들고 걷기
⑤ 고개 돌리면서 걷기
⑥ 한발로 서기 15초 이상
⑦ 침대에 앉았다 서기 5회
⑧ 침대에 앉았다 서기 5회, 쿠션 위에서

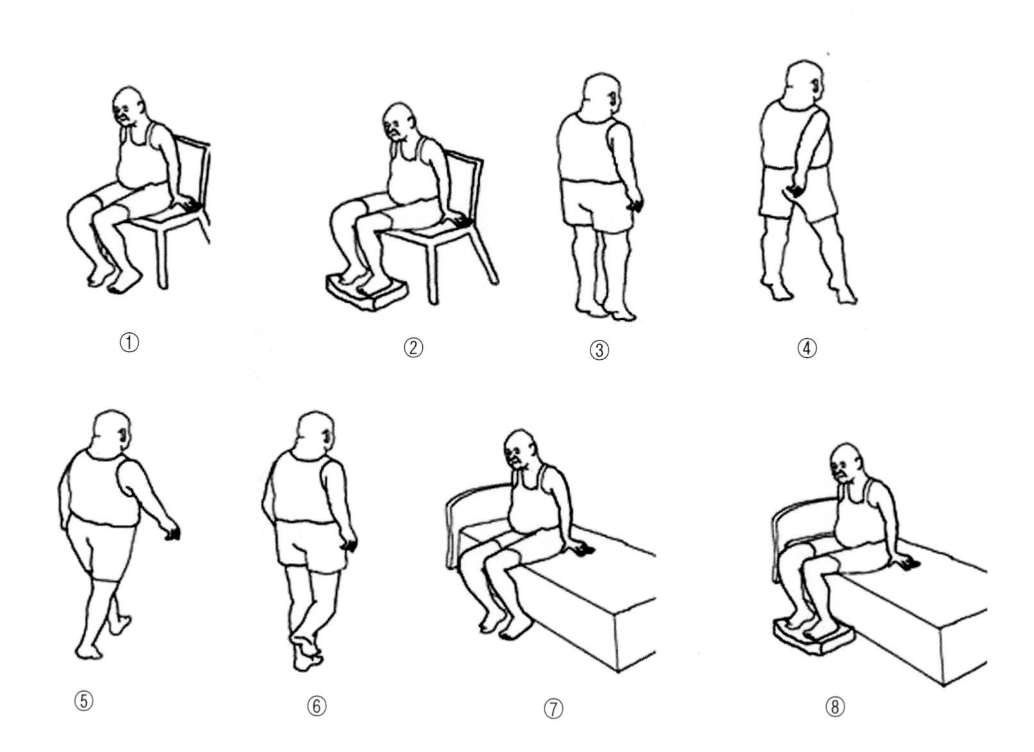

[4] 시각장애인

① 시각장애인들은 아무리 추워도 모자를 쓰지 않고 장갑을 끼지 않는다. 머리와 손의 피부로 공간감각을 느끼기 위해서라고 한다.

② 나이가 들어 시력을 잃은 사람에서 전정기능이 떨어지면 걸을 때 모자나 장갑을 끼지 않도록 교육한다.

③ 맹인에게 전정기능이 떨어지면 체성감각을 활용하는 연습을 해야 한다.

④ 평형 재훈련 운동을 열심히 하여도 효과가 없으면 지팡이를 이용하도록 한다.

[5] 모든 평형 재훈련 운동이 효과가 없을 때

평형 재훈련 운동을 충분히 해도 효과가 없을 때는 지팡이를 사용하도록 한다. 지팡이를 통하여 지면의 감각이 손으로 전해지면 체성감각이 풍부해지기 때문에 어지럼을 덜 느낀다. 지팡이를 사용하는 것도 어렵다면 보행기(walker)를 사용하도록 한다.

어떤 방법을 사용하든 하루에 걷는 시간이 모두 합쳐서 2시간 이상이 되어야 하지 근력과 평형기능이 유지된다. 그렇지만 무리하게 걷다가 넘어지지 않도록 주의해야 한다. 평형 재훈련 운동의 가장 중요한 목적 중 하나가 넘어짐을 예방하는 것이기 때문이다.

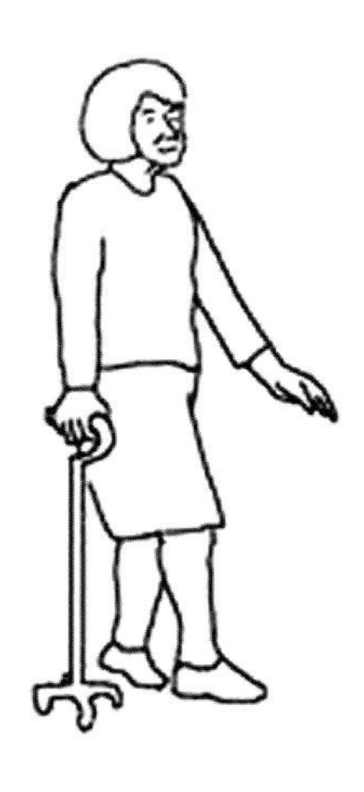

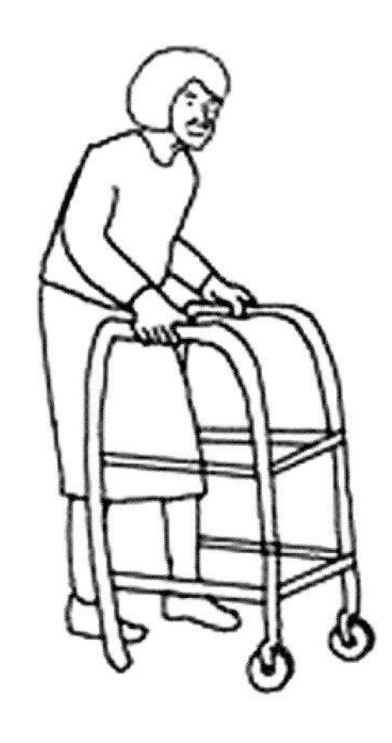

제7부 | 소프트웨어를 이용한 평형 재훈련 치료

소프트웨어로 구현되는 동영상을 이용하여 안운동 훈련을 하는 방법이다. 필자가 신화엠텍 회사와 같이 개발하고 있는 소프트웨어의 원리와 평형 재훈련 시스템의 개념을 소개한다.

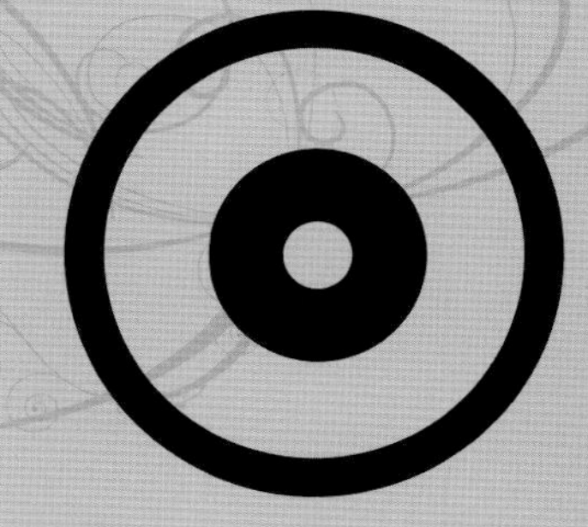

[1] 안운동 훈련의 원리

전정-안 반사가 저하되어 있는 환자에게 다른 안운동으로 그 기능을 대체하는 방법이다. 안운동 중 원활 추적 안운동(pursuit), 충동성 안운동(saccade)과 시운동 안진(optokinetic nystagmus)을 이용한다.

(1) 원활 추적 안운동

① 수평 원활 추적 안운동(pursuit horizontal)

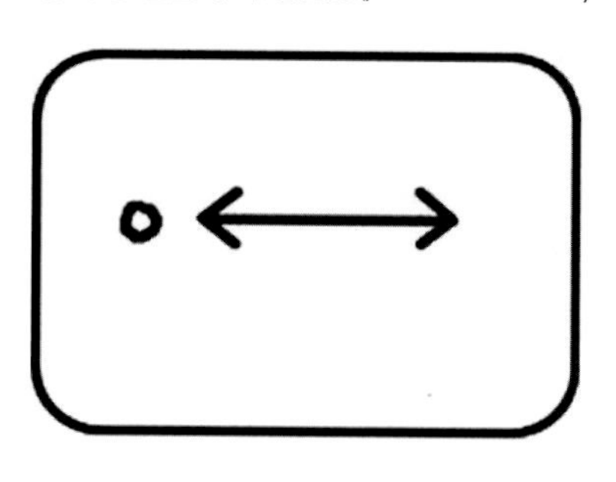

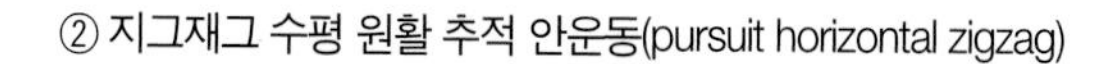

② 지그재그 수평 원활 추적 안운동(pursuit horizontal zigzag)

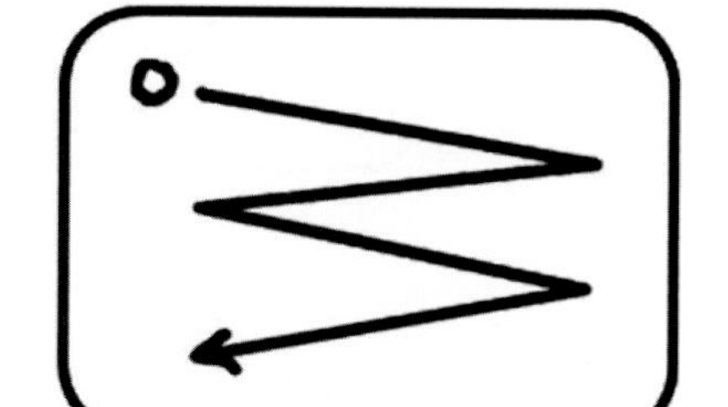

③ 수직 원활 추적 안운동(pursuit vertical)

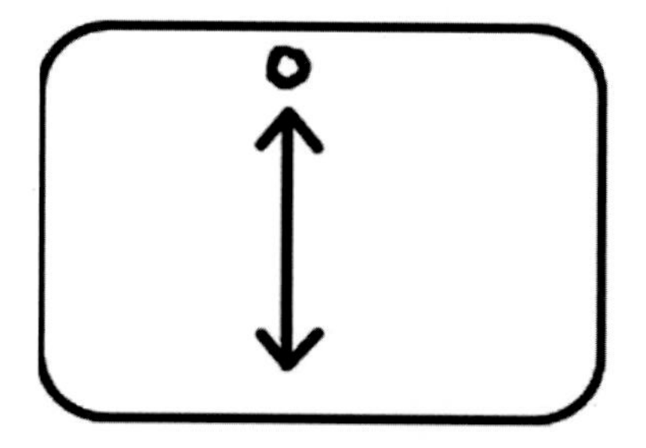

④ 지그재그 수직 원활 추적 안운동(pursuit vertical zigzag)

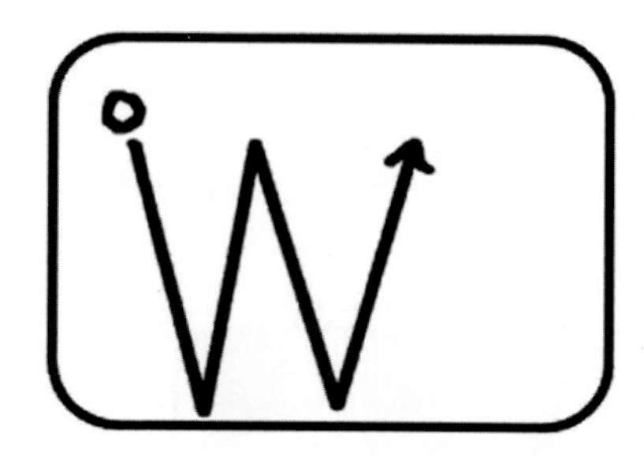

⑤ 시계 방향 타원 원활 추적 안운동(pursuit circle)

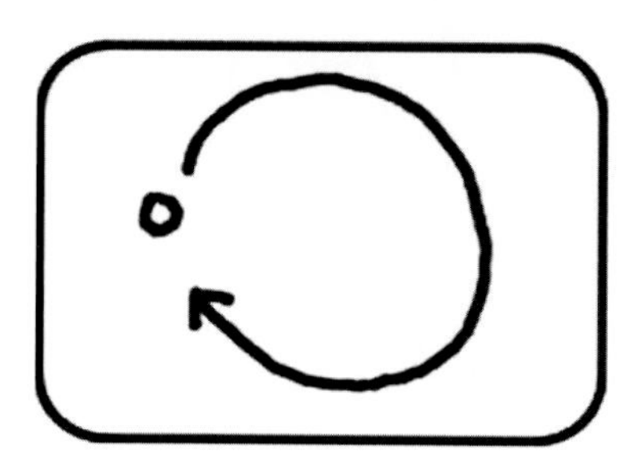

⑥ 시계 반대 방향 타원 원활 추적 안운동(pursuit circle)

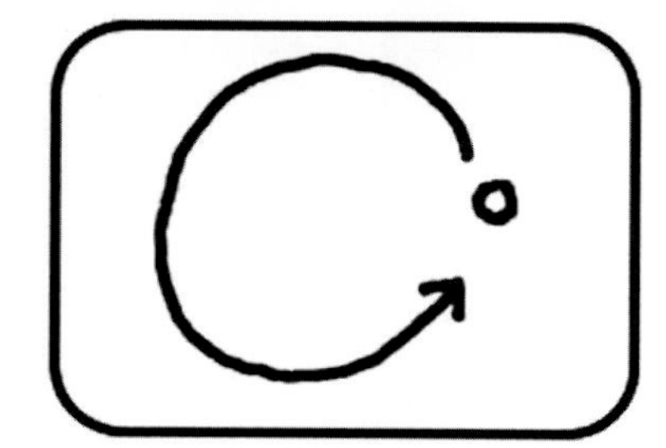

(2) 충동성 안운동

① 수평 충동성 안운동(saccade horizontal): 교대로 깜박이는 수평에 있는 두 점을 번갈아 바라보게 한다. 속도를 다양하게 하여 훈련한다.

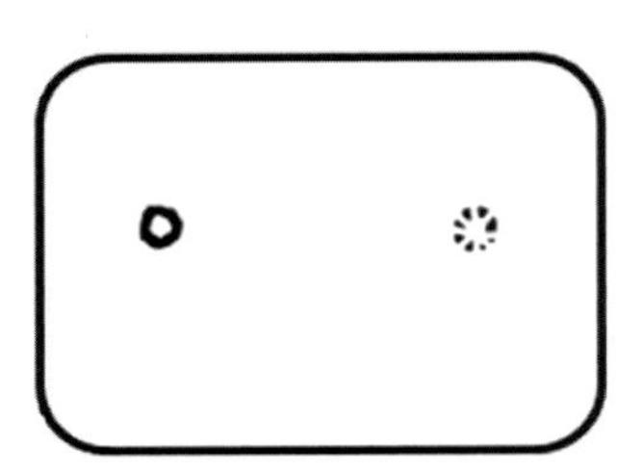

② 수직 충동성 안운동(saccade vertical): 아래 위로 위치한 두 개의 점을 번갈아 바라보는 훈련이다.

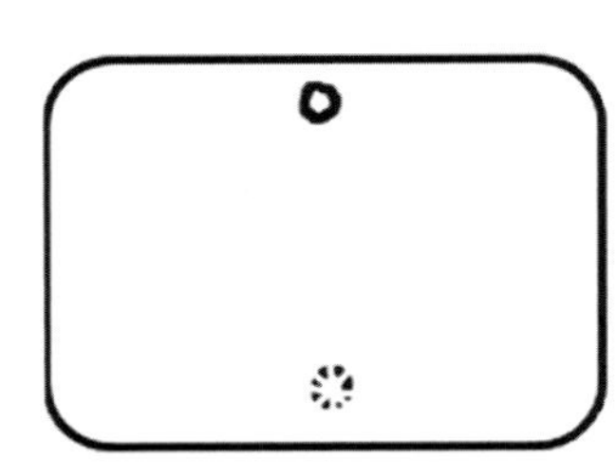

③ 무작위 충동성 안운동(saccade random): 무작위로 깜박이는 점을 따라가며 보는 훈련이다.

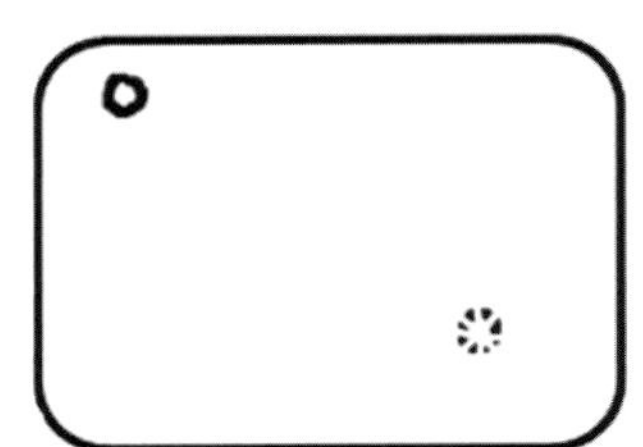

(3) 시운동 안진

시운동 안진을 억제하는 훈련이다. 특히 시각 의존(visual dependency)이 있는 환자에게 필요한 훈련이다. 주위를 컴컴하게 하고, 큰 모니터에 아래 그림과 같은 무늬의 패턴을 한 방향으로 계속 움직이게 하고, 발바닥에 쿠션을 깔고, 모니터를 보면서 몸의 균형을 잡는 훈련을 한다. 마치 흐르는 강물을 내려다보면 어지러워지는 것과 같은 원리이다. 모니터가 시야 전체에 들어올 수 있을 정도로 커야 효과가 좋다.

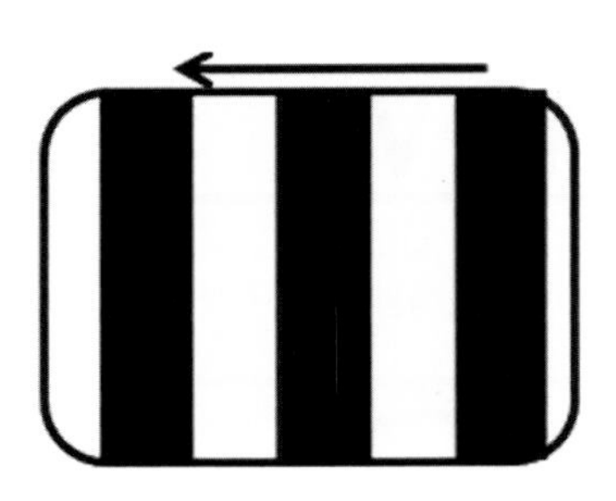

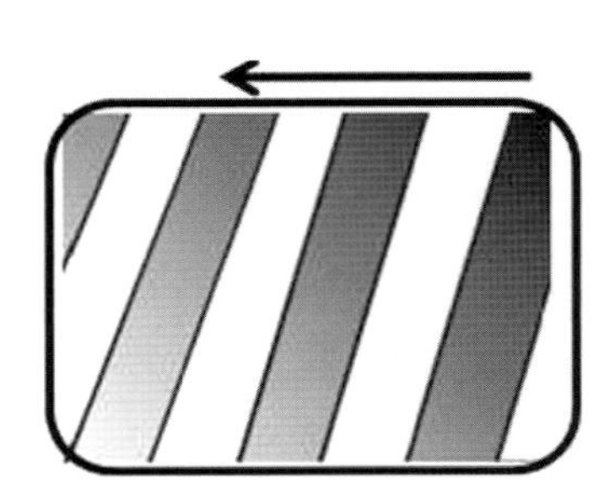

[2] 안운동 훈련의 실제

앞에 소개한 안운동 훈련을 위한 동영상들을 아래 그림과 같이 큰 모니터에 나타나게 하여 훈련한다.

(1) 초급

어지럼이 심할 때에는 앉아서 모니터를 보면서 안운동을 훈련하도록 한다.

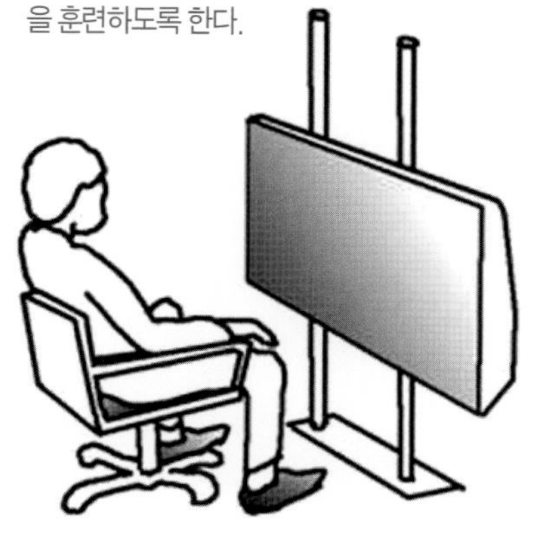

전정-안 반사를 강화하는 운동도 모니터를 이용하면 편리하다.

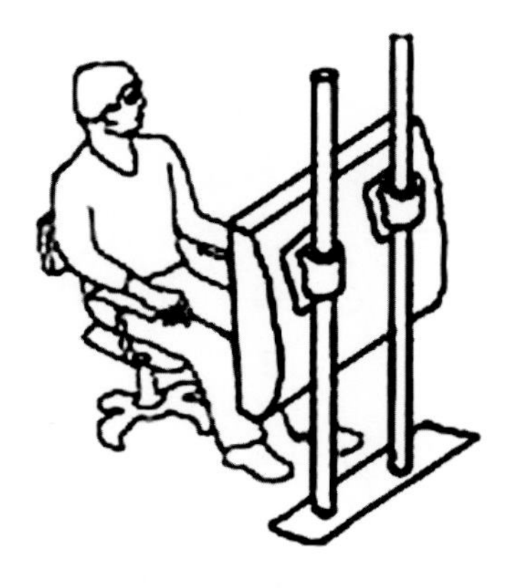

(2) 중급

어지럼이 호전되면 서서 훈련하도록 한다.

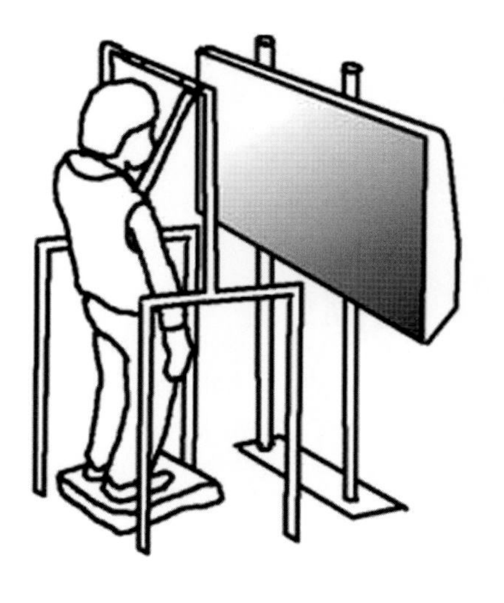

(3) 시운동 안진 억제훈련

시운동 안진 억제훈련은 실내를 어둡게 하거나 그림과 같이 모니터 주위를 덮어서 어둡게 해야 효과적이다.

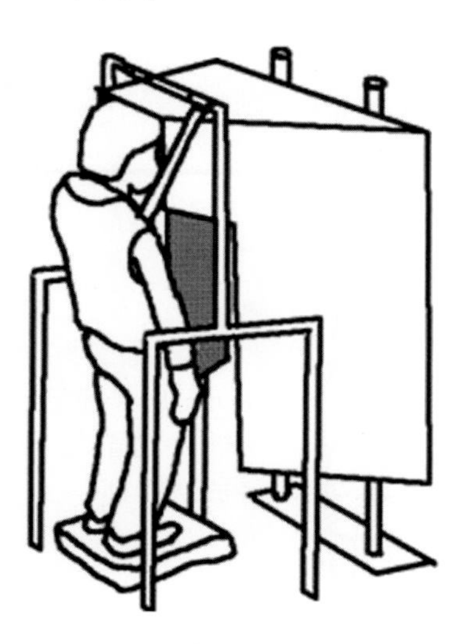

[3] 예측 안운동 훈련

"예측(predicting) 안운동 훈련"은 소뇌의 예측능력을 강화시키는 훈련이다. 소뇌에는 다양한 물체의 움직임이 기억되어 있기 때문에 물체나 머리가 움직일 때 그 움직임을 미리 예측하는 능력이 있다. 이를 강화시키면 시야를 안정시키는 데 도움이 된다. 아래 그림은 충동성 안운동과 예측 안운동을 조합한 훈련 방법이다.

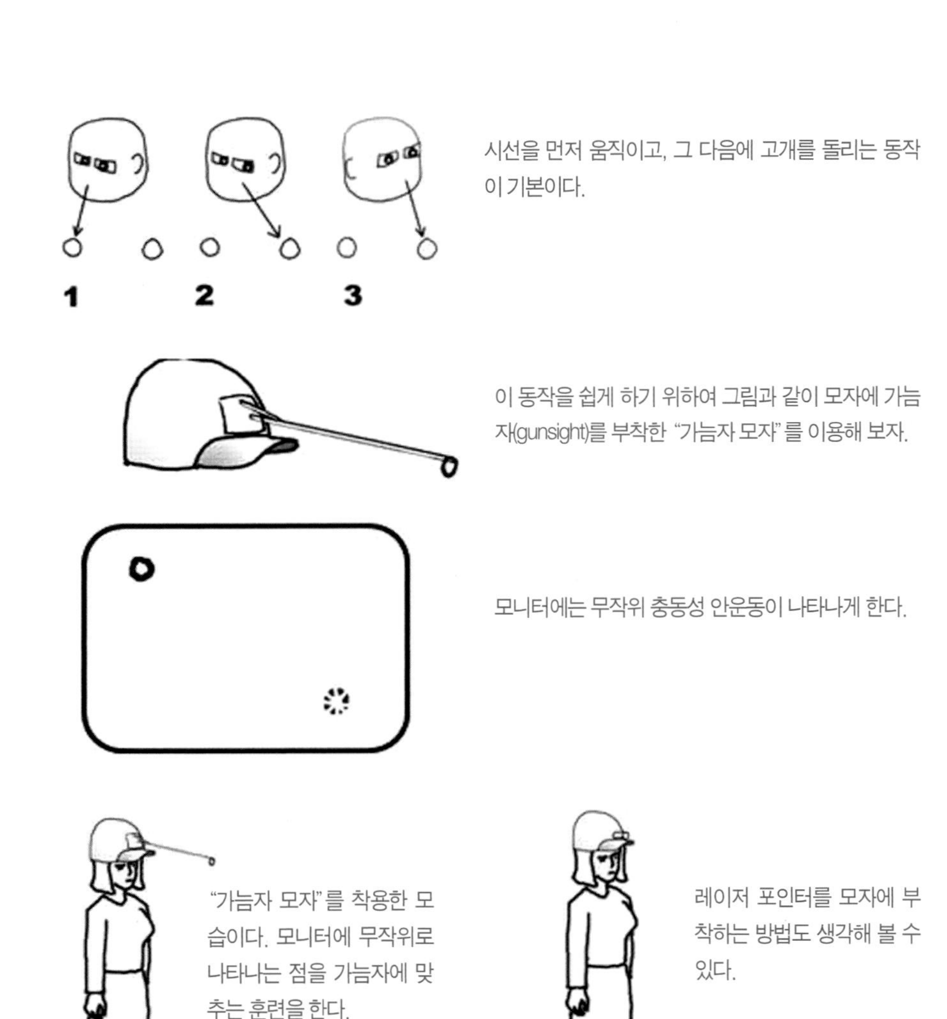

[4] 몸통 조절훈련

몸통에 가늠자를 부착하여 모니터에 무작위로 나타나는 점을 가늠자로 맞추는 연습을 하면 몸통 조절능력을 강화하는 훈련이 된다.

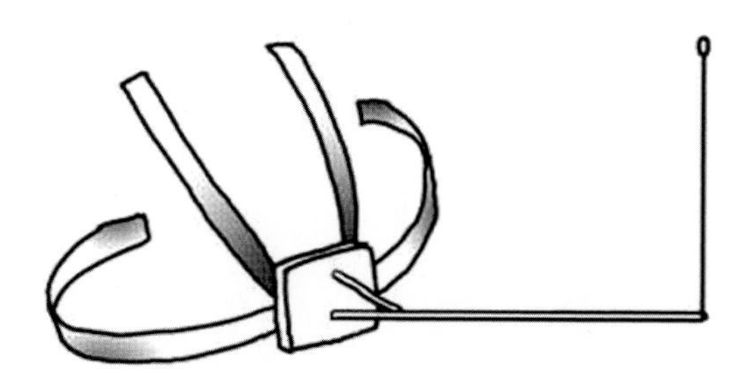

그림과 같이 목에 걸 수 있는 "가늠자 목걸이"를 만든다.

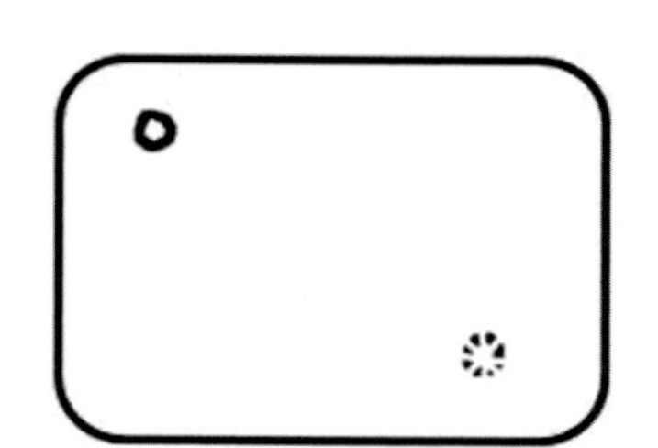

모니터에는 무작위 충동성 안운동이 나타나게 한다.

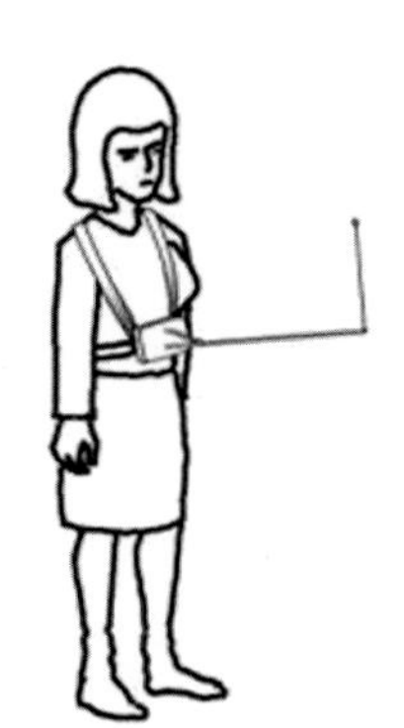

"가늠자 목걸이"를 착용한 모습이다. 모니터에 무작위로 나타나는 점을 가늠자에 맞추는 훈련을 한다.

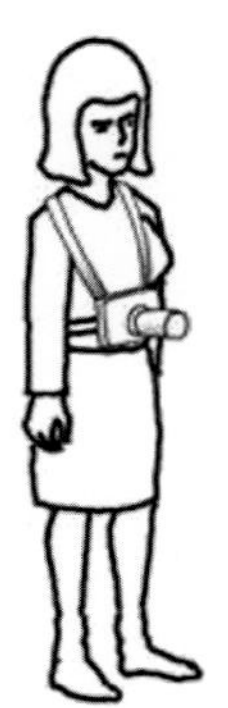

레이저 포인터를 목걸이에 부착하는 방법도 생각해 볼 수 있다.

[5] 평형 재훈련 치료

아래는 필자가 고안한 평형 재훈련 치료 시스템을 그린 것이다.

평형 재훈련 치료 시스템
(Balance Retraining Therapy System)

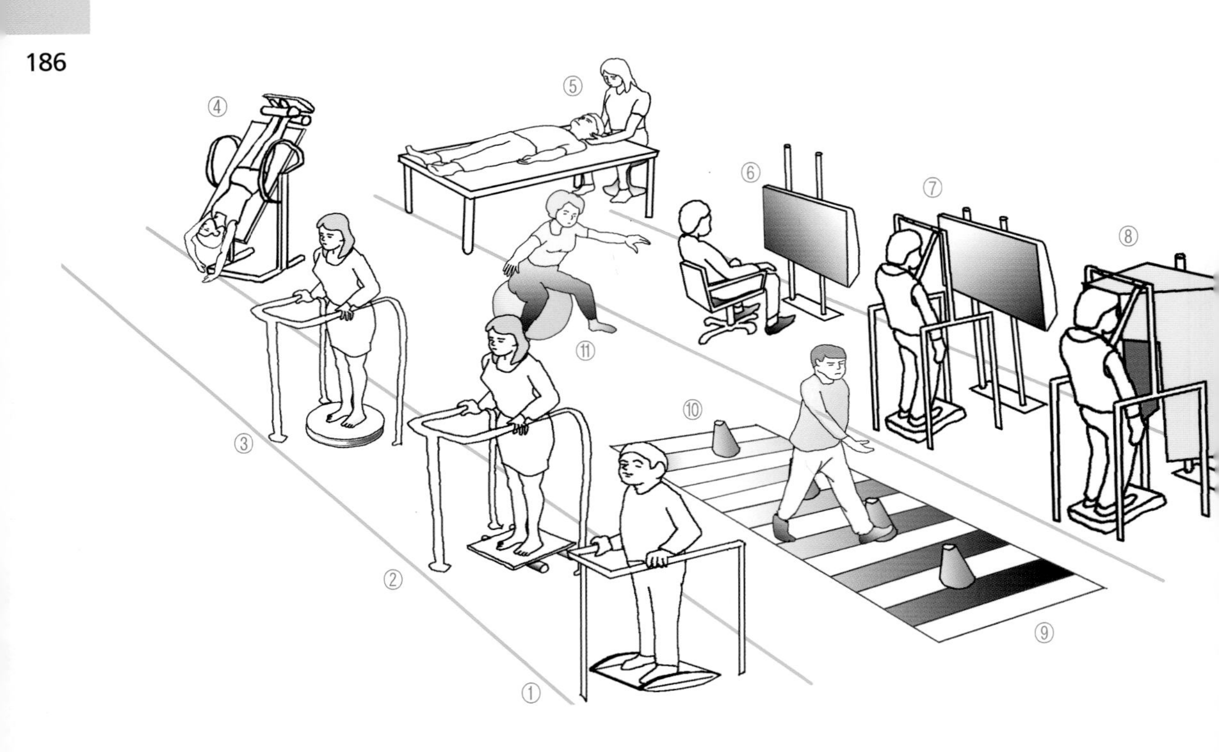

① Sway board, ② Sliding board, ③ Spinning board, ④ Inversion table, ⑤ Neck muscle relaxation therapist, ⑥ Saccade & pursuit retraining exercise, ⑦ Weight shifting training, ⑧ Visual dependency retraining, ⑨ Gait training carpet, ⑩ Signal cone for gait training, ⑪ Swiss ball bouncing exercise (for postural balance training).

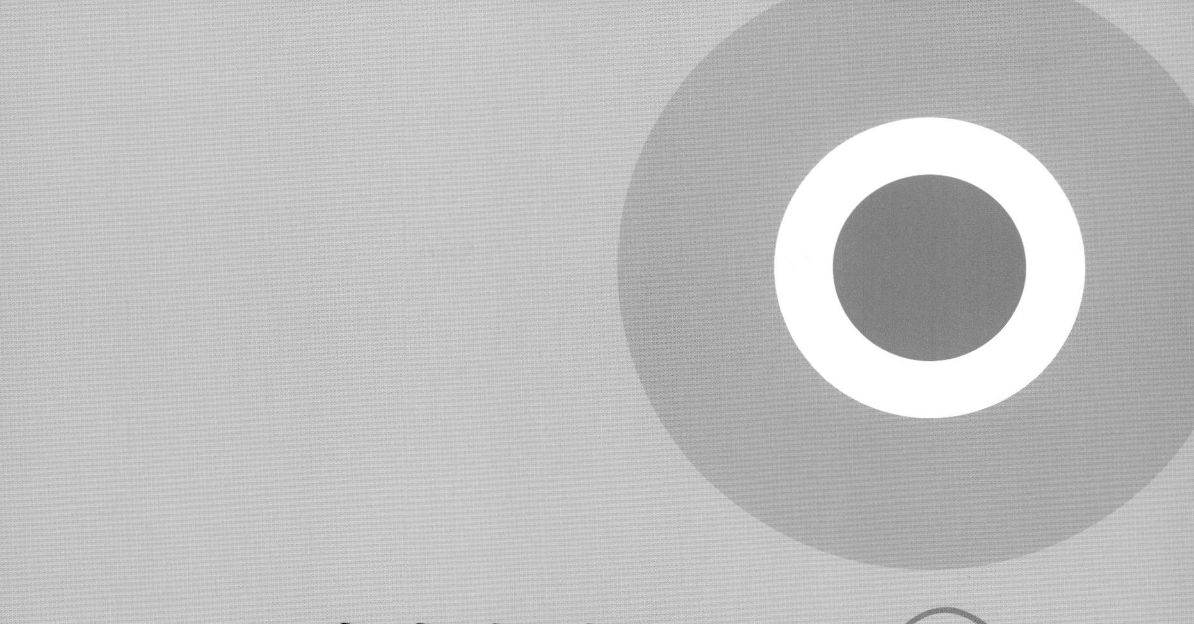

제8부 | 어지럼 진료 장비

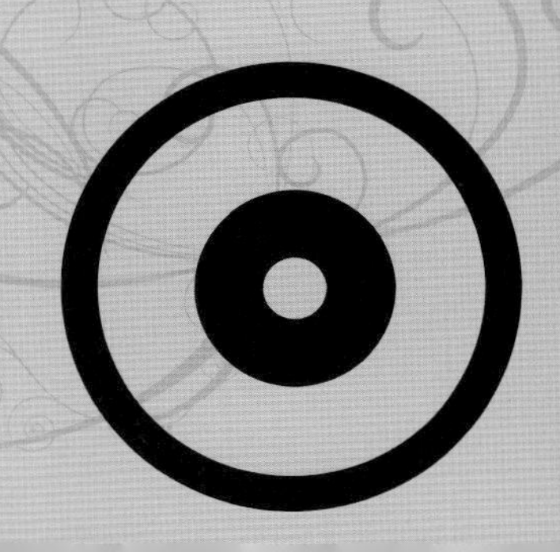

막히지 않는 세면대
구토를 한 후에 입을 헹굴 때 필요하다. 구토물에 의해서 막힐 위험이 있으므로, 막히지 않게 하려면 건물 설계시 씽크대를 설치하도록 한다.

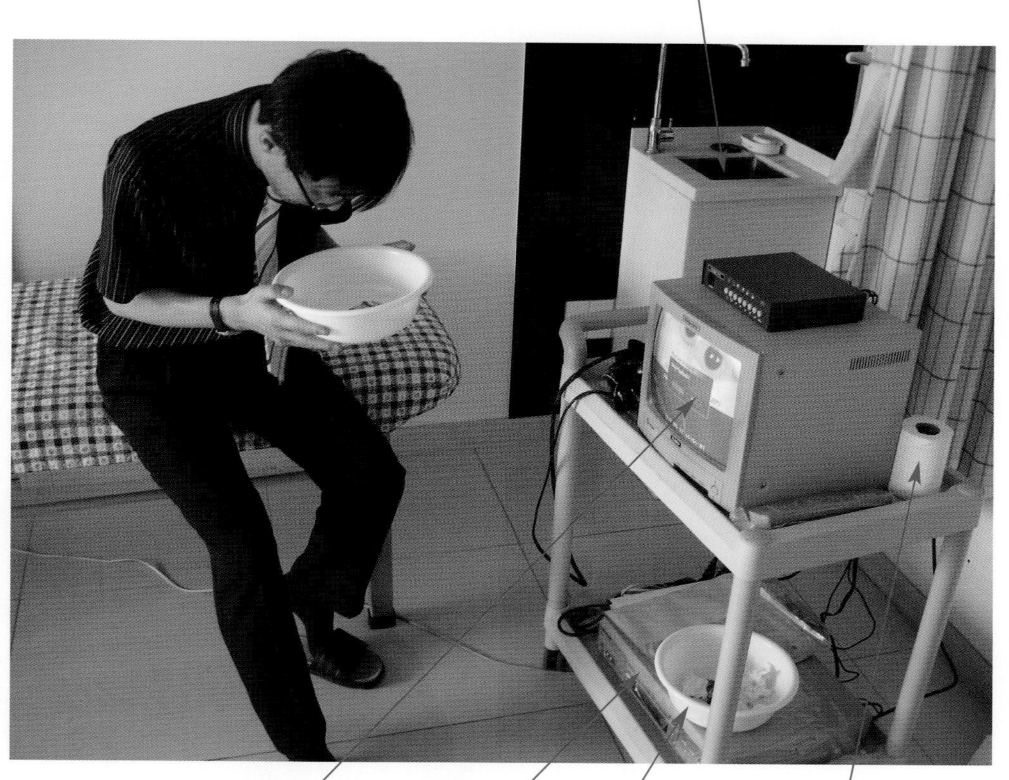

비디오 프렌젤 안경
제품명: 의료용 카메라
모델: Easy-eyes
제조판매: 에스엠 메드
전화: 02-2028-0852
slmed@hanmail.net

주빌로 콤보(Jubilo Combo)
디지털 녹화기이다.

구토 그릇
즉시 교환할 수 있도록 2개 이상 준비해 놓는다.

휴지
프렌젤 안경의 피부 접촉 부분을 닦는 데 사용한다(렌즈는 닦을 일이 거의 없다).

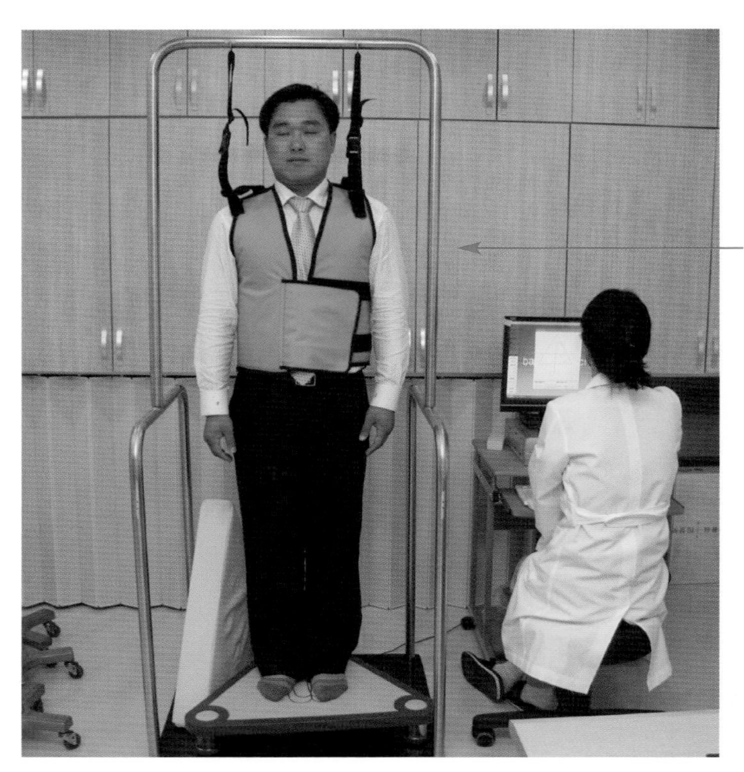

정적 자세 검사기(Posturography)
제품명: 운동실조 묘화기
모델: Bache
제조판매: 신화 엠텍
전화: 043-211-6688
홈: http://www.shmt.net
제품개발 문의: 한병인 박사
(053-252-2225)

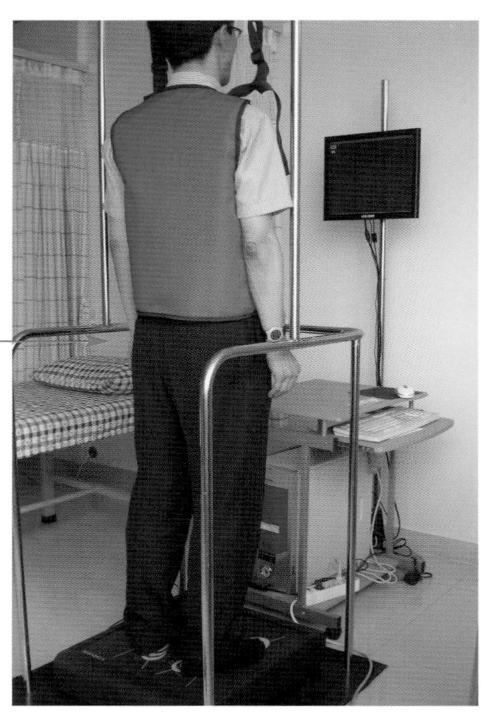

다이나믹 바체
제품명: 운동실조 묘화기
모델: Dynamic Bache
제조판매: 신화 엠텍

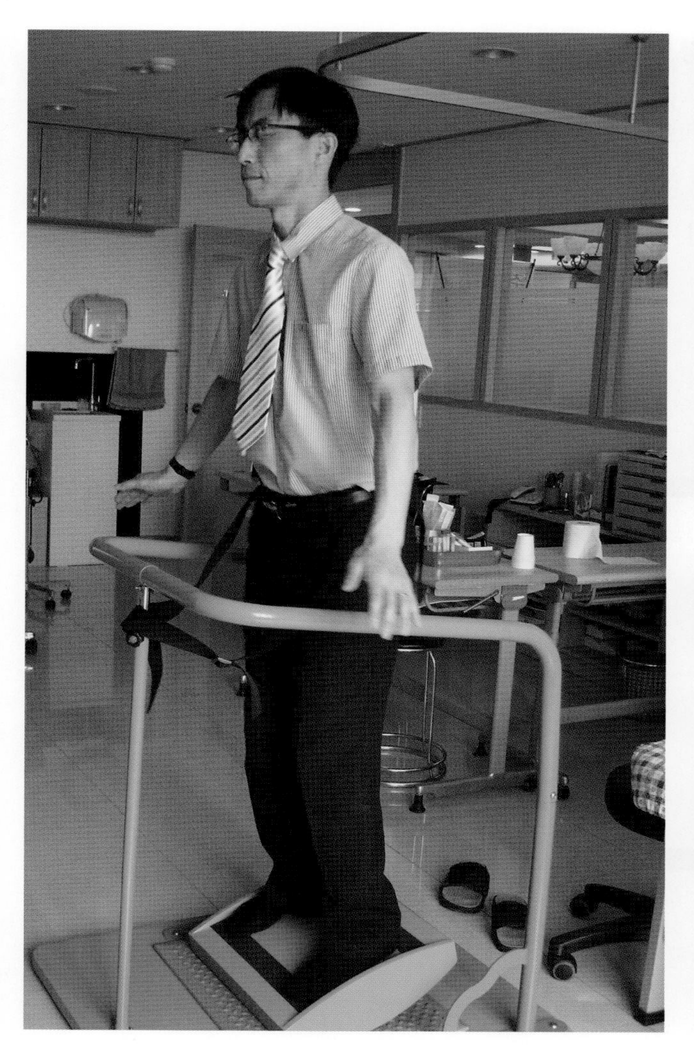

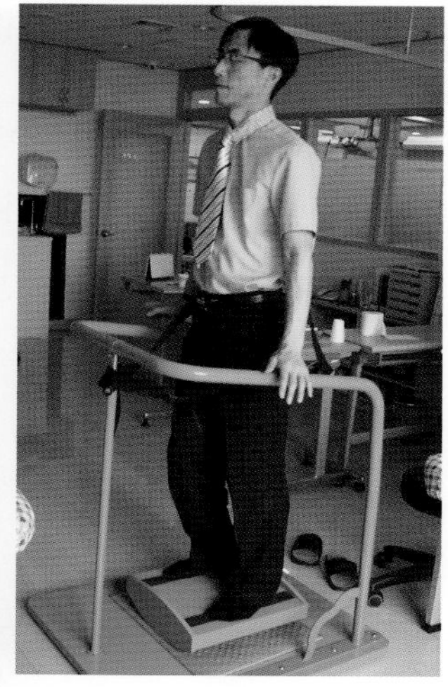

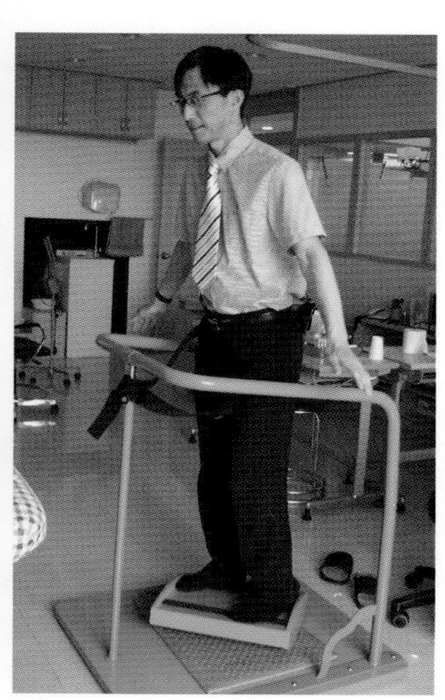

평형훈련 발판
모델: Sway board
제조판매: 신화 엠텍
전화: 043-211-6688
홈: http://www.shmt.net
제품개발 문의: 한병인 박사
(053-252-2225)

정적 자세 검사기 판독 요령

정적 자세 검사기(static posturography)는 고정된 바닥 위에 사람이 가만히 서 있는 상태에서 흔들림의 정도를 측정한다. 눈을 뜨고 측정하고 눈을 감고 측정한다. 아래 그림과 같이 사람이 서 있는 모습을 생각하면서 그래프를 보면 이해하기 쉽다.

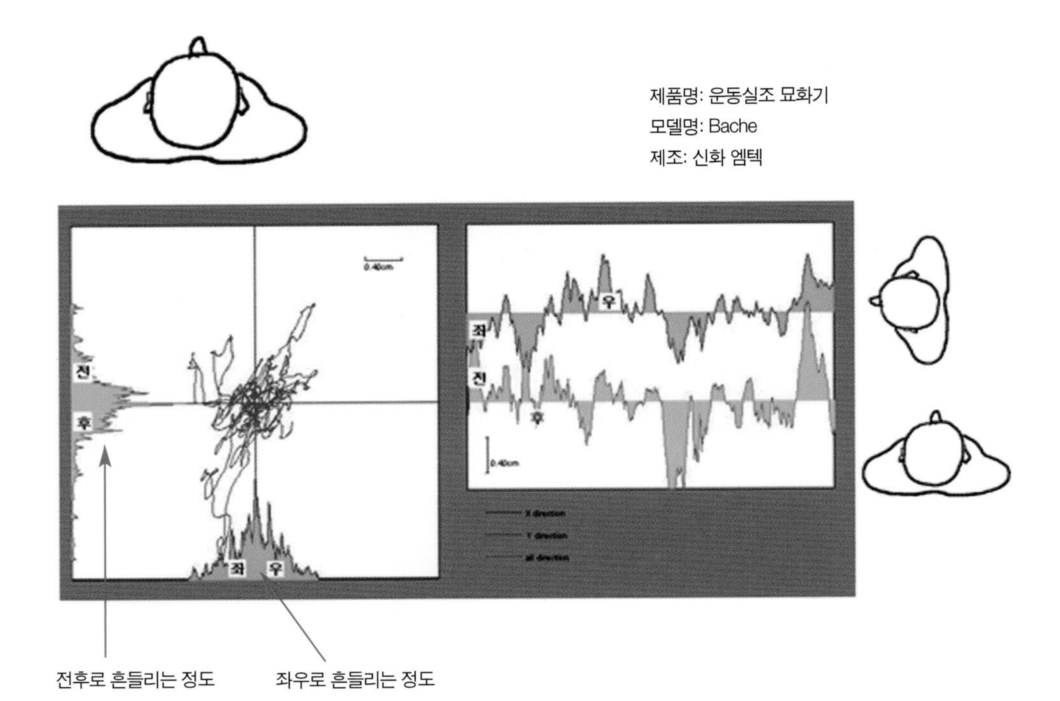

왼쪽 그래프에서 가로축은 좌우로 흔들리는 정도이고 세로축은 전후로 흔들리는 정도이다.

오른쪽 그래프에서 가로축은 시간, 세로축은 흔들리는 궤적을 나타낸다. 위의 빨간색 궤적은 좌우 방향, 아래의 연두색 궤적은 전후 방향의 흔들림을 나타낸다.
흔들리는 궤적의 길이를 trace length, 흔들리는 궤적의 위아래로 형성된 면적을 envelop area라고 한다.

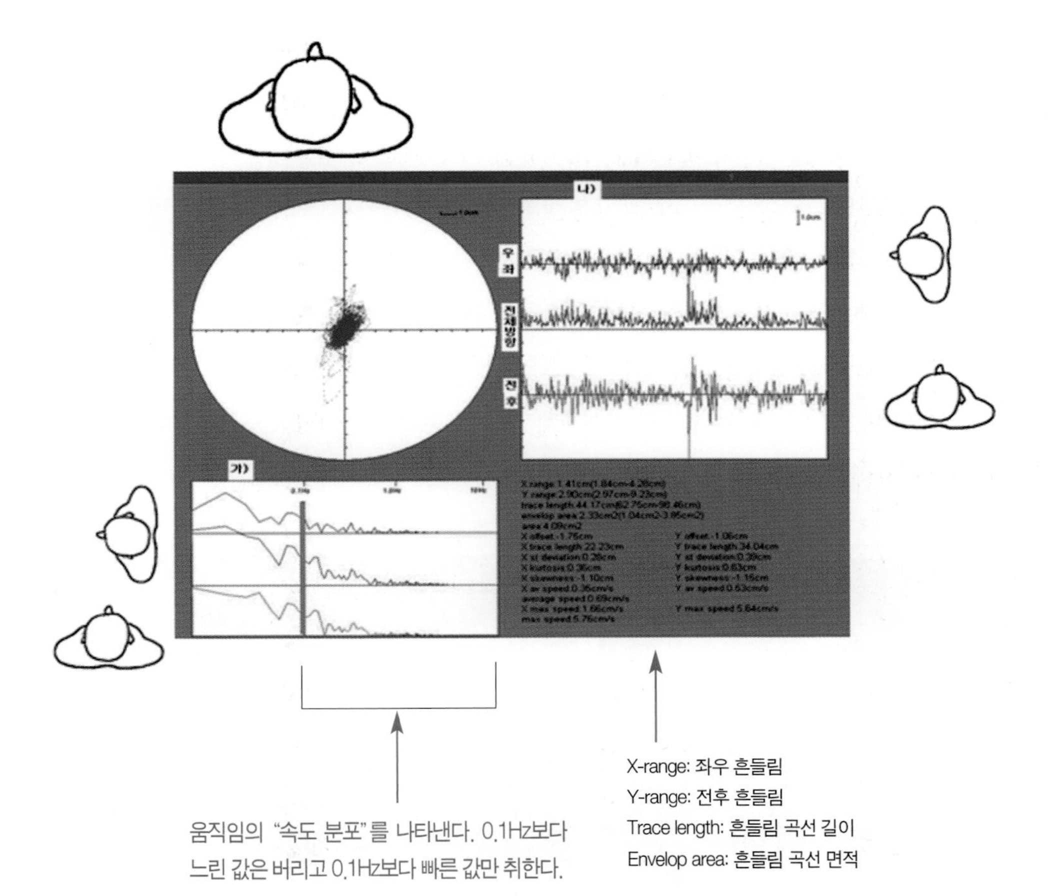

정적 자세 검사기로 측정된 값은 두 번의 측정치를 비교할 경우에 가치가 있다. 눈을 뜬 상태와 감은 상태에서 어떻게 변하는지 또 치료 전과 후를 비교하여, 흔들림이 어떻게 변하는지를 비교하는 검사기인 것이다.

전정기관 모형

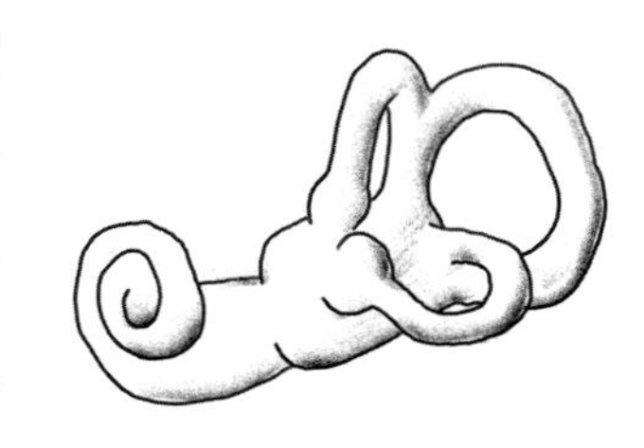

아래 왼쪽 사진은 이 책을 준비하는 데 도움이 되었던 전정기관 모형인데, 아스프렐라(Asprella) 박사로부터 선물 받은 것이다. 아스프렐라 박사는 바누키-아스프렐라 치료법을 개발한 이탈리아의 이비인후과 의사이다. 오른쪽 위의 사진은 아스프렐라 박사의 병원 진료실에서 서로의 선물을 교환하는 장면이다. 필자는 뇌혈관 모형을 선물하였다. 오른쪽 아래의 사진은 필자의 "뇌혈관 모형"이다.

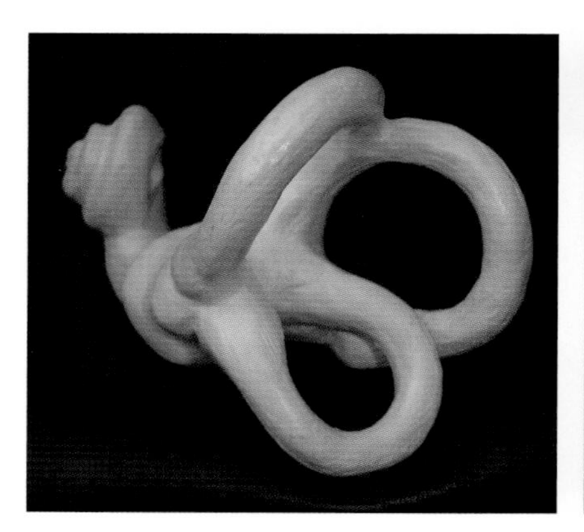

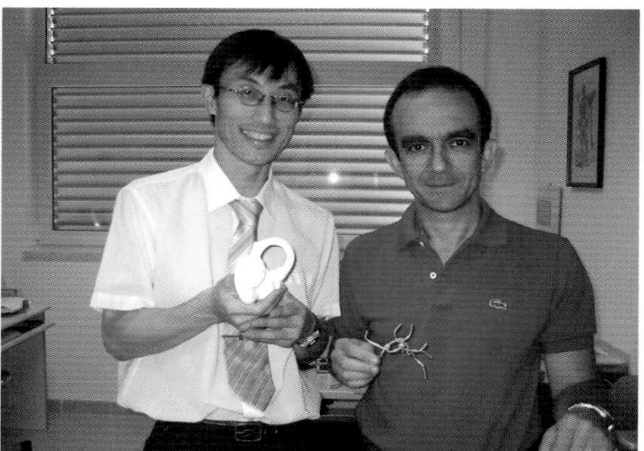

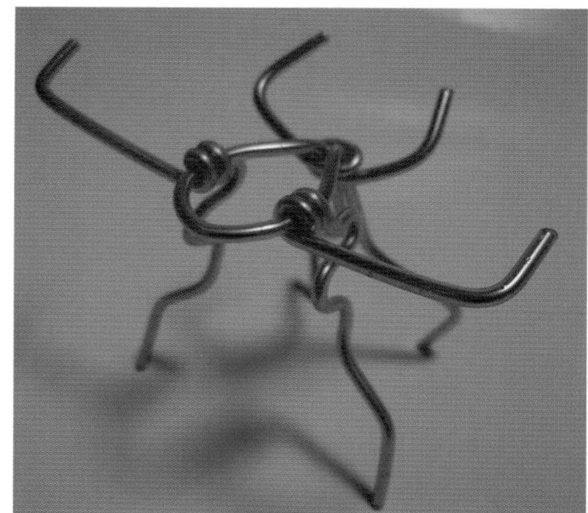

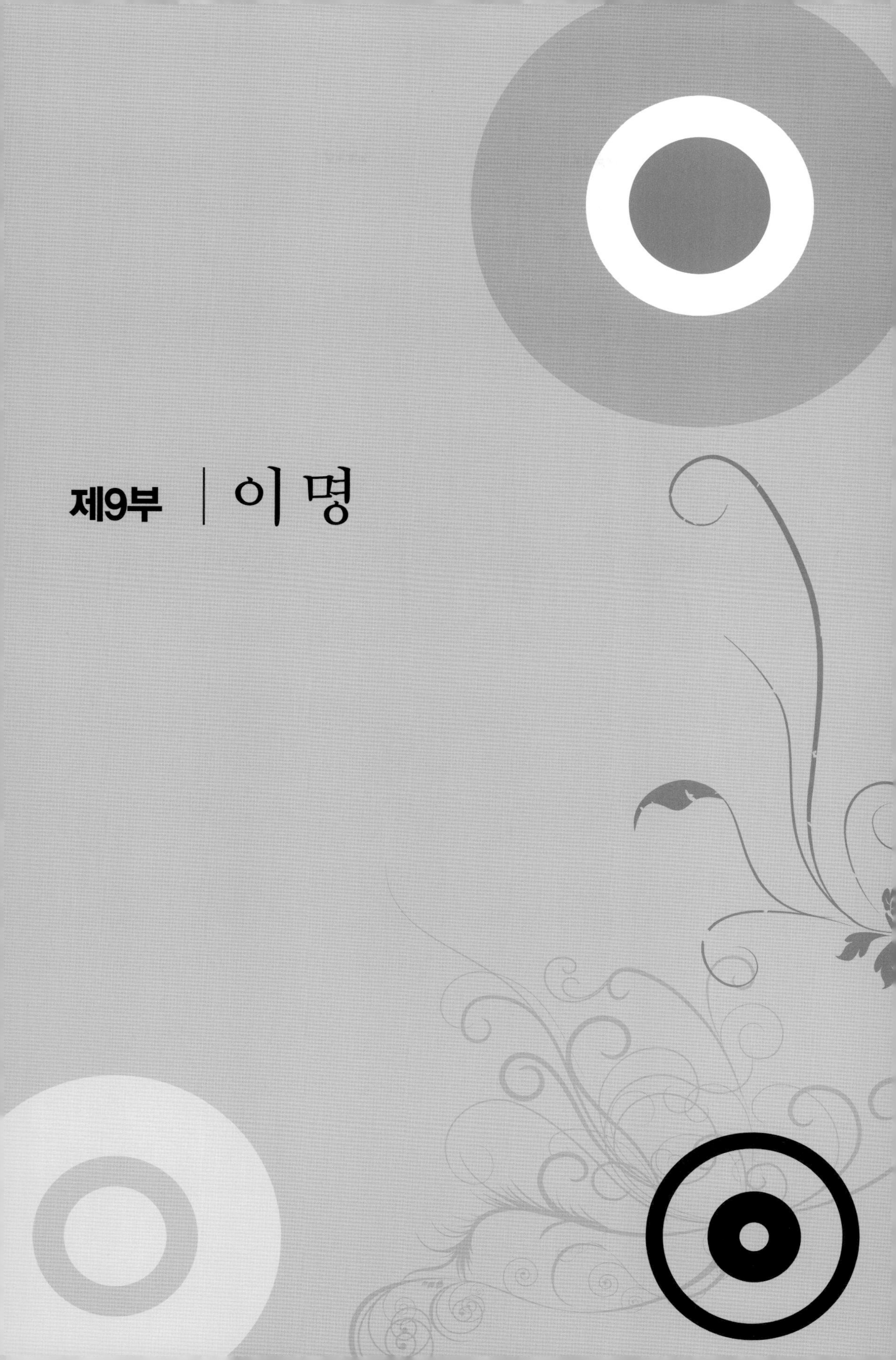

제9부 | 이 명

[1] 정의

귀울림 또는 이명(耳鳴, tinnitus)이란 외부에서 소리가 나지 않는데도 불구하고 자신의 귀에 소리가 들리는 현상이다. 정상인도 귀 부위를 세게 부딪치거나 매우 큰 소음을 들었을 때 이명을 경험하는 경우가 있는데, 수 시간 내지 수 주 후에 없어지면 "생리적인 이명"이라 하고 이보다 오래 지속되어 생활에 지장을 주게 되면 "병적인 이명"이라 한다.

[2] 유병률

이명은 전 세계 인구의 약 15%에서 발생하며(Martin WH, 1993), 특히 청각장애를 가진 사람들의 70~80%에서 나타난다(Ito J & Sakakihara J, 1994). 이명 유병률은 연령에 따라 증가하는데, 젊은 연령대보다 65~75세에서 더 흔하다. 어린이들도 청각장애가 있으면 이명이 나타나는 경우가 있다.

[3] 분류

이명은 크게 두 가지로 분류하는데, 자신에게만 들리는 "주관적 이명"과 다른 사람에게도 들리는 "객관적 이명"으로 분류한다.

주관적 이명은 물리적 소리가 없는 상황에서 소리를 개인적으로 지각하는 것이다. 이러한 이명은 귀나 청각 신경계의 이상을 반영한다. 주관적 이명은 질환이 아니라 증상이다. 종종 원인을 찾을 수 없으며, 원인을 찾더라도 치료되지 않는 경우도 있다. 그래서 이명 자체보다는 이명에 대한 습관화를 촉진하고 이명 때문에 유발된 불안, 우울, 수면장애 등을 억제하는 방향으로 치료를 하는 것이 좋다.

객관적 이명은 신체에서 생성되고 정상적인 방식으로 감지되는 생리적 소리(예를 들어 동정맥 기형, 사구 종양, 동맥류, 대혈관 잡음, 양성 두개내압상승, 고 심박출량), 측두하악관절장애, 중이근의 자연 수축, 구개 간대성근경련, 고막긴장근 연축, 넓어진 유스타키오관 등에 의해 나타난다. 혈관의 질환으로 인한 이명은 심박동수와 동일한 박동의 빈도를 가지며 박동성인 것이 특징이다. 한편 시계 소리처럼 째깍거리는 이명도 있는데, 이러한 이명은 청진

기로 들리는 경우도 있다.

다른 분류방식으로 "음조 이명(tonnal tinnitus)"과 "기계적 이명(mechanical tinnitus)"이 있으며, 원인에 의한 분류이기 때문에 최근에는 이 방식을 많이 사용한다.

기계적 이명은 신체 기관이나 조직에서 비롯되므로 "신체 이명(somatosound)"이라고도 한다. 귀 주위에 있는 작은 혈관이나 협착이 있는 경동맥에서 발생하는 이명은 심장박동과 비슷하기 때문에 '박동성 이명'이라고도 한다. 그렇지만 이명이라고 하면 대부분 음조 이명을 의미하므로 본문에서 말하는 이명은 음조 이명을 의미한다는 점에 유념하기 바란다.

[4] 음조 이명

1. 음조 이명의 특징

음조 이명은 한쪽 귀 혹은 양쪽 귀에서 서로 다르거나 동일한 강도로 나타난다. 소리가 머릿속이나 바깥에서 나는 것처럼 느끼기도 한다. 이명이 심할수록 청각 손실도 더 심한 경향이 있지만 예외도 있다. 이명은 간헐적이거나 지속적일 수 있고, 혹은 그 심각도가 때때로 달라질 수도 있다. 간혹 소리에 대한 과민성, 즉 큰소리에 대하여 과도하게 예민해지는 증상(청각과민, hyperacusis)이 동반되기도 하는데, 이명 환자들 중 약 40%에서 발생한다(Coles, 1996; Jastreboff, 2000). 소리의 주파수가 왜곡되어 사람의 말소리가 변하여 들리거나 음악의 음정이 다르게 혹은 고통스럽게 들리기도 한다(이중청, diplacusis). 자신의 목소리가 더 크게 들리는 경우도 있다(autophonia). 주위 소음의 차폐 효과가 소실되기 때문에 씹기, 눈을 꽉 감기, 아래턱 악물기 등과 같은 근육음이 들리기도 한다. 강한 소음은 이명을 증가시키는 원인이 될 수 있다. 이명의 세기와 불쾌감은 정비례하지 않는다. 이명의 음색은 불쾌감과 연관이 없지만(Hallam R, 1984) 어떤 음색은 심리적으로 불편을 준다(McKenna L, 1991).

이호기 등(2004)의 조사에 의하면 이명을 느끼는 부위는 한 방향 51%, 양방향 35%, 머릿속 또는 위치가 어딘지 모르는 경우가 14%이었고, 이명을 한 가지 소리로 인식하는 경우는 62%, 두 가지 이상의 소리로 느끼는 경우는 38%이었으며, 매미 소리 26%, 바람 소리 17%, '윙' 소리가 17%이었다. 이명이 발생할 당시에 있었던 일은 스트레스 35.6%, 피로 42%, 소음 노출 21.4%, 정신적 쇼크 15% 등이었다. 이명과 관련된 부정적 생각으로는 청력소실에 대한 염려 51.8%, 이명이 커질 것이라는 염려 51.5%, 잠들 수 없을 것이라는 생각 17.5% 등이었다.

김성희 등(1995)은 환자가 호소하는 이명의 성상대로 분류를 하였는데, Single continuous sound로는 Humming(윙) 25.0%, Hissing(쉐) 24.4%, Buzzing(매미 소리) 21.8%, Rinning(웅) 5.1%로 나타났고 Single interrupted sound로는 '앵 앵' 3.2%, '삐 삐' 2.6%, '쏵 쏵' 1.3% 등으로 나타났다. 또한 이명에 의한 고통은 이명의 크기와 비례하는 것으로 밝혀졌다.

저자에게 호소한 이명의 특징을 분류하면 ① High pitched insect sound: 매미, 귀뚜라미, 여치, 쓰르레기, 벌, 모기, 애기 울음, ② High pitched aero sound: 스프레이, 제트엔진, 폭포, 소나기, 바람, 증기기관차, 바싹거린다, 낙엽 밟는 소리, ③ High pitched metallic sound: 쇠 가는 소리, ④ Low pitched mechanical sound: 형광등, 냉장고 모터, 보일러 모터, 탈곡기 돌아가는 소리, 자동차 엔진, ⑤ Low pitched beating sound: 북소리, 쇠젓가락 두드리는 소리, 바늘시계 소리, 덜거덕, 물 끓는 소리 등이었다. 큰 소리를 들으면 귀에서 덜거덕 소리가 난다는 환자도 있었다. 저자의 경험에 의하면 이명이 언제 시작되었는지 모르는 경우가 많았고, 주로 낮에 깨어 있을 때 시작되었으며, 수면 중 또는 기상 시에 시작되는 경우는 없었다. 유발인자는 정신적 스트레스와 육체적 과로 등이었고, 불면을 극복하는 방법으로 들판에서 우는 개구리 소리를 듣거나 라디오나 TV 소리를 듣는 방법 등이 있었다.

이명은 객관적으로 측정할 수 없기 때문에 환자의 말을 듣고 알아 낼 수밖에 없다. 이명을 가진 대부분의 환자는 찍찍대는 소리, 찌르릉 소리, 제트엔진에서 나는 것 같은 소음 등으로 설명한다. 이러한 소리를 찾아내어 차폐시킬 수 있지만 객관적으로 구분하기가 어렵기 때문에 이명의 음조, 세기, 치료 결과 등의 타당도와 신뢰도를 확인하기가 사실상 어렵다. 따라서 이명이 고주파 혹은 저주파인지 또는 어떤 소리와 비슷한지 등과 같이 지각되는 소리의 특징을 아는 것은 별로 중요하지 않다. 왜냐하면 이러한 인자들과 이상의 해부학적 위치 간에 관련성이 확립되어 있지 않기 때문이다.

그러나 전음성 청각 손실이 있는 환자는 낮은 음의 이명으로 들리는 경향이 있다. 메니에르병과 관련된 이명은 125～250Hz의 저음이고 지속적이며 속이 빈 조개껍질 소리나 매우 시끄러운 포효 같다고 묘사된다. 이경화증과 관련된 이명은 저음이고 윙윙거리거나(매미 소리) 포효하는 소리 같다고 묘사되며 지속적일 수도 있고 간헐적일 수도 있다. 청신경종(acoustic neuroma)일 때 나타나는 이명은 고음으로 울리거나 찻주전자의 증기 스팀 소리처럼 들린다. 지속적인 양측성 고음의 이명은 종종 만성 소음유발 청각 손실, 노인성 난청과 내이독성 약물로 인한 청각 손실에서 나타난다.

만약 이명에 규칙적인 리듬이 있다면, 그것이 맥박이나 혹은 호흡과 일치하는지 물어보아야 한다. 흡기, 호기 혹은 양자와 동시에 일어나는 분출 소리는 유스타키오관이 비정상적으로 개방되어 있을 때 나타날 수 있으며, 체중이 갑자기 줄었거나 소모성 질병을 앓은 후에 동반된다. 순음청력검사(pure tone audiometry)와 이명적합검사(tinnitus match test)를 해 보면 이명의 주파수가 난청이 있는 주파수 영역과 같은 주파수인 경우가 많다(난청이 4,000Hz에서 나타났다면 이명의 주파수도 4,000Hz로 나타난다). 이명의 크기는 청력보다 10dB 정도 높게 측정된다.

2. 이명에 동반되는 증상

이명과 관련된 가장 흔한 문제는 수면장애이지만 집중장애나 우울증도 동반할 수 있다. 이명으로 괴로운 정도는 이명의 소리 특징이나 세기와 전혀 관계가 없고, 그 사람의 각성상태나 심리상태에 따라 좌우된다. 이명이 있는 사람이 잠들기 어려운 이유는 소리가 계속 들리기 때문이다. 청각계는 잠을 잘 때에도 휴식하지 않고 주위의 위험을 감지하기 위해 활동하는 것이다. 이러한 증상들은 심해졌다가 약해지는 시기를 반복하는데, 강한 소음에 노출된 직후, 아주 조용한 곳에 있을 때, 정신적 스트레스, 수면부족, 육체적 스트레스 등의 상황에서는 이명이 크게 느껴지는 반면 마음이 편안하고 즐거울 때에는 이명이 약하게 느껴진다. 이명 때문에 괴로운 정도는 이명의 소리 특징이나 세기보다는 그 사람의 과거 경험이나 이명과 관련된 기억에 좌우되는 면이 더 많다.

한편 귀 충만감은 종종 이명과 관련되며 몇 가지 다양한 문제에 기인할 수 있다. 유스타키오관 기능부전과 중이 감염이 가장 흔한 원인이다. 그 외에도 청각 손실(예, 돌발성 감각신경난청)로 인하여 귀에 물이 찬 것처럼 느낄 수 있다. 비강인두 감염이나 종양도 귀의 충만감을 야기할 수 있다. (참조: 의료소비자협회 http://www.doctorhoffman.com/wwfull.htm)

3. 자연경과

강한 소음을 듣고 나서 이명이 생긴 경우에는 수 분 내지 수 주 후 없어진다. 대부분의 경우에 이명은 서서히 자신도 모르는 사이에 생기는데, 시간이 지나면서 4분의 3은 이명이 없어지거나 불편하지 않을 정도로 된다. 그렇지 않을 경우에는 이명이 계속되며, 생활에 불편할 정도의 이명이 2년 이상 지속될 경우에 난치성 이명이라고 한다. 난치성 이명이라 해도 치료가 불가능한 것은 아니다.

4. 음조 이명의 원인

이명은 하나의 증상이기 때문에 여러 가지 다양한 원인이 있을 수 있다. 청각계의 어떤 질환도 이명을 유발할 수 있다. 중추신경계 질환이나 여러 가지 약물, 턱관절 장애 등도 원인이 될 수 있다. 하지만 많은 경우에 원인을 찾기 어렵다. 이명은 귀 질환에 있어서 청력소실을 포함하여 여타 다른 증상들보다 훨씬 이전에 나타나는 최초의 증상일 수 있다. 지속적인 편측성 고음 이명은 종종 청신경종의 최초 증상으로 나타나고 청력 저하는 그 이후에 온다. 그러므로 편측성이면서 고주파 난청을 동반한 이명이 있을 때에는 청신경종을 의심해 보아야 한다. 그러나 위험한 질환이 아닌 경우가 대부분이다.

이명의 원인 중에서 난청이 가장 뚜렷한 원인인 것은 분명하다. 또한 소음에 많이 노출되었던 사람에게 이명이 많이 발생하는 것으로 보아, 소음과 관련된 난청이 가장 흔한 원인으로 생각된다. 다시 말해 이명의 원인 중 가장 흔한 것은 소음 노출이고, 원인을 알 수 없는 경우(특발성)가 25%이다. 한편 심한 청각 손실을 가진 사람들 중 75%가 이명을 가지고 있다. 과도한 소음 노출로 인한 청각 손상은 이명과 직접적으로 관련이 있다. 우리 생활에서 흔히 듣는 소음으로는 교통, 콘서트, 비행기, 전동기구 등의 소리가 있다. 이와 같은 소음에 장기간 노출되면 청력검사로 측정되지 않는 유모세포(hair cell) 손상을 야기한다. Coles(1984)의 연구에서는 소음 노출을 전혀 경험하지 않은 사람들에서 이명 유병률이 7.5%인데 비해 일생 중 높은 소음 노출을 경험하였던 사람들에서는 20.7%인 것으로 밝혀졌다. 청력이 떨어진다는 자체가 이명을 유발할 수 있는데, 원인 질환이 말초 청각계이든 중추 청각계이든 관계가 없다.

이명의 원인을 체계적으로 열거하면 다음과 같다.

(1) 청각 손실이 수반되는 이명

① 강렬한 소리에 노출된 후 며칠에 걸쳐 청각이 부분적으로 회복되는 급성 청각 외상

② 노인성 난청, 만성적 청각 외상, 유전성 청각 손실 등에 기인하여 만성적으로 진행되는 청력 손실

③ 자가면역 내이 질환은 대부분 청력이 서서히 만성적으로 떨어진다.

④ 청력 손실이 수반된 투약관련(금단 증후군 포함) 이명은 aminoglycoside와 루프 이뇨제에 의해 야기된다.

(2) 청각 손실이 수반되지 않는 이명

① 턱을 악물거나 머리를 다양한 위치로 움직이면서 경부 근육에 힘을 줄 때 이명이 나타난다면 신체적 이명(somatic tinnitus) 또는 두개경부 이명(craniocervical tinnitus)이라고 진단한다. 힘을 줄 때 이명이 강해지는 경우가 많지만 이명이 편측성일 때에는 그 반대의 경우도 있다. 이러한 이명은 측두하악관절 증후군과 편타 손상(whiplash injury) 등에 의하여 나타난다.

② 두부 외상과 이명이 시간적으로 관련되어 있다면 두부 외상이 가장 유력한 원인이라고 할 수 있다. 외상과 이명 발병 시기가 시간적으로 멀다면 외상이 원인일 가능성은 덜 확실해진다.

③ 많은 약물이 청력 손상 없이 이명을 유발할 수 있는데, 이러한 약물에는 살리실산염, aminoglycoside, 퀴니딘, 인도메타신, 프로프라놀롤, L-도파, 카바마제핀, 아미노필린, 루프 이뇨제 등이 포함된다.

④ 청신경종이 있는 경우에는 청력 저하가 천천히 진행되기 때문에 청력검사를 3~6개월마다 반복적으로 하는 것이 좋다.

5. 유발인자

청각세포가 손상되었다고 모두 이명이 유발되는 것은 아니다. 이명의 가장 명확한 원인은 청각세포의 손상이지만, 이후 시간이 지나면서 다른 유발인자가 추가된 후에야 이명이 유발되는 것이다. 유발인자들로는 신체적 혹은 정서적 스트레스, 피로, 노화, 내이독성 약물, 메

니에르병, 두부나 목의 외상, 측두하악관절 장애, 알레르기 등이 있다. 명백한 외상이 없더라도 귀 세척이나 압력손상 같은 직접적인 기계적 자극이 이명을 유발하기도 한다. 중이의 병변이 이명과 관련되는 경우는 드물지만 와우관의 기능장애가 있을 때 이명을 일으킬 수 있다 (Hinchcliffe R & King PF, 1992). 흡연, 알코올, 심혈관 문제, 당뇨, 갑상선 질환, 암 등과 같은 일반 건강 인자들도 이명을 유발할 수 있다. 저자가 진찰한 환자들 중에는 정신적 또는 육체적 스트레스, 외이도 자극, 노래방이나 사격장에서의 소음, 비행기 여행이나 등산으로 인한 기압변화 등이 이명 유발인자들이었다.

6. 이명의 형성 기전

이명의 원인이 있었던 시점과 이명이 발병하는 시점은 시간적으로 차이가 있기 때문에 그 동안에 어떤 기전으로 이명이 생성되는지에 대해서는 여러 가지 이론이 있다. 말초 청각계에서 일어나는 기전과 중추 청각계에서 일어나는 기전을 구분하여 살펴본다.

(1) 말초 청각계

(가) 자발적 귀음향방사

자발적 귀음향방사(spontaneous oto-acoustic emission, SOAE)가 이명일 것이라는 가설이다. 이것은 달팽이관에 있는 외유모세포(outer hair cell)에서 발생하는 고유의 소리로 소라껍질에 귀를 가까이 댈 때 들리는 소리와 비슷하다고 한다. 자발적 귀음향방사는 정상적인 상태에서는 귀에 들리지 않지만 어떤 계기에 의해서 이것이 불안정해지면 귀에 들리게 되는데, 이것이 이명일 것이라는 설이다. 자발적 귀음향방사는 간혹 35~40dB 정도로 크게 들리는 경우도 있다고 한다.

한편 아스피린을 복용하거나 달팽이관의 손상이 더 진행되면 이것이 없어지므로, 이 이론으로는 난청이 있는 사람에게 생기는 이명을 설명하지 못한다는 단점이 있다. 자발적 귀음향방사로 인한 이명은 매우 드물고 아스피린을 복용하면 없어진다.

필자는 자발적 귀음향방사가 원인일 것으로 생각되는 한 사람을 진료한 적이 있다. 저녁때 쯤 되면 한쪽 귀에서 마치 풍금 소리와 비슷한 “붕” 소리가 나기 시작해서 1분 정도 후에 멈추는 현상이 며칠에 한 번씩 반복된다고 하였는데, 가족도 들을 수 있을 정도로 소리가 컸다고 한다. 더 이상 진료실에 오지 않아 그 이후의 변화에 대해서는 알 수 없었다.

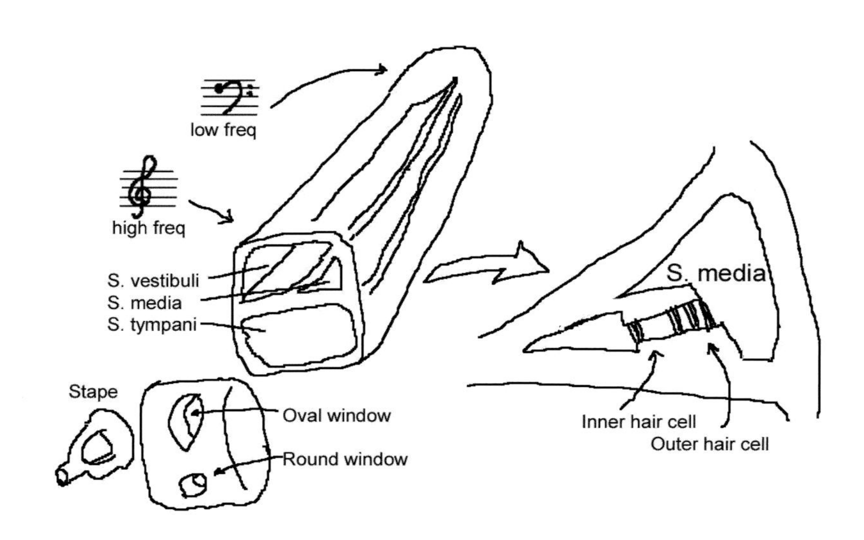

그림 1. 달팽이관의 구조

(나) Discordant theory

코르티(Corti) 기관에는 외유모세포(outer hair cell)와 내유모세포(inner hair cell) 등이 있는데, 강한 소음이나 이독성 약물에 의해서 먼저 손상되는 세포는 외유모세포이다. 외유모세포는 증폭기 역할을 하며, 이 세포들이 손상되면 이를 보상하기 위해 이 세포들과 연결된 등쪽달팽이핵(dorsal cochlear nucleus, DCN)의 활성이 증가한다. 외유모세포는 전체의 30%가 손상되기 전까지는 청력에 아무런 영향을 미치지 않는다. 그렇기 때문에 이 이론은 정상 청력인 사람에게 이명이 발생하는 이유를 잘 설명하고 있다. 외유모세포는 1년에 0.5% 정도로 손상되는데, 이렇게 손상이 누적되므로 50대 이후에 난청이 생기는 것은 어찌 보면 당연한 일일 것이다.

한편 외유모세포뿐만 아니라 내유모세포까지 와우의 모든 청각세포가 손상되면 더 이상의 discordant 영역이 없기 때문에 이명도 사라진다. 그렇지만 discordant theory에는 한계가 있다. 왜냐하면 청신경이 완전히 절단된 경우에 이명이 나타나는 현상을 설명할 수 없기 때문이다.

(2) 중추 청각계

(가) Dorsal cochlear nucleus(DCN)

외유모세포가 손상되면 DCN의 역할이 강하게 되어 중추 청각계의 활성을 증가시키고 활성화된 중추 청각계가 이명으로 지각된다는 가설이다. 외유모세포가 손상된 후 일정 기간이 지나서 이명이 나타나는 이유를 잘 설명할 수 있다. 다시 말해 청력이 나빠지면 소리를 잘 듣기 위해서 중추신경이 소리를 과도하게 증폭시킨다는 것이다. 마치 라디오의 주파수가 맞지 않을 경우에 잘 듣기 위해 볼륨을 높일 때 "치지" 소리가 나는 것과 같은 이치라고 생각할 수 있다.

(나) Auditory plasticity theory

코르티 기관이 손상되면 측두엽의 청각연합피질(auditory association cortex)과 하구(inferior colliculus)에 새로운 경로가 생겨서 이명이 나타난다는 이론이다. 이는 환상사지감각(phantom limb sensation)의 원리와 같다.

(다) Crosstalk theory

청신경과 인접한 다른 뇌신경들이 부분적으로 손상된 후 재생되면서 청신경과 우연히 연접(synapse)이 형성되어 혼선연결(ephaptic coupling)이 이루어져 새로운 전위가 만들어지는 것이 이명으로 나타난다는 설이다. 청신경과 전정신경은 서로 인접해 있는데, 여기에서 이러한 현상이 잘 일어날 것으로 추정하고 있다.

(3) 체성감각계

등쪽달팽이핵(DCN)은 얼굴이나 목의 체성감각계(somatosensory system)와 연결되어 있기 때문에 턱관절의 문제나 편타 손상에 의하여 이명이 유발될 수 있다.

(4) 변연계와 자율신경계

지금까지 설명한 기전들로는 똑같이 이명이 있어도 왜 어떤 사람은 아무렇지 않게 지내고 어떤 사람은 고통을 받으며 지내는지 설명이 되지 않는다. 변연계와 자율신경계가 관여한다는 가설은 이러한 현상을 설명할 수 있다.

이명이 발병한 이후에 심리적 또는 육체적 스트레스가 없으면 시간이 지나면서 이명이 약해져 점차로 이명을 못 느끼게 된다. 그렇지만 이명이 발병한 후 심리적 혹은 육체적 스트레스가 있으면 변연계와 자율신경계가 항진되어 더 심한 스트레스를 주게 되고, 이것이 이명을 강하게 하는 악순환이 반복되어 결국 난치성 이명이 된다. 다시 말해 이명은 기억, 감정과 무의식의 복합적인 작용에 의하여 형성된다는 이론이다. 이 이론은 이명이 만성으로 고착화되는 과정을 설명하기에 적당하다.

7. 진단

(1) 이명 환자에 대한 초기 평가

이명 환자를 진찰할 때 가장 먼저 할 일은 이명의 특징에 대해 자세하게 기록하는 것이다. 확인해야 하는 특징은 ① 이명의 성질, 특히 박동성 여부, ② 이명의 위치, 한쪽 귀에서 들리는지의 여부, ③ 이명의 변이성, 간헐적인지 지속적인지의 여부, ④ 이명의 음조, 그 특성상 현저하게 저주파인지 혹은 고주파인지의 여부 등이 있다. 이명의 정도에 대한 평가에는 약물 관련성, 사회 · 심리적 스트레스 인자, 동반된 질병, 청각 증상, 어지럼, 중추신경계 증상, 두부, 경부, 치아의 장애 등이 포함된다. 악화와 완화 요인은 이명의 일간 변화를 포함하여 찾아보아야 한다. 이명 검사에는 이갈이의 증거를 찾기 위한 치아 검사, 이명과 유사한 소리를 귀와 목 주변에서 듣기, 두경부 근육을 촉진하여 대칭, 긴장, 압통을 찾는 것 등이 있다.

(2) 청각에 대한 기본 검사

이명 환자가 청력이 정상이라고 말하더라도 청각에 대한 기본 검사가 선행되어야 한다. 전음성 청각 손실이 있는 환자는 말소리를 충분히 크게 한다면 양호한 식별 능력을 보여준다. 감각신경성 손상이 있는 환자는 큰 목소리가 필요 없는 상황에서 과도하게 큰 목소리로 이야기할 것이다. 고주파 영역에서 청각 손실을 보이는 사람은 떠들썩한 환경에서 대화를 이해하는 데 곤란을 겪는다.

외이도에 귀지가 가득 차 있으면 끝에 고무 튜브가 부착된 (바늘 없는) 주사기를 이용하여 따뜻한 물로 세척하면 제거할 수 있다. 세척하기 전에 귀지를 연화시키기 위해 광물성 기름, 베이비오일 혹은 글리세린 등을 사용할 수 있다.

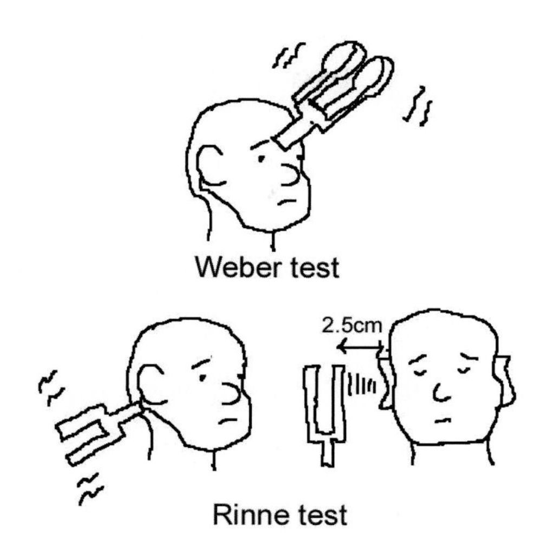

그림 2. 베버와 린네 검사. 베버 검사는 이마, 코뼈 혹은 중앙 앞니에 진동하는 음차의 자루를 대고 시행되며, 환자에게 음이 들리는지 묻는다. 린네 검사시 골 전도를 검사하기 위해서는 유양돌기에 음차의 자루를 대고, 공기 전도 검사를 하기 위해서는 귓바퀴로부터 약 2.5cm 떨어진 위치에 음차를 댄다.

공기 전도(air conduction)와 골 전도(bone conduction)에 대한 음차(turning fork) 검사는 베버(Weber)와 린네(Rinne) 검사로 시행한다. 256~128Hz 주파수의 음차는 환자가 소리로 착각할 수 있는 진동을 일으킨다. 따라서 512Hz 음차를 사용하는 것이 좋다. 진동하는 음차를 유양돌기에 갖다 댔을 때(골 전도)보다 외이도 앞에 갖다 댔을 때 음차의 소리가 2배 이상 길게 들리는 것이 정상이다.

베버 검사는 이마, 코뼈 혹은 중앙 앞니에 진동하는 음차의 자루를 대고 시행되며, 환자에게 진동 소리가 양쪽에 대칭으로 들리는지 묻는다. 편측성 청각 손실인 경우에 청력이 나쁜 귀에서 더 크게 들린다면 그쪽 귀에 전음성 난청이 있음을 나타낸다. 청력이 좋은 쪽 귀에서 더 크게 들린다면 반대쪽 귀에 감각신경성 난청이 있음을 의미한다.

린네 검사시 골 전도를 검사하기 위해서는 유양돌기에 음차의 자루를 대고, 공기 전도 검사를 하기 위해서는 귓바퀴로부터 약 2.5cm 떨어진 위치에 음차를 댄다. 이때 환자가 안경을 쓰고 있으면 벗은 후에 검사해야 한다. 양성 린네는 골 전도보다 공기 전도에서 더 잘 들리는 것을 말하는데, 이는 청력이 정상이거나 혹은 감각신경성 난청이 있음을 의미한다. 음성 린네는 공기 전도보다 골 전도에서 더 잘 들리는 것으로 전음성 난청을 의미한다.

(3) 청력검사

대부분의 이명 환자들은 어느 정도 청력 손실을 보인다. 청각 민감도, 음량 내성, 이명 등에 대한 평가가 일정하게 수행되어야 한다. 일련의 검사들로 구성되는 청력측정에는 다음과 같은 것이 포함된다: ① 순음 역치, ② 음성 인식 혹은 청취 역치(SRT), ③ 이명 음조와 음량 적합, ④ 최소 차폐 수준(MML), ⑤ 잔류 억제, ⑥ 말소리와 순음에 대한 음량 불쾌 수준(LDL).

순음 역치는 250~8,000Hz의 주파수에서 측정한다. 청력측정에 사용되는 기호는 우측 공기 전도의 경우 ○, 좌측 공기 전도의 경우 ×, 우측 골 전도의 경우 〈, 좌측 골 전도의 경우 〉, 우측 골 차폐의 경우 [, 좌측 골 차폐의 경우]이다. 250~8,000Hz의 주파수에 대해 역치 민감도가 0~25dB일 때 청각은 정상으로 간주된다. 500Hz, 1,000Hz와 2,000Hz에서의 반응을 평균 내어 순음 평균을 계산하는데, 25dB보다 큰 반응은 정도에 따라 경미(25~40dB), 중간(40~55dB), 약간 심함(55~75dB), 심함(75~95dB), 심각함(95dB 이상) 등으로 분류한다. 전음성 청력 저하의 경우에 공기 전도가 약해지지만 골 전도는 정상 범위에 속하기 때문에 청력검사에서 공기-골 차이가 나타난다. 골 전도를 측정할 때에는 검사하지 않는 귀를 가려야 하는데, 이것을 차폐(masking)라고 한다. 감각신경성 청력 저하의 경우는 공기 전도와 골 전도가 모두 약해진다. 감각신경성 청력 저하를 보이는 환자들에서 나타나는 전형적인 청력검사 양상은 크게 4가지 유형이 있는데, 소음성 난청에서는 톱니 모양(유형 A), 노인성 난청에서는 아래로 경사진 모양(유형 B), 메니에르 증후군에서는 저주파 계곡(유형 C), 선천성 청각 손실에서는 V-모양(유형 D)으로 나타난다. 김성희 등(1995)에 의하면 이명을 호소하는 환자들 중 순음청력검사에서 정상 청력이었던 환자는 47.3%, 난청을 동반한 환자는 52.5%였다.

음성 청취 역치(speech reception threshold, SRT)는 동일한 강도로 발음되는 2음절 단어(예를 들어 학교, 감자) 중에서 약 50%를 이해할 수 있는 소리의 강도를 말한다. 순음의 평균과 음성 인식의 역치는 7dB 이내에 속해야 정상이다. 전음성 난청이 있는 환자는 충분히 큰 목소리로 말하면 음절을 충분히 식별할 수 있다. 전음성 난청이 있으면 흔히 저음 경향의 이명을 경험한다. 감각신경성 난청을 보이는 환자는 주위가 조용한데도 불구하고 과도하게 큰 목소리로 이야기하는 경향이 있다. 고주파 영역에서 청력 손실을 보이는 사람은 떠들썩한 상황에서 대화를 이해하는 데 곤란을 겪는다.

보충(recruitment)이란 소리의 강도가 증가함에 따라 서서히 크게 들리다가 어느 순간에 갑자기 불쾌할 정도로 강렬하게 들리는 현상을 말한다. 교대 양측 음량 균형(alternate binaural

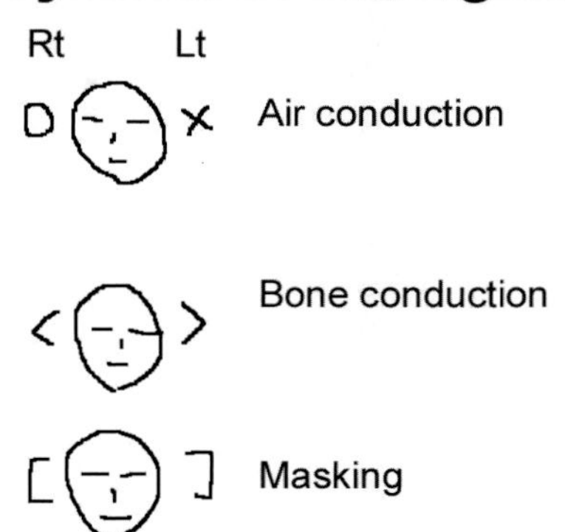

그림 3. 청력검사에 사용되는 기호. 우측 공기 전도는 ○, 좌측 공기 전도는 ×, 우측 골 전도는 〈, 좌측 골 전도는 〉, 우측 골 차폐는 [, 좌측 골 차폐는]이다.

Hz
125 250 500 1000 2000 4000 8000
10
30
50
70
90
110
dB
Conductive hearing loss

그림 4. 전음성 청각 손실의 청력도. 공기 전도는 손상되지만 골 전도는 정상 범위에 속하기 때문에 청력도 상으로 공기-골 차이가 형성된다. 골 전도의 측정에서는 항상 검사하지 않는 귀를 가려야 한다.

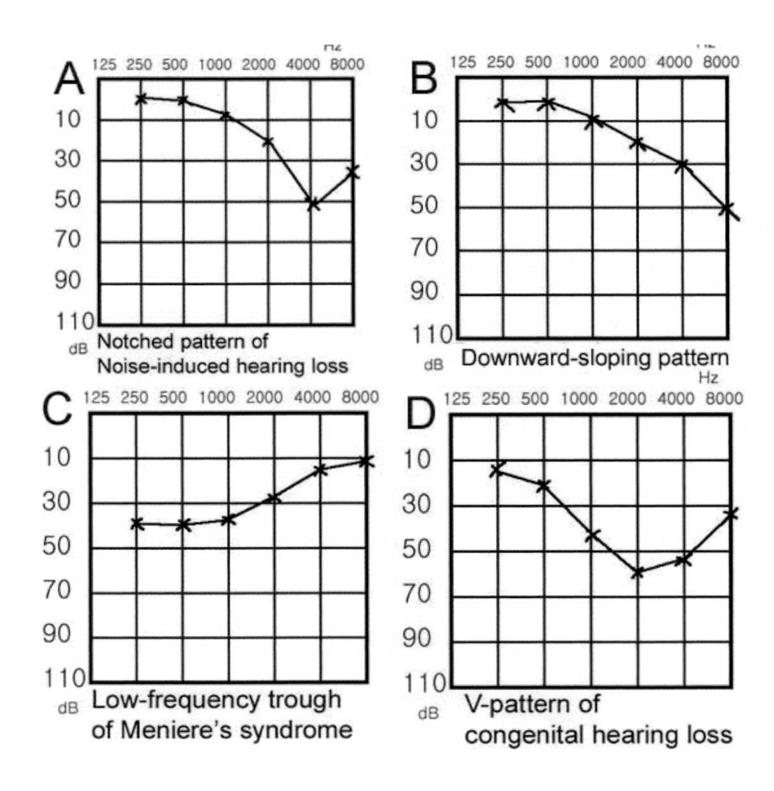

그림 5. 감각신경성 청각 손실을 보이는 환자들에서 나타나는 4가지 전형적인 청력검사 유형. (A) 소음성 난청, 톱니 모양(유형 A); (B) 노인성 난청, 아래로 경사진 모양(유형 B); (C) 메니에르 증후군, 저주파 계곡(유형 C); (D) 선천성 청각 손실, V-모양(유형 D).

loudness balance, ABLB) 검사는 청각 손실이 편측성일 때 음량 보충에 대한 직접적인 측정치를 제공해 준다. 단시간 지속되는 음을 각 귀에 교대로 들려준다. 한쪽 귀에 대한 음의 강도는 고정되는 반면, 다른 쪽 귀에 대한 강도는 피검자가 양쪽의 음량이 동일하다고 지각할 때까지 조절된다. 보충은 대개 와우관의 감각세포 손상으로 감각신경성 난청이 있을 때 나타나는 현상이다.

이명 음조(tinnitus pitch)와 음량 적합(loudness match)은 이명을 정량화하기 위한 방법이다. 이명 음조 검사에서 대부분의 이명은 4,000~8,000Hz의 범위인데, 환자들은 그보다 1,000Hz 정도 낮은 음으로 지각한다. 검사를 시작할 때에는 청력이 정상인 경우에 10~20dB SL, 청력이 저하된 경우에는 5~10dB SL로 시작한다. 감각신경성 난청에서의 이명은 지속적으로 울리거나 윙윙거리는 소리이며 이명의 음조는 전음성 손상의 경우보다 더 높은 경향을 보인다. 환자의 청력 손상 정도는 이명의 세기를 반영하지 않는다.

Nodar RH and Graham JT(1965)는 전음성 난청의 경우에 저주파(90～1,450Hz, median 490Hz)의 이명이 들리고 감각신경성 난청에서는 고주파(545～7,500Hz, median 3,900Hz)의 이명이 들린다고 하였다. 그러나 메니에르병에서는 저주파(90～900Hz, median 320Hz)의 바람 소리 또는 파도 소리로 이명이 들린다. 김성희(1995) 등에 의하면 음조 적합(pitch match)에 있어서 순음 양상(pure tone nature)이 88.8%이었고 협대역 잡음 양상(narrow band noise)이 10.4%였다. 주파수별로는 4,000～6,900Hz 사이가 49.6%로 가장 많았고, 0～1,900Hz 사이가 21.7%, 2,000～3,000Hz 사이가 21.7%, 7,000Hz 이상은 6.8%였다. 음량 적합에서는 0～3dB SL이 42.1%로 가장 많았으며, 4～6dB SL 사이가 19.5%, 7～9dB SL 사이가 3.0%, 10～12dB SL 사이가 13.5%, 13～15dB SL 사이가 7.5%, 16dB SL 이상이 14.4%였다.

최소 차폐 수준(minimum masking level, MML) 검사는 이명을 차폐할 수 있는 광대역 소음의 크기를 찾는 검사이다. MML이 낮을수록 차폐 치료가 성공할 가능성이 높다. 이명 재훈련 치료(tinnitus retraining therapy, TRT)를 시작하면 점차 MML이 낮아지면서 이명을 느끼는 정도가 작아진다고 알려져 있다(Jastreboff, Hazell. 1994). MML을 결정하는 데는 2~12KHz 주파수대의 소음을 사용한다.

잔류 억제 검사(residual inhibition test)는 MML보다 10dB 높은 소음을 60초 동안 들려주다가 소음을 멈춘 후에 이명이 약해지는지 알아보는 방법이다. 대부분의 환자들은 45~60초 소음을 들은 후에 이명이 약해진다고 한다. 김성희 등(1995)에 의하면 잔류 억제로 이명이 소실되거나 감소하는 경우는 85.4%였고 크기의 변함이 없거나 오히려 증가하는 경우는 14.5%였다. 고의경(1990)은 순음보다는 대역 잡음이나 백색 잡음에서 잔류 억제의 출현율이 높았으며 차폐 역치보다 30dB 큰 소리를 이용하였을 때 70% 이상의 효과를 보였다고 보고했다.

음량 불쾌 수준(loudness discomfort level, LDL) 검사는 불쾌감을 주는 정도의 음량 크기보다 한 단계 아래 크기의 음량을 찾는 검사이다. LDL 검사를 보면, 가장 편안한 수준에 근접한 1,000Hz의 음을 2초간 들려주고 환자가 불쾌하다고 말할 때까지 5dB씩 높인다. 환자가 불쾌하다고 느끼는 음량에 도달하면 검사를 멈추고 이보다 한 단계 아래의 음량을 1,000Hz에 대한 LDL이라고 기록한다. 다른 주파수에서 검사를 하는 경우에 최초의 음량은 이전 주파수의 LDL보다 약 20dB 낮은 정도로 시작한다. 정상인에게는 불쾌하지 않을 정도의 음량이라도 이명 환자는 불쾌하게 느낄 수 있기 때문에 반드시 낮은 음량에서부터 시작해야 한다. 꼭 필요한 주파수만 선택해야 한다면 적어도 1,000~8,000Hz 사이의 옥타브 주파수를 선택하여 검사한다. 정상인은 약 100dB HL 정도의 시끄러운 소음이라도 짧은 시간 동안 들을 때에는 불쾌감을 느끼지 않는다. LDL은 청력검사로 알 수 있는데, 청력도에서 이명의 위치가 역치 곡선에 가까워질수록 또 LDL 곡선에서 멀어질수록 이명의 강도가 약하다는 것을 의미한다. 소음 내성(sound tolerance)도 청력도에 나타낼 수 있다.

(4) 뇌간 청각 유발 전위

인간의 청각신경은 그 길이가 약 2.5cm이다. 뇌간 청각 유발 전위(brainstem auditory-evoked potential, BAEP)의 절대 잠복기(absolute latency)는 자극하는 소리의 강도에 따라 다르다. BAEP는 자극된 쪽의 뇌간 청각 경로가 흥분되는 양상을 나타낸다. 임상적으로는 청신경에서 상부 뇌간까지의 경로에 있는 병변을 찾는 목적으로 이용되는데, 파형 I, III 및 V를 사용한다. 파형 V는 가장 강한 것으로 약 10dB의 약한 자극 강도에서도 나타날 수 있다. 70dB에서는 모든 파형이 나타난다.

정점간 잠복기(interpeak latency, IPL)는 말초성 청력 손실이 있어도 영향을 덜 받기 때문에 중추성 병변을 찾아내는 데 사용된다. BAEP는 특히 청신경종을 조기 발견하는 데 유용하다. 청신경종에서 가장 흔한 소견은 파형 I만 나타나고 그 이후의 모든 파형이 나타나지 않는 것이다. 청력 손상이 경미하거나 전혀 없는 작은 종양일 경우에는 "I~V 정점간 잠복기"가 연장되는 것이 가장 흔한 소견이다.

그런데 파형 V의 잠복기가 연장되어 있고 I~V 정점간 잠복기가 정상이면 말초성 청력 손상을 의미한다. 하지만 파형 II가 지연되어 있을 때에는 "I~III 정점간 잠복기"와 "I~V 정점간 잠복기"가 연장될 수 있다. 파형 I이 뚜렷하지 않을 때에는 정점간 잠복기를 측정할 수 없으므로 대신에 파형 III과 파형 V를 사용해야 한다.

모든 BAEP 파형이 나타나지 않거나 정점간 잠복기가 정상이면서 모든 파형의 잠복기가 증가되어 있는 경우에는 기계적인 문제, 측정방법의 오차, 청력 저하, 말초 청신경 손상 등으로 인하여 소리 자극이 약한 것이 원인일 수 있다.

청신경이 심하게 손상되면 BAEP가 전혀 나타나지 않거나 파형 I만 나타날 수 있다. 청신경이 중등도로 손상되어 있을 때에는 파형 I이나 파형 II부터 그 이후에 나오는 모든 파형의 잠복기가 연장될 수 있다. 파형 I 혹은 파형 II 이후에 아무 파형도 나타나지 않는다면 근위 청신경 혹은 뇌간의 뇌교-연수 부위의 병변일 가능성이 크다.

하부 뇌간의 병변은 파형 II 혹은 파형 III을 포함하여 그 이후에 나타나는 모든 파형의 잠복기를 지연시키고, 결과적으로 "I~III 정점간 잠복기"와 "I~V 정점간 잠복기"가 증가된다. 상부 뇌간의 손상은 파형 IV와 V의 잠복기를 지연시켜서 "III~IV 정점간 잠복기"와 "I~V 정점간 잠복기"를 증가시키지만, "I~III 정점간 잠복기"는 정상으로 유지된다. 양측으로 파형 I 이후의 모든 파형이 나타나지 않는 소견은 "뇌사"에서 볼 수 있다.

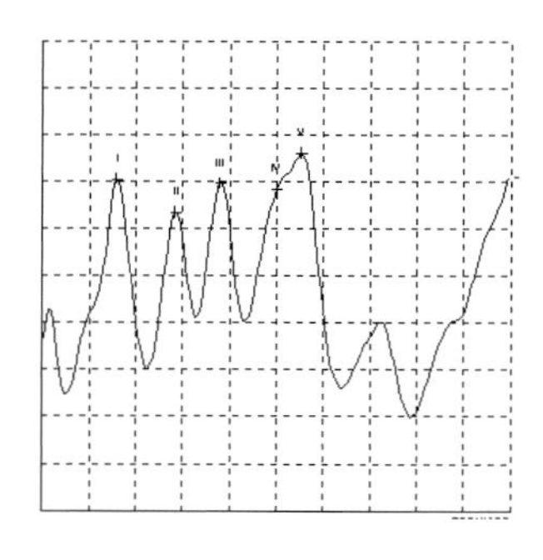

그림 6. 정상적인 BAEP. 파형 I부터 파형 V까지 다섯 개의 파형이 있지만 청신경과 상부 뇌간 사이의 병변을 진단하는 데는 파형 I, III 및 V를 기준으로 삼는다.

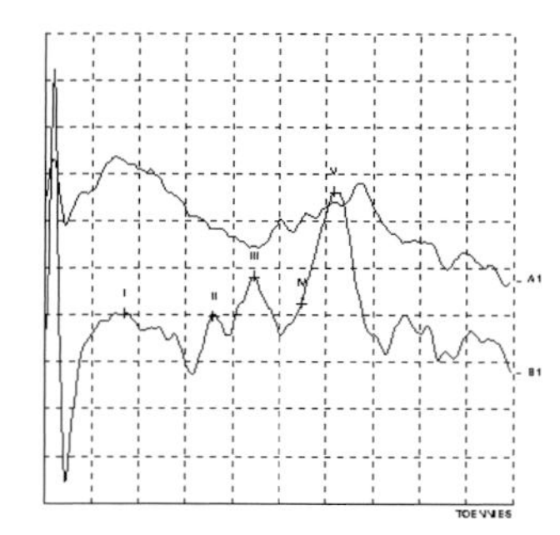

그림 7. 파형 V는 가장 잘 나타나는 파형으로 10dB 정도의 약한 청각 자극에서도 유발된다. 청각 자극의 강도를 70dB로 증가시키면 모든 파형이 유발된다.

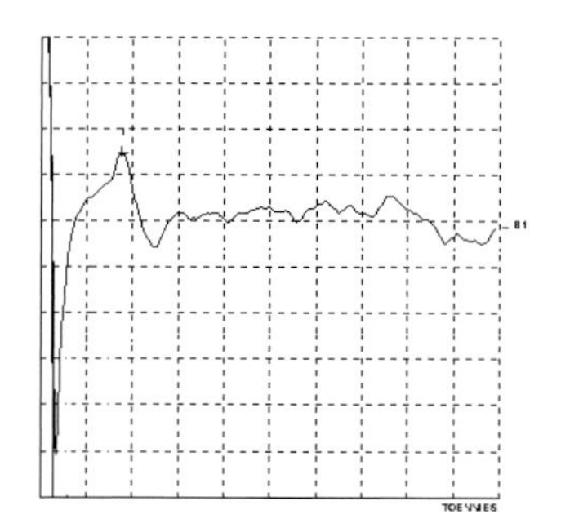

그림 8. 청신경종의 가장 흔한 BAEP 소견은 파형 I만 나타나고 그 이후에 나오는 모든 파형이 나타나지 않는 것이다.

8. 치료

(1) 초기 상담

초기 상담시 환자에게 검사 결과를 자세히 설명해 주는 것이 아주 중요하다. 청력검사에서 이명의 음량은 대개 10dB SL 정도 이하로 나타난다. 청력도 상에서 이명의 음량을 표시함으로써 이명이 미약한 신호임을 환자에게 조언해 줄 수 있다. 음량 불쾌 수준(LDL)은 이명이 미약한 신호라는 것을 입증하는 데 효과적이다.

이명은 대부분의 경우에 시간이 지나면 좋아질 수 있다고 긍정적으로 설명해 주어야 한다(Coles RRA, 1987). 또한 이명이 청력 손실을 유발하지는 않으며 그 역도 마찬가지라는 것을 설명한다. 환자의 문제에 관심을 가지고 이명의 병태생리학을 설명하며 청력 문제에 대해 논의하고 안심시키는 것이 이명을 치료하는 데 도움이 된다.

이명에 대한 상담이 단순히 Hawthorne 효과로 인해 효과적일 수도 있지만, 일반적으로 이명 환자는 치료에 대한 인식으로 인해 개선을 보일 수 있다. Hawthorne 효과는 1920년대에 최초로 관찰된 산업심리학에서의 현상으로, 근로자가 자신이 연구되거나 관찰되고 있음을 알고 있으면 생산성이나 품질이 개선되는 현상을 말한다.

한편 "이명 설문지"를 제작하는 것이 좋은데, 그 목적은 환자에게 이야기할 기회를 제공해 주고, 환자가 경험하는 이명의 주관적인 음량을 양화하며, 치료 결과를 결정하는 데 도움을 주려는 것이다.

이호기 등(2004)은 이명 재훈련 치료에서 지도 상담의 효과를 다음과 같이 설명하였다. 즉 상담을 통해서 이명에 대한 불필요한 공포를 없애고, 이명 현상에 적응할 수 있는 계기를 마련해 주며, 이명에 대하여 자율신경계와 감정의 반응을 긍정적으로 변화시켜서 궁극적으로는 변연계와 자율신경계의 습관화(habituation)를 유도하고, 나아가서 이명에 대한 인식(perception)을 습관화한다.

초기 상담에서 환자에게 이명에 대한 주관적인 평가를 하게 한다. 아래에 이명의 정도를 평가하는 방법들을 나열하였다.

*일반적인 이명의 정도 평가항목

1. 이명의 음량: 0~10
2. 이명에 대한 인식: 0~100%
3. 이명의 성가심: 0~10
4. 이명의 삶에 대한 영향: 0~10

호전: 네 항목 중 두 항목 이상에서 2점 이상 또는 20% 이상 감소된 경우
악화: 두 항목 이상이 나빠진 경우

*오사키의 "이명 중증도 점수" (Tinnitus Severity Score, TSS)

1. 시끄러운 곳에서도 이명이 들립니까?	항상(1)	가끔(0.5)	아니오(0)
2. 주무실 때 방해될 정도로 크게 들립니까?	항상(1)	가끔(0.5)	아니오(0)
3. 잠은 쉽게 못 드십니까?	항상(1)	가끔(0.5)	아니오(0)
4. 조용한 곳에서는 이명이 들립니까?	항상(1)	가끔(0.5)	아니오(0)
5. 일상생활 하실 때에 이명이 들립니까?	항상(1)	가끔(0.5)	아니오(0)
6. 직장생활에 방해가 됩니까?	항상(1)	가끔(0.5)	아니오(0)
7. 일할 때 이명을 잊어버릴 수 없습니까?	항상(1)	가끔(0.5)	아니오(0)

참고문헌 : Ohsaki K, et al. Evaluation of tinnitus patients by peroral multi-drug treatment. Auris Nasus Larynx.1998;25:149-154.

*자스트레보프의 이명 환자 분류표

Jastreboff PJ는 치료를 위해 이명 환자의 분류를 아래 표와 같이 제안하였다.

표 1. 이명 환자의 치료 분류(Jastreboff PJ, Jastreboff MM. J Am Acad Audiol 2000;11:162-177)

Category	Hyperacusis	Kindling	Hearing loss	Impact on life	Treatment
0	-	-	-	Low	Counselling only
1	-	-	-	High	Counselling, NG set at mixing point
2	-	-	+	High	Counselling, HA with environmental sounds
3	+	-	Not relevant	High	Counselling, NG set above threshold of hearing
4	+	+	Not relevant	High	Counselling, NG set at the threshold; very slow increase of sound level

NG: noise generator, HA: hearing aid

(2) 약물치료

약물치료는 불면, 우울, 불안 등의 증상을 경감시켜 준다. 약물치료로 이명이 완전히 없어지는 경우는 드물지만 이명을 약하게 할 수는 있다. 이명에 사용되는 약물들은 다음과 같다.

(가) Alprazolam과 Clonazepam

Alprazolam은 이명과 관련된 불안을 경감시키고 수면을 촉진시키며 이명을 고요하게 하는 데 도움이 된다는 것이 밝혀졌다. Clonazepam은 항히스타민제보다 효능이 우수하다. 하지만 이 두 가지 약물을 복용하다가 중단하면 이명이 다시 나타난다(Busto U, 1988. Johnson RM, 1993). Diazepam과 flurazepam은 이명에 유의미한 변화를 일으키지 않는다(Murai K, Tyler RS. 1992). Benzodiazepine은 불안한 환자에게 사용할 수 있는 약물이지만 우울한 환자를 악화시킬 수 있다.

(나) Nortriptyline과 Amitriptyline

Nortriptyline은 특히 여성 환자에서 수면장애를 개선시킨다(Dobie RA 등, 1993). Amitriptyline도 수면장애에 효과적이다(Podoshin L 등, 1995). 측두하악 장애와 같이 두부와 경부에 근골격 문제가 있으면 nortriptyline은 효과가 적으며, 경부 마사지와 턱관절 치료가 이명에 유용할 수 있다(Dobie RA, 1999). Goodey RJ(1981)는 삼환계 약물에 의해 이명이 감소되는 경우에 lidocaine으로도 이명이 억제될 수 있다고 보고하였다.

(다) Lidocaine

리도카인은 여러 연구에서 이명에 효과적이라고 입증된 유일한 약물이다. 이명 환자들에서 리도카인은 와우관의 자발적인 전위활동을 감소시키고 신경전달을 조절할 것이라고 가정하였다(Covino BG, 1983). 하지만 리도카인은 정맥주사로만 투여가 가능해 효과 지속시간이 짧고 부작용 가능성이 있기 때문에 실제 치료 목적으로 사용하지는 않는다.

그래서 리도카인은 검사 목적으로 사용되는데, 이것이 "리도카인 검사"이다. 이 검사는 에피네프린이 없는 2% 염산 리도카인을 1~2mg/kg 용량으로 3~30분에 걸쳐 정맥 주사하여 이명이 약해지는지를 보는 것이다(Sanchez TG 등, 1999. Kalcioglu MT 등, 2005. Baloh RW,

1998). 리도카인의 부작용으로는 졸음, 현기증, 단시간의 경미한 혼돈 등이 있다.

Sanchez 등(1999)은 리도카인 검사가 환자들의 76%에서, 특히 양측성 이명을 가진 환자들에서 이명을 약화시켰다고 보고하였으며, 리도카인과 carbamazepine 간에 밀접한 관련성이 존재한다고 밝혔다. Martin FW와 Colman BH(1980)는 정상적인 청력을 가진 이명 환자들은 리도카인에 덜 반응적이었으며, 메니에르 증후군을 가진 환자들이 반응을 잘 한다고 하였다. Duckert LG와 Rees TS(1983)는 소음-유발 청각 손실이 있는 환자들은 리도카인에 대해 일관된 반응이 없었으며, 청력검사 양상과 리도카인 반응 간에 일관된 관계가 없었다고 보고하였다. Majumdar B 등(1983)은 저음 이명을 보이는 환자들에 비해 고음 이명을 보이는 환자들에서 리도카인 반응이 더욱 뚜렷하다고 하였다. 만성적인 이명 환자들이 리도카인에 더 많이 반응하는 것으로 나타났다. Sanchez TG 등(1999)은 이명 환자들 중 50%가 리도카인에 반응하였으며, 29.4%는 변화가 없었고, 5.8%는 악화되었으며, 14.7%는 부작용을 보였다고 보고하였다.

저자가 이명 환자 170명에게 리도카인 검사를 한 결과로는 83%에서 이명이 억제되었고 억제 지속시간은 5분에서 최대 3일까지였으며, 부작용으로는 어지럼, 입에서 약 냄새가 나는 현상, 이명이 잠시 강해지는 현상 등이 있었다.

(라) Carbamazepine과 기타 약물

Carbamazepine은 리도카인 검사에서 이명이 약해지는 사람에게 효과가 있다고 알려져 있다. Carbamazepine은 장기적으로 골수 억제 현상이 부작용으로 나타날 위험이 있지만(Marks NJ, 1981) 청각 경로의 활성을 억제하여 이명을 약하게 할 수 있다(Melding PS, 1978). Carbamazepine의 최고 용량은 하루 세 번씩 200mg이다. 부작용은 오심, 진정, 운동실조, 혼돈 등이 있다(Lechtenberg R, Shulman A. 1984). 외이도에 이명의 원인이 없는 상태에서 편측에 불규칙적으로 째깍거리는 이명은 carbamazepine으로 억제될 수 있다.

Holshof JH와 Vermeij P(1986)는 이명과 어지럼을 모두 보이는 환자들이 flunarizine으로 효과를 얻을 수 있다고 보고하였다. Eperison은 골격근 이완제인데, "항우울제+비타민 B12 요법" 에 추가하면 추가하지 않은 경우보다 이명을 더 많이 감소시킨다고 하였다(Kitano H, Kitahara M. 1987). Ohsaki K 등(1988)은 betahistine mesilate, 비타민 B 복합체와 diazepam

을 5주 간 복용한 후에 이명이 감소되었다고 밝혔다.

Azevedo AA와 Figueiredo RR(2000)은 알코올 중독의 치료에 사용되는 약물인 acamprosate가 부작용이 거의 없이 86.9%에서 이명을 성공적으로 경감시켰다고 보고하였다. Acamprosate는 Glu 전달(구심성-흥분성)을 감소시키고 GABA(원심성-억제성)를 증가시키는 이중 작용기전을 보이고 내성이 탁월하다. Allain H와 Bentue-Ferrer D(1998) 및 Meyer B(1986)는 어지럼과 이명을 개선시키는 데 almitrine-raubasine이 효과적이라고 하였다.

(3) 대체의학적 치료

비타민 B 복합체는 인간 효소체계 내에서 그 기능상 상호관련성이 있는데, 이러한 비타민들이 결핍되면 이명이 나타날 수 있음이 입증되었다. 비타민 B는 비타민 B12를 제외하고는 수용성이며 쉽게 흡수된다.

비타민 B1(티아민)은 건강한 중추신경계를 유지하는 데 결정적인 역할을 한다. 티아민 수준은 카페인, 제산제, 경구 피임제, 고탄수화물 식이 등의 섭취에 의해 영향을 받을 수 있다. 이명이 경감되는 기전은 내이의 신경계에 대한 안정 효과에 의한 것 같다. 용량 범위는 25~500mg/d이다.

비타민 B3(니아신)는 중추신경계의 기능을 돕는다. 니아신은 편두통을 유발하거나, 무해하지만 불쾌할 수 있는 5~60분 간의 홍조를 야기한다. 이명을 치료하기 위한 니아신의 투여 용량은 확립되어 있지 않지만 하루에 두 번씩 50mg이 추천되며, 매 2주마다 50mg 정도 증가시켜 하루에 두 번씩 최고 500mg의 용량에 이르게 한다.

비타민 B12(코발라민, 시아노코발라민)는 간장과 신장에 9개월까지 저장된다. 65세 이상인 사람들 중 5~10%는 비타민 B12가 부족할 것으로 추정된다. 돼지고기, 계란, 대합조개, 해산물, 우유 등에 함유되어 있다. 비타민 B12는 비교적 위장 흡수가 불량해 설하정제로 혹은 주사제로 투여해야 한다. 50mcg에서 2mg까지 보충한다.

엽산(비타민 B9)은 RNA와 DNA의 합성에 필요한 보조효소로 신경계에 안정 효과가 있는 것 같다. 용량 범위는 하루 400~800mcg이며 결과를 얻으려면 2~3개월 간 시도해야 한다.

인간의 와우관은 아연이 가장 많이 집중되어 있는 곳이다. 2주에 걸쳐 34~68mg 용량의 아연을 보충하면 이명이 감소된다는 것이 입증되었다. 성인의 경우 권장 섭취량은 15mg이다.

몇몇 환자들은 칼슘이 포함된 식이요법을 시작한 이후로 이명이 개선되는 것을 경험하였다. 현대인의 식습관으로는 칼슘 결핍이 오기 쉽다. 코코아, 시금치, 케일, 아몬드, 통밀 제품 등과 같은 식품은 칼슘의 흡수를 방해할 수 있다. 알코올, 설탕, 커피, 테트라사이클린, 알루미늄 함유 제산제 등도 칼슘의 흡수를 방해한다. 칼슘의 권장 섭취량은 성인의 경우 800mg이고 폐경전 여성은 1,200mg, 에스트로겐을 섭취하고 있지 않은 폐경후 여성은 1,500mg이다. 이명에 대한 칼슘 용량 범위는 수개월 동안 1,000~1,500mg/day이다.

마그네슘은 청각 손실을 예방하는 것으로 알려져 있다. 동물연구에서 소음 노출은 신체에서 마그네슘의 배설을 촉진한다는 것도 입증되었다. 징코 빌로바는 이명과 어지럼을 치료하기 위해 하루에 두 번씩 240mg을 복용하는 것이 추천된다. 긍정적인 반응이 수 주 내에 발생할 수 있지만 4개월까지 걸릴 수도 있다.

참고문헌
- Seidman MD, Babu S. Alternative Medications and Other Treatment for Tinnitus: Facts From Fiction. Otolaryngologic Clinics of North America 2003;359-381.
- Blumenthal M, et al(1998). German Federal Institute for Drugs and Medical Devices Commission, American Botanical Council, Integrative Medicine Communications(editors). The complete German Commission E monographs. 1st ed. Integrative Medicine Communications. Boston.

(4) 인지치료와 행동치료

"인지치료"는 이명을 긍정적으로 받아들이도록 훈련하는 치료법이고 "행동치료"는 자극에 반복 노출시킴으로써 탈감작을 유도하는 치료법이다.

인지치료에는 환자 면담이 가장 중요한데, 이명 치료는 서서히 이루어지고 스스로의 노력이 있어야 한다는 점을 받아들이도록 해야 한다. 그리고 가능하면 이명을 덜 느끼는 환경(예를 들어, 자연의 소리가 풍부한 장소)과 이명을 많이 느끼는 환경(예를 들어, 너무 조용한 곳)이 어떤 것인지를 가르쳐 주고 소음을 피하여 청각을 보호하도록 교육하는 것이 중요하다. 이렇게 설명한 다음에 이명은 건강에 나쁜 것이 아니고, 따라서 너무 걱정할 필요가 없다는 점을 강조해야 한다.

행동치료로는 이명을 즐거운 추억과 결부시켜 연상하는 훈련, 주의를 다른 데로 돌리는 훈련, 이완훈련 등이 있다. 이명을 즐거운 추억으로 연상하게 하는 훈련을 예로 들면, 매미 소리로 들리는 이명 환자일 경우에 한여름 강가에서 매미를 잡던 즐거운 추억을 연상하도록 노력하라고 훈련시킨다. 생각만으로 어려우면 강변이나 숲의 사진을 보면 도움이 된다. 주의를 다른 곳으로 돌리는 훈련은 이러한 사진을 보면서 이명과 비슷한 소리(예를 들어, 선풍기 소리)를 반복하여 듣는 것이다. 이완훈련은 온몸의 근육에 힘을 주면서 팔, 어깨, 목, 다리, 발의 순서로 힘을 준 다음, 잠시 후 힘을 빼면서 숨을 내쉬는 동작을 하여 근육의 이완을 유도하는 방법이다. 필요할 때마다 반복할 수 있도록 교육한다.

(5) 청각학적 치료

청각학적 치료에는 보청기와 차폐기가 있다. 보청기는 청력 손실을 보이는 환자에게 소리를 풍부히 제공함으로써 차폐 효과를 얻는다. 보청기는 주위 소리를 증폭시켜 이명을 덜 느끼도록 해주는데, 주위 소리를 증폭시키면 이명을 어느 정도 차폐할 수 있다.

환자의 청력 손실 정도가 이명의 심각도를 결정할 수는 없고 전음성 난청 문제를 교정한다고 이명이 제거되는 것은 아니다. 그러나 상담과 지속적인 지지요법이 없이 보청기만으로는 효과적이지 않다.

차폐기는 환자가 이명을 무시하는 것을 학습하는 데 도움이 되는 외부 소리를 제공하는 것이다. 차폐의 주요 목적은 이명을 일시적으로 경감시키는 것이지 이명을 완벽하게 차폐하거나 이명을 없애려는 것이 아니다. 소리 자극이 풍부한 환경을 유지하게 되면 이명이 배경 소리에 묻히게 된다.

차폐 음원은 흐르는 물의 "쓰" 같이 허용 가능한 3,000~12,000Hz 광대역의 소리를 방출한다. 최소 차폐 수준으로 이명 차폐 치료의 효능을 예측할 수 있으며 치료가 효과적이라면 시간이 흐름에 따라 차폐 수준이 감소될 것이다. 차폐 효과를 예측하는 방법은 라디오의 주파수가 틀린 상태에서 나는 "치" 하는 소리로 인해서 이명을 느낄 수 없게 되는지 검토하는 것이다. 소나기 소리가 이명을 느낄 수 없게 한다면 차폐가 효과적일 것으로 예측할 수 있다.

(6) 소리치료

소리치료는 개울 소리, 바람 소리, 비 소리 등과 같은 자연의 소리를 사용하여 이명의 습관화를 유도하는 치료이다. 이러한 소리는 사람의 주의를 끌지 않기 때문에 약하게 지속적으로 들으면 습관화가 잘 이루어진다. 텔레비전이나 라디오를 듣는 방법은 좋지 않다. 주의를 끌기 때문이다. 이러한 이유에서 음악을 듣는 것도 이명을 습관화시키는 데에는 좋지 않은 방법이다.

위와 같은 음원을 녹음하여 낮에는 MP3나 CD 플레이어로 이어폰을 통해서 듣고 밤에는 스피커를 통해서 듣는다. 미국에서는 음향기기가 탑재된 베개가 시판되고 있다. 이명이 한쪽 귀에만 있더라도 이어폰으로 자연의 소리를 들을 때에는 꼭 양쪽으로 동시에 들어야 한다. 자연의 소리를 많이 들으면 와우에 혈액순환을 촉진해서 긍정적인 효과가 있을 것이라고 생각된다.

최근의 디지털 음 기술 덕분에 이명을 경감시키는 데 도움이 될 수 있는 다양한 음향기기를 쉽게 구할 수 있다. CD, MP3 플레이어, 음향 소프트웨어 등에서 들리는 빗방울 소리 같은 조용하고 평온한 소리는 수면장애가 있는 환자들에게 도움이 된다.

(7) 이명 재훈련 치료

이명 재훈련 치료(tinnitus retraining therapy, TRT)는 영국의 자스트레보프(Jastreboff PJ) 박사에 의하여 제창되었는데, 일종의 습관화 치료라고 할 수 있다. 이명 재훈련 치료는 면담치료와 소리치료로 이루어진다.

면담치료는 이명에 대하여 긍정적인 태도를 갖도록 교육하는 것이다. 오랫동안 이명으로 고통받아 온 환자는 무의식적으로 이명에 대한 일종의 공포가 있다. 이러한 공포를 없애기 위해서 되풀이하여 이명에 대해 교육을 한다. 이명을 즐거운 소리로 생각하도록 위에서 말한 인지치료를 반복한다.

면담치료와 함께 소리치료도 같이 시작한다. 소리치료의 목적은 이명에 대한 장기간의 습관화를 이루는 것인데, 이명과 배경음 간의 대조를 감소시킴으로써 이명을 습관화시키는 것이다.

(8) 마사지와 스트레칭

경부 근육과 저작근을 이완시키면 이명을 줄이는 데 효과적인 경우가 있다. 진찰시 경부 근육이나 턱에 힘을 줄 때 이명의 강도가 변하는지 확인한다. 변화가 있다면 마사지와 스트레칭이 이명을 줄일 확률이 크다.

(9) 치료 요령

이명은 다양한 원인과 기전을 가진 하나의 증상이다. 불안, 불면, 우울 등의 치료는 이명 관리에서 중요한 요소이다. Shulman A(1991)는 이명의 경우에 한 가지 형태의 치료만으로는 충분하지 않다고 하였다. Ohsaki K(1998)는 의학적 치료의 효과를 평가하는 것은 최소한 5주 동안 치료한 후에야 가능하다고 하였다. 결과 측정은 신뢰성 있는 도구로 이루어져야 하는데, 가장 분명한 기준은 이명이 일상생활에 영향을 미치는 정도이다. 이명의 음량과 음조는 치료 효과와 별로 상관되지 않기 때문에 효과 판정에는 사용할 수 없다. 개별적인 상담, 청각학적 치료 등이 이명을 경감시키는 데 도움이 되며 이명 재훈련 치료는 최근에 관심이 집중되고 있는 치료법이다.

이명이 있다고 모두 치료해야 하는 것은 아니다. 위험하지 않은 이명을 치료하고자 내원한 사람에게 아무 치료가 필요 없다고 강력하게 말할 수 있는 용기가 의사에게 필요하다. 이명 치료를 시작하거나 치료를 하지 않기로 결정하는 과정에서 가장 중요한 것은 환자와의 상담이다. 많은 경우에 상담만으로 치료가 끝날 수도 있다.

과거에 이명에 효과가 있다고 알려졌던 많은 약물이 최근에 효과가 없는 것으로 나타났다. 이명의 치료 효과 중에서 위약 효과가 30% 정도로 높게 나타난 것으로 보아, 지금까지 보고된 약물의 효과도 상당수는 위약 효과에 의한 것으로 추정된다. 이명에 대한 연구는 지금도 많이 이루어지고 있지만, 아직까지는 약물치료, 인지치료와 행동치료를 적절히 조합하는 방법이 가장 효과적이라고 생각된다.

(10) 예방

카페인, 소금, 알코올, 단당류, 니코틴, 글루타민산 소다(MSG), 아스파탐 등의 섭취를 피하는 것이 이명의 예방에 도움이 된다. 소음은 청력과 이명에 나쁜 영향을 미친다. 장기간의 지속적인 소음이든 갑자기 들리는 강한 소음이든 소음 노출로 인해 청력 손실이 발생한다. 따라서 청력 손실과 이명을 예방하기 위해 과도한 소음을 피해야 하는 것은 분명하다.

청각세포에 손상을 줄 수 있는 소음의 크기는 다음과 같이 알 수 있다. 어떤 장소에서 약 1미터 떨어져 있는 옆 사람에게 말을 할 때 고함을 칠 정도로 크게 말해야 한다면 그곳의 소음은 청력 손실을 일으킬 수 있는 수준이다. 소음유발 청력 손실을 예방하기 위해 설계된 “직업 안전 및 건강관리 규정(OSHA)" 에 의하면 록 콘서트(100~110dB)는 주당 13분 미만, 헤드폰(85~120dB)은 주당 2시간 미만으로 제한해야 하는 것으로 되어 있다.

[5] 신체 이명

1. 원인

(1) 비혈관성 원인

① 턱이나 머리를 움직일 때 발생하는 거친 간헐적 소리는 귀지, 물과 고막에 기대어 있는 털 등과 같은 이물질이 원인일 가능성이 크다.

② 펄럭 거리는 소리(조동음, fluttering sound)가 날 때, 특히 얼굴 움직임과 관련될 때에는 "등골근 수축(idiopathic stapedial muscle spasm)" 이 원인일 수 있다.

③ 째깍거리는 이명은 고막장근(tensor tympani)이나 등골근(stapedius), 유스타키오관의 개방을 통제하는 비강인두의 여러 근육 등의 수축에 기인할 수 있으며, 이러한 수축은 1분에 10~240회의 범위로 일어난다. 만약 째깍거리는 소리가 양측에서 들린다면, 구개 간대성근경련(palatomyoclonus)일 가능성이 있다. 구개장근(tensor veli palatini), 구개거근(levator veli palatini), 관인두근(salpingopharyngeus), 상수축근(superior constrictor muscle) 등의 근육 간대성근경련은 박동성 이명을 야기할 수 있다. 이와 같은 현상은 젊은 환자들, 대부분 30대 이내의 환자들에서 볼 수 있다. 뇌간경색, 다발성경화증, 외상, 매독 등도 구개 간대성근경련을 유발할 수 있다. 등골 간대성근경련(stapedial myoclonus)도 박동성 이명의 원인으로 알려져 있다. 한편 고막 운동이 발견되지 않으면서 째깍 소리가 편측에서만 난다면 주관적인 형태의 이명으로 카바마제핀을 복용하면 없어지는 경우가 많다. 째깍 소리는 불규칙적이고 때로 혼합되어서 몇몇 환자들은 타자기 소리 같다고 묘사하기도 한다. 이경화증으로 야기된 박동성 이명은 등골절제술(stapedectomy)을 하면 없어진다.

(2) 혈관성 원인

만약 이명이 박동성이라면, 다음 단계는 그것이 심장 주기와 관련되는지를 확인하는 것이다. 청력이 가끔 떨어지면서 박동성 이명이 동반될 때에는 청신경의 미세혈관 압박을 의심해 보아야 한다. 고막이 자줏빛으로 보인다면 사구체 종양을 생각해 보아야 한다. 고막 안쪽에 붉은 종괴가 있다면 경동맥 이상(aberrant carotid artery), 열개성 경정맥구(dehiscent jugular bulb), 혈관 종양(vascular tumor) 등을 시사한다. 동측의 박동성 이명을 수반한 편측의 전음성 청각 손실은 이경화증을 의미한다. 빈혈 혹은 갑상선기능항진증 등에서와 같이 심장의 박출량이 증가한 상태에서도 양측의 박동성 이명을 야기할 수 있다. Enalapril 혹은 verapamil 같은 항고혈압제도 박동성 이명을 유발할 수 있다.

① 동맥성 원인: 동맥성 원인은 경동맥의 죽상경화증, persistent stapedial artery, aberrant or lateralized ICA course, 경막 동정맥 누관 등이다. 경동맥의 죽상경화증은 박동성 이명의 가장 흔한 원인이다. 경막 동정맥 누관(dural arteriovenous fistula, 경막 AVF)과 같은 두개내 혈관 이상은 비교적 드문 원인이다. 경막 동정맥 기형이라고도 불리는 경막 AVF는 수막 동맥과 수막 정맥 혹은 경막 정맥동이 비정상적으로 직접 연결된 것이다. 경막 AVF는 대개 50~60대의 나이에 증상이 나타나는데, AVF 부위를 누르면 이명이 약해진다. 횡행 정맥동과 S상 정맥동은 해면동과 관련된 가장 흔한 경막동이다. AVF는 대개 후천적이고 외상, 종양, 수술, 감염 등에 의해 발생하거나 혹은 자발적으로 발생할 수 있는 경막 정맥 혈전증에서 비롯되는 것으로 생각된다. 경막 정맥 혈전증에 걸린 부분을 다시 소통시킬 때 경막 동맥의 내증식이 발생하여 AVF가 형성되는 것이다. 경막 AVF의 출혈로 인한 사망률은 10~20%이다. 피질 정맥으로의 역행성 배출의 경우, 지주막하 출혈 혹은 실질 출혈의 가능성이 더 높다.

② 정맥성 원인: 가성 뇌종양 증후군(pseudotumor cerebri syndrome)은 비만 여성 환자들에서 정맥 박동성 이명의 가장 흔한 원인이다. 두통이나 시작장애가 함께 나타나는 것이 대부분이지만, 박동성 이명 단독으로 또는 청력 저하, 현기증, 귀 충만감 등과 함께 나타나는 것이 주요 소견이라고 보고되었다. 동측 내경정맥을 손가락으로 가볍게 누르면 이명이 약해진다. 청각 유발 전위에서는 정점간 잠복이 증가된 소견을 보일 수 있다.

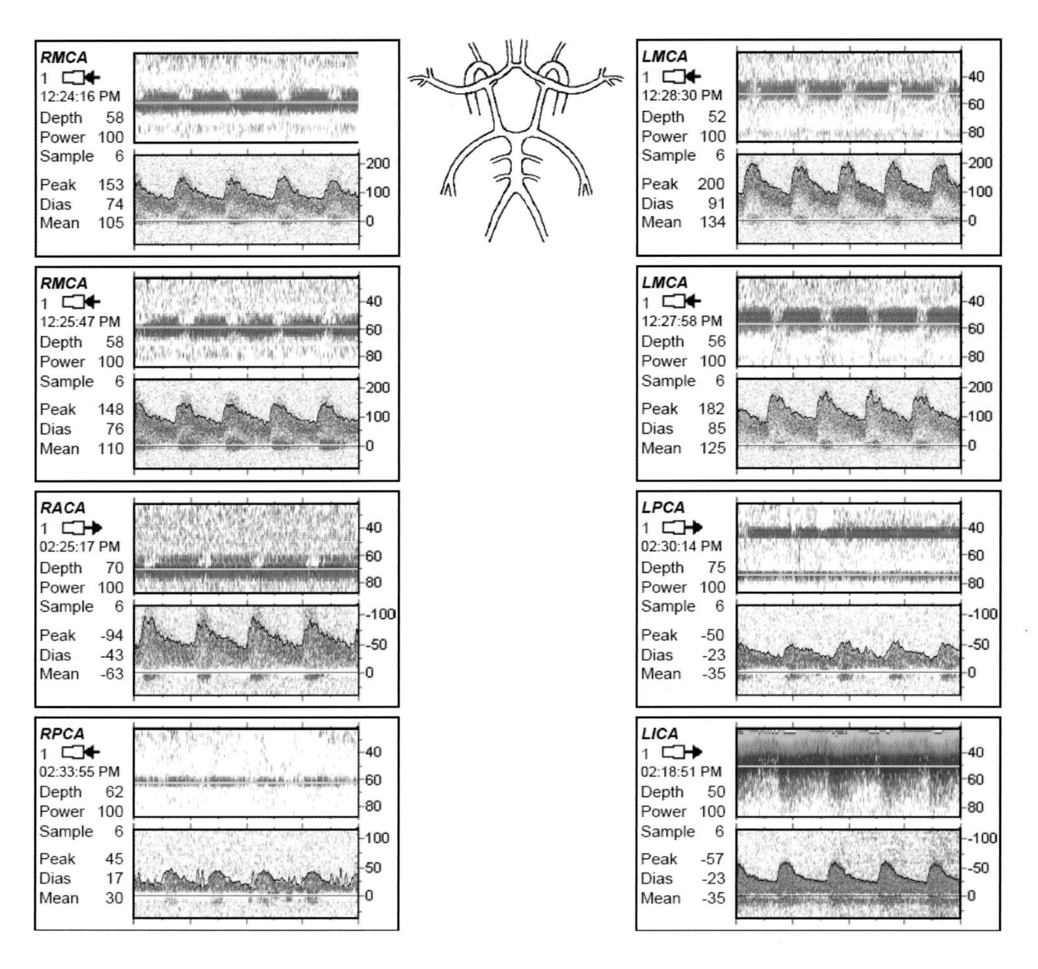

그림 9. 미만성 혈류 증가를 보여주는 뇌혈류 검사 소견. 갑상선기능항진증에 의하여 뇌혈류가 전반적으로 증가하여 박동성 이명이 유발되었다.

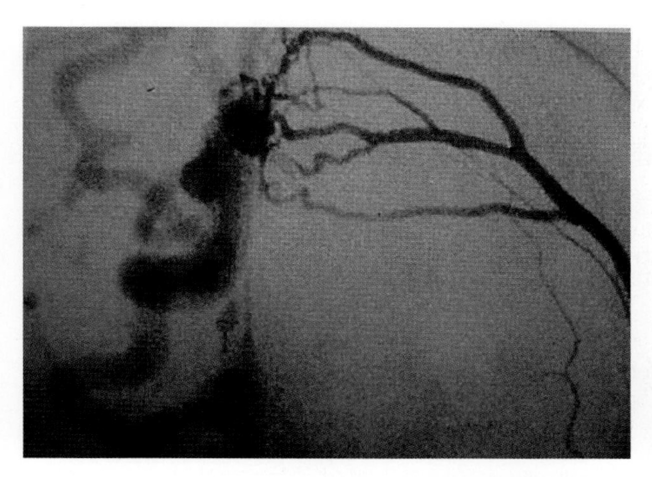

그림 10. 경막 동정맥 누관. 경막 동정맥 기형이라고도 불리는 경막 동정맥 누관은 수막 동맥과 수막 정맥 혹은 경막 정맥동이 비정상적으로 직접 연결된 것이다.

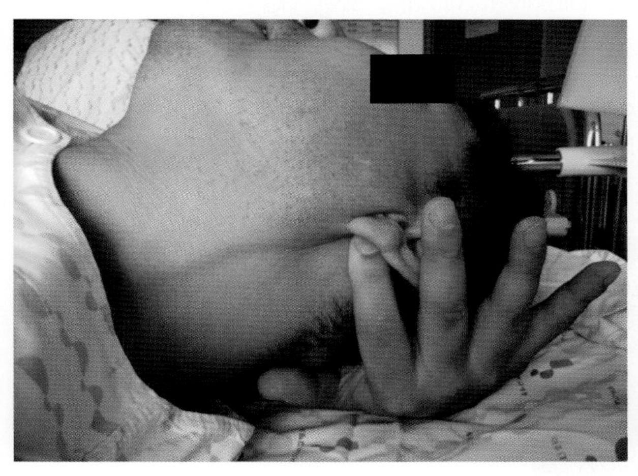

그림 11. 경막 동정맥 누관 환자가 박동성 이명을 완화시키는 동작. 동맥 흐름을 멈추게 하기 위해 충분한 압력으로 AVF 부위를 눌러서 동맥의 흐름을 멈추게 하면 이명이 없어진다.

*특발성 박동성 이명

"특발성 박동성 이명," "본태성 박동성 이명"과 "정맥 잡음(venous hum)"은 원인이 불분명한 박동성 이명을 나타내는 말로서 모두 동의어이다. 특발성 박동성 이명을 보이는 환자들은 연령대가 20~40대이고 여성이 더 많다. 특발성 박동성 이명의 원인은 내경정맥이 환추의 외측 돌기 주변으로 구부러지는 부위에서 혈류가 와류되기 때문으로 생각된다. 발살바 수기나 심호흡을 하면 이명이 강해지고 이명이 있는 곳과 반대쪽으로 고개를 돌릴 때에도 이명이 강해진다. 한편 이명이 있는 쪽으로 고개를 회전하면 이명이 약해진다. 경정맥을 압박

할 때 박동성 이명이 없어진다면 정맥 잡음일 가능성이 많다. 필자의 경험에 의하면 고개를 숙이면 박동성 이명이 없어진다는 사람들도 있다. 도출 정맥(emissary vein)이 원인일 경우에 귀 주위에 압력을 가하면 이명이 없어진다. 그 외에도 dominant venous system, venous diverticulum with stricture, transverse sinus stenosis 등이 원인일 수도 있다.

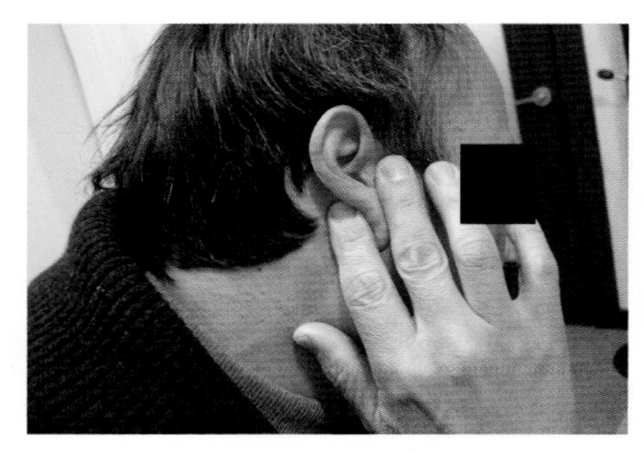

그림 12. 정맥 잡음을 없애는 법. 정맥 잡음으로 인한 이명은 귀 주위에 국소 압력을 가하면 없어진다.

아래 사진은 경정맥구 게실(jugular bulb diverticulum)을 보여 주는 CT 사진이다. 30세 여자가 2년 전부터 발생한 좌측의 박동성 이명으로 내원하였다. 좌측 귀 뒤를 누를 때 소리가 줄어들었기 때문에 경정맥과 관련이 있을 것이라고 추정하여 측두골 CT를 촬영한 결과, 경정맥구 게실이 발견되었다.

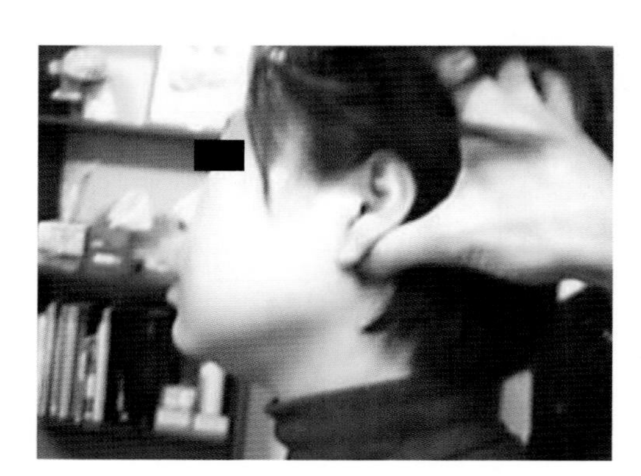

그림 13. 경정맥구 게실. 좌측 귀 뒤를 누르면 박동성 이명이 없어졌다.

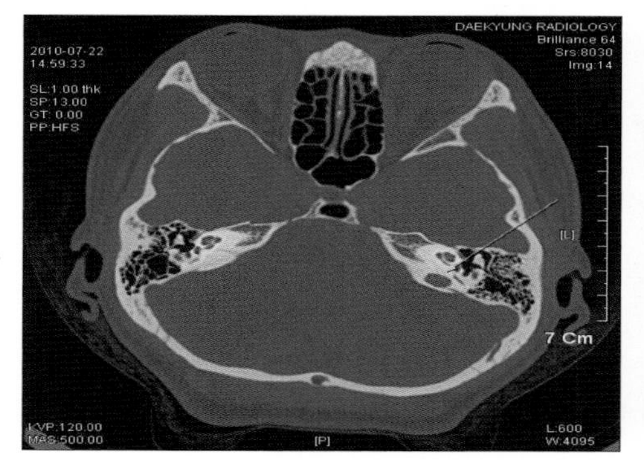

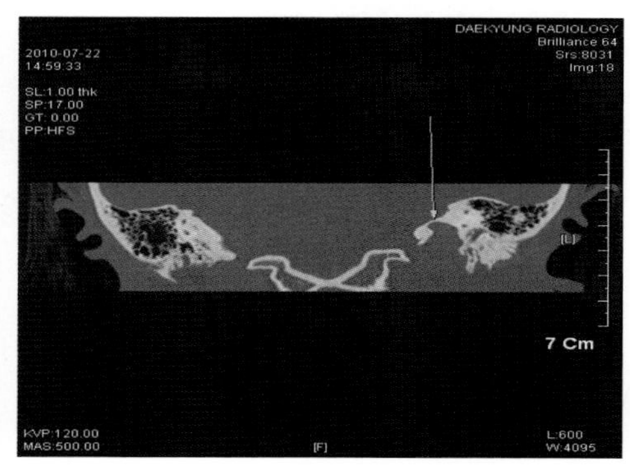

좌측 경정맥구 게실을 나타내는 CT 사진이다(파란색 화살표).

*Somatosensory pulsatile tinnitus syndrome

박동성 이명은 대부분 혈관에서 비롯되나, 그렇지 않은 경우도 있다. "Somatosensory pulsatile tinnitus syndrome"은 박동처럼 들리지만, 혈관에서 나오는 소리가 아니라 somatosensory system의 활성도가 심박동에 의하여 영향을 받기 때문에 생기는 현상이다.

2. 박동성 이명의 검사

전체 혈구 계산(CBC)과 갑상선 기능 검사는 높은 심박출량 상태를 야기하는 빈혈이나 갑상선기능항진증이 의심될 때 필요하다. 또한 경동맥 죽상경화증이 의심되는 경우에는 경동맥 초음파 검사를 시행한다. 이경 검사로 외이도나 고막이 정상일 경우에 MRI, MRA, MRV가 필요하다. 뇌실이 작거나 공터키안(empty sella)이 관찰된다면 "가성 뇌종양 증후군"일 가능성이 크다. MRI상에서 피질 정맥이 확장되어 있다면 동정맥 기형(arteriovenus malformation, AVM)일 가능성이 있다. 경막 정맥동 혈전증(dural venous sinus thrombosis)은 MRV로 진단할 수 있다. 박동성 이명 혹은 두부 잡음(head bruit)이 들리는 환자에서 MRI/MRA/MRV가 모

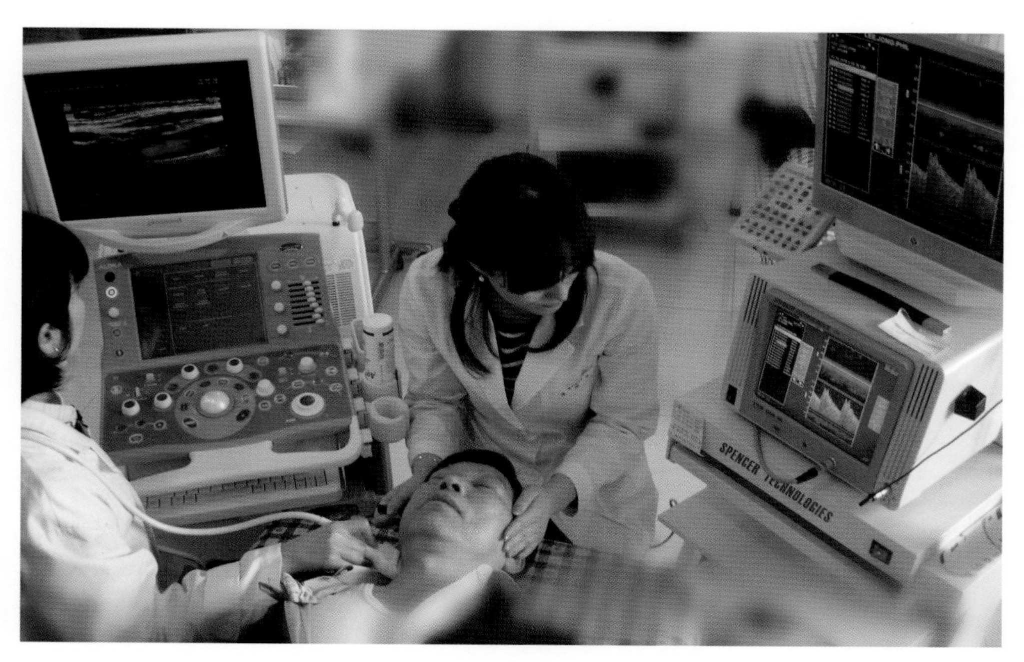

그림 14. 뇌혈류 검사 장면. 경동맥 검사와 뇌혈류 검사(경두개 도플러)를 하는 장면이다.

두 정상이라면, 그 다음 단계로 "경막 AVF"와 "섬유근성 이형성증(fibromuscular dysplasia)"을 확인하기 위해 경동맥 혈관조영술이 필요하다. 고막 안쪽에 종괴가 보일 경우에는 고해상도 측두골 CT를 시행하여 사구 고막(glomus tympanicum), 내경동맥 이상(aberrant internal carotid artery), 경정맥구 이상(jugular bulb abnormalities) 등을 찾아낼 수 있다. 사구 경정맥 종양(glomus jugulare tumor)을 가진 환자의 경우에 경동맥 주위에 화학종양(chemodectoma)이 있는지를 확인하기 위해 경부 CT 검사를 시행하여야 한다.

참고문헌

주요 참고문헌

- Han BI, Lee HW, Kim TY, Lim JS, Shin KS. Tinnitus: Characteristics, Causes, Mechanisms, and Treatments. J Clin Neurol 2009;5(1):11~19.

나머지 참고문헌

- 고의경. 각종 음향부하 후 이명의 Residual inhibition에 관한 청각학적 연구. 대한이비인후과학회지 1990;33:657-670.
- 김성희, 이상흔, 김부선, 권대구, 조태환, 성창섭. 이명의 분석. 대한이비인후과학회지 2002;45:231-7.
- 박시내, 여상원, 정상희, 이수진, 박용수, 서병도. 이명 재훈련 치료의 적용 방법과 치료 효과. 대한이비인후과학회지 2002;45:231-7.
- 이호기, 김창우, 정명현, 김희남. 이명 재훈련 치료에서의 지도 상담의 효과. 대한이비인후과학회지 2004;47:217-21.
- 송병호 역. 번하르트켈러할스, 레굴라 조그 지음. 귀에서 왜 위잉 소리가 나지? 에디터 1999.
- Adams RD, Victor M, Ropper AH. Deafness, tinnitus, and other disorders of auditory perception. In: Adams RD, Victor M, Ropper AH. Principles of neurology. 6th ed. McGraw-Hill 1997;289-291.
- Allain H, Bentue-Ferrer. Clinical efficacy of almitrine-raubasine. Eur Neurol 1998;39(suppl 1):39-44.
- Azevedo AA, Figueiredo RR. Tinnitus treatment with acamprosate: double-blind study. Rev Bras Otorhinolaryngol (Engl ed). 2005 Sep-Oct;71(5):618-23. Epub 2006 Mar 31.
- Baloh RW. Evaluation of hearing. In: Baloh RW, ed. Dizziness, Hearing Loss, and Tinnitus. Philadelphia. F.A. Davis Company 1998;89-105.
- Baloh RW. Approach to the patient with tinnitus. In: Baloh RW, ed. Dizziness, Hearing Loss, and Tinnitus. Philadelphia. F.A. Davis Company 1998;127-136.
- Baloh RW. Symptomatic treatment of tinnitus. In: Baloh RW, ed. Dizziness, Hearing Loss, and Tinnitus. Philadelphia. F.A. Davis Company 1998;207-215.
- Dobie RA. A review of randomized clinical trials in tinnitus. Laryngoscope. 1999 Aug;109(8):1202-11.
- Hole JW. Sense of hearing. In: Hole JW. Human anatomy and physiology. 6th ed. Wm C Brown Publishers 1978;428-435.
- Kileny PR, Edwards BM. Auditory Brainstem Response. In: Jackler RK, Brackmann DE. Neurotology. 2nd ed. Mosby 2005;293-297.
- Meller AR. Tinnitus. In: Jackler RK, Brackmann DE. Neurotology. 2nd ed. Mosby 2005;183-193.
- Meyer B. A multicenter study of tinnitus. Epidemiology and therapy. Ann Otolaryngol Chir Cervicofac. 1986;103(3):185-8. Article in French.
- Murai K, Tyler RS, Harker LA, Stouffer JL. Review of pharmacologic treatment of tinnitus. Am J Otol. 1992 Sep;13(5):454-64.
- Ohsaki K, Ueno M, Zheng HX, Wang QC, Nishizaki K, Nobuto Y, Fujimura T. Evaluation of tinnitus patients by peroral multi-drug treatment. Auris Nasus Larynx. 1998 May;25(2):149-54.
- Sanchez TG, Balbani AP, Bittar RS, Bento RF, Camara J. Lidocaine test in patients with tinnitus: rationale of accomplishment and relation to the treatment with carbamazepine. Auris Nasus Larynx. 1999 Oct;26(4):411-7.
- Shulman A. Impairment, handicap, disability, and tinnitus. In: Shulman A, Aran JM, Tonndorf J, Feldmann H, Vernon JA, editors. Tinnitus: Diagnosis/Treatment. Philadelphia. Lea and Febiger 1991;431-47.
- Sismanis A. Pulsatile Tinnitus: Advances in Diagnosis and Treatment. In: Jackler RK, Brackmann DE. Neurotology. 2nd ed. Mosby 2005;204-212.
- Troost T, Waller MA. Hearing Loss and Tinnitus Without Dizziness or Vertigo. In: Bradley WG, Daroff RB, Fenichel GM, Marsden CD. Neurology in Clinical Practice. 2nd ed. Butterworth-Heinemann 1996;233-241.

| 한글 색인 |

한병인 박사의 "어지럼을 예방하는 생활"

(1) 계단 운동. 필자의 진료실은 11층에 있기 때문에 계단을 이용하여 체력을 유지한다. 올라갈 때에는 순발력이 강해지고 내려갈 때에는 평형기능이 강해진다.

(2) "계단 전시회"의 포스터(2009년 6월). 계단 운동을 장려하기 위해 300여 점의 초상화를 계단에 전시하였다. 필자는 색연필을 사용하여 초상화를 5분 만에 그린다.

(3) 버스 타기. 버스를 타면 전정기관과 체성감각이 강해진다.

(4) 추위를 막는 발목 양말. 버스를 기다릴 때 추위를 막아준다. 내복을 입기 싫을 때 착용한다. 축구 선수들이 사용하는 양말이다.

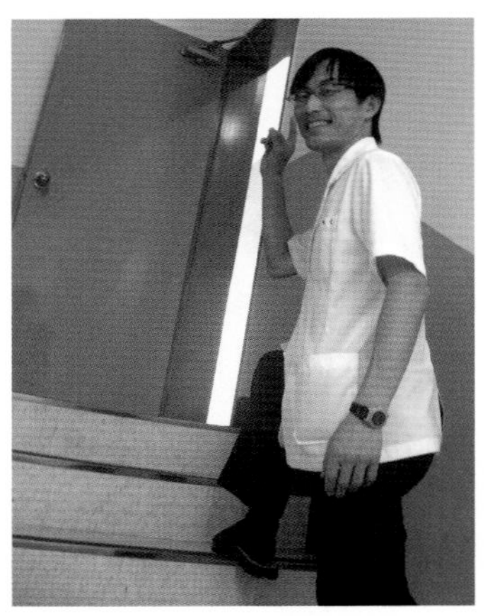

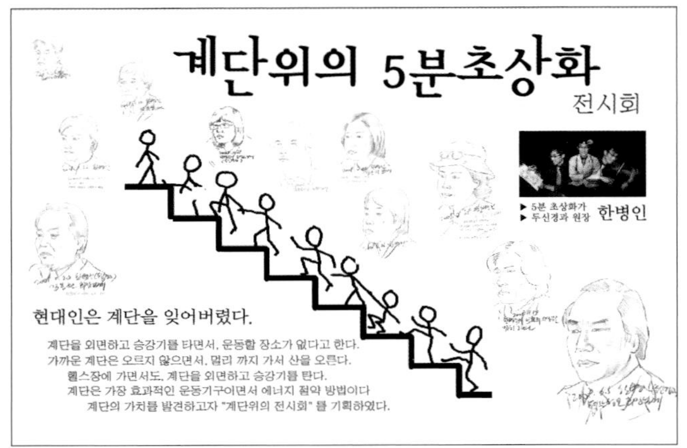

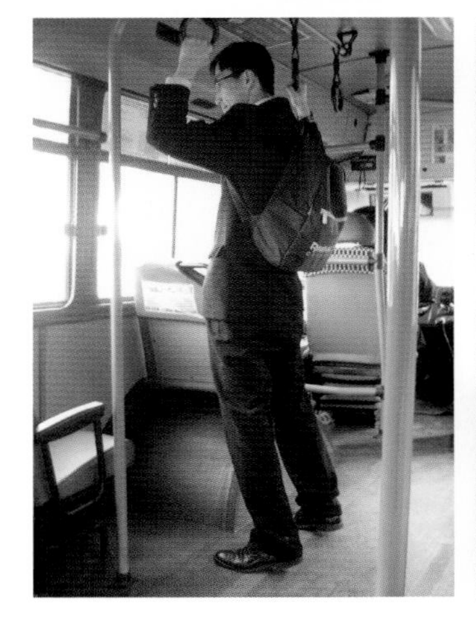

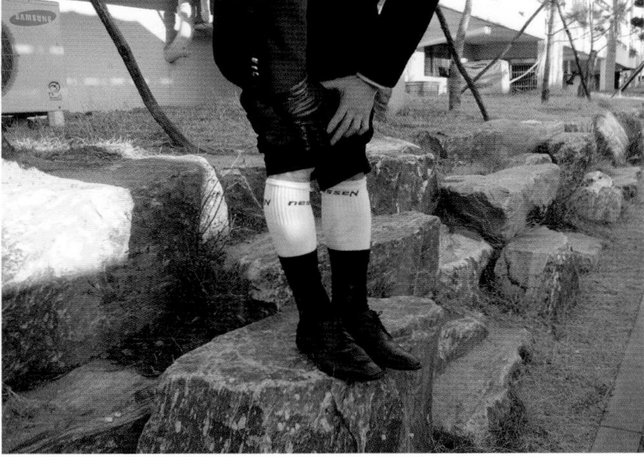

한병인 박사의 친환경 명찰 (Eco Name Card)-1

환경이 깨끗해야 우리도 건강하다. 요즘 학술대회에서 주로 사용하고 있는 명찰의 플라스틱 커버는 환경오염을 유발한다. 플라스틱 커버를 사용하지 않고, 아래와 같이 종이와 끈만을 사용한다면 환경오염을 줄일 수 있을 것이다.

(1) 준비물: 인쇄된 명찰, 스테이플러, 스카치테이프, 끈(목에 걸 수 있을 정도의 길이)

(2) 끈을 묶어서 명찰이 접힌 사이에 끈을 넣는다.

(3) 스테이플러로 명찰이 접히게 고정하면서 동시에 끈을 고정한다.

(4) 스테이플러 침으로 인해 옷이나 피부에 상처가 생기는 것을 방지하기 위해 스카치테이프로 스테이플러 침이 돌출된 부위에 붙인다.

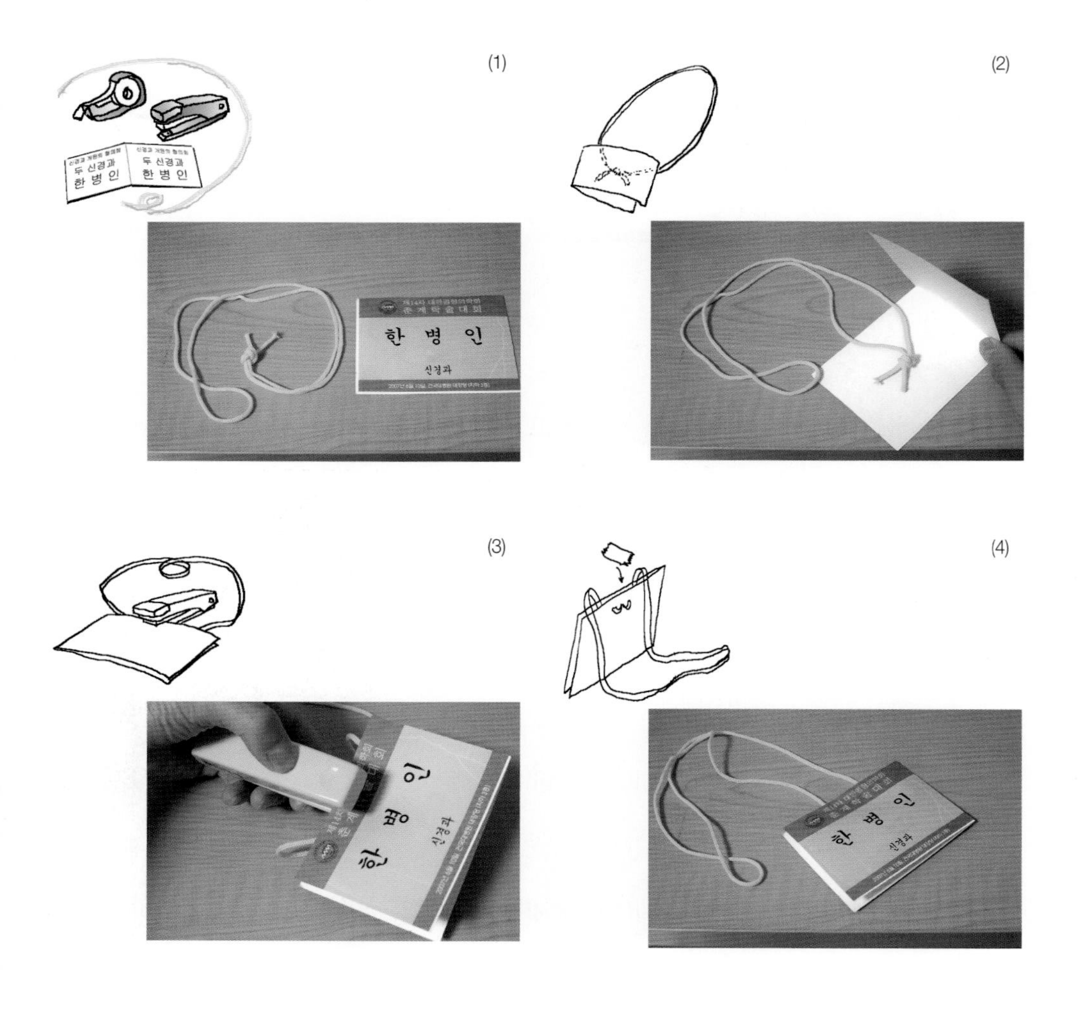

한병인 박사의 친환경 명찰 (Eco Name Card)-2

MS Office의 파워포인터를 이용하면 아래 그림과 같이 이름을 거꾸로 입력하여 프린트할 수 있으므로 친환경 명찰을 만들기가 더욱 간단하다.

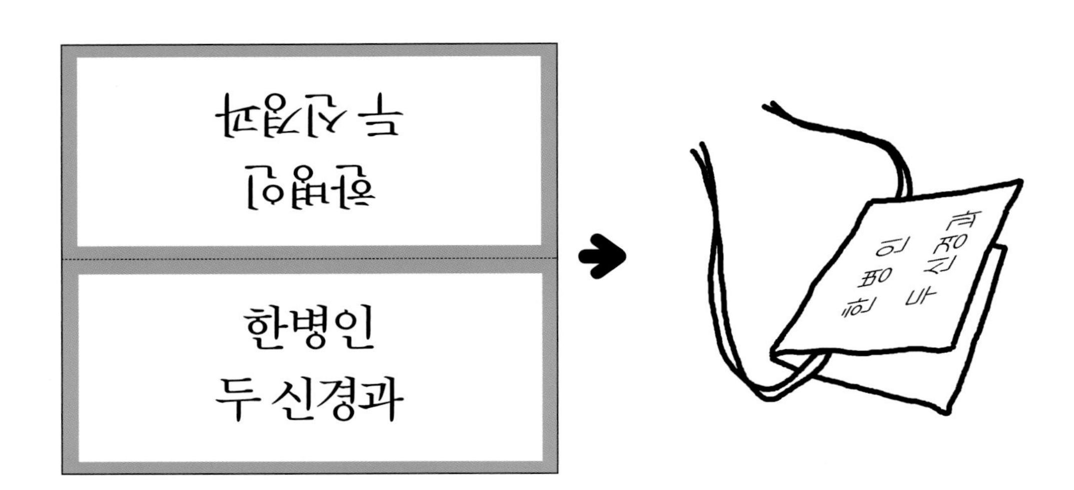

● 푸른솔 의학신서 - 어지럼증 / 초음파 뇌혈류 검사 / 욕창

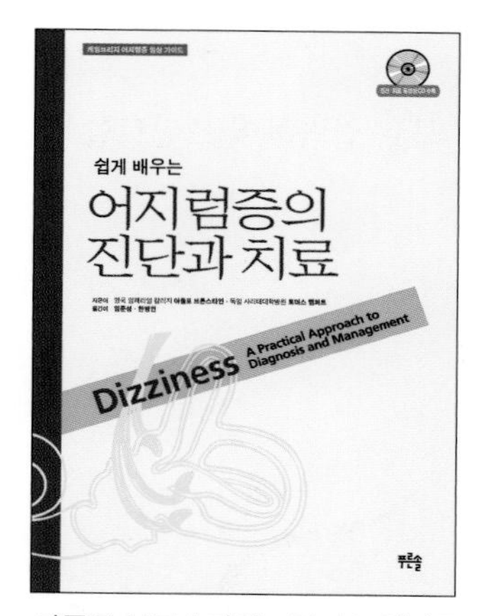

이 책은 혁신적인 접근법을 채택해 재발성 현기증 또는 체위성 현기증처럼 쉽게 알아볼 수 있는 임상 증상들로 구성되어 있다. 독자들의 편의를 위하여 각 질환의 핵심 특징을 포함하는 감별진단 표를 각 장의 시작 부분에 두었다. 이어 병력청취와 임상검사에 대해 논의하고 '단서가 없다면 이렇게 하라' 란 조언으로 각 장은 끝난다. 흔한 질환들은 자세히 설명하였고 드문 질환들은 간략히 다뤘다. 기초과학 측면은 임상의에게 꼭 필요한 부분으로 제한했다.
동영상으로 제작된 CD는 임상검사, 안진소견, 진단 및 치료적 체위변환, 전정재활 운동과 아울러 흔한 임상적 이상의 유용한 예들을 보여준다.
이 책을 가까이 하면 보다 많은 의사들이 확신을 가지고 다음번에 내원하는 어지럼증 환자에게 쉽게 다가갈 수 있을 것이다.

아돌프 브론스타인 · 토머스 렘퍼트 지음 임준성 · 한병인 옮김 정가 48,000원**(CD 포함)**

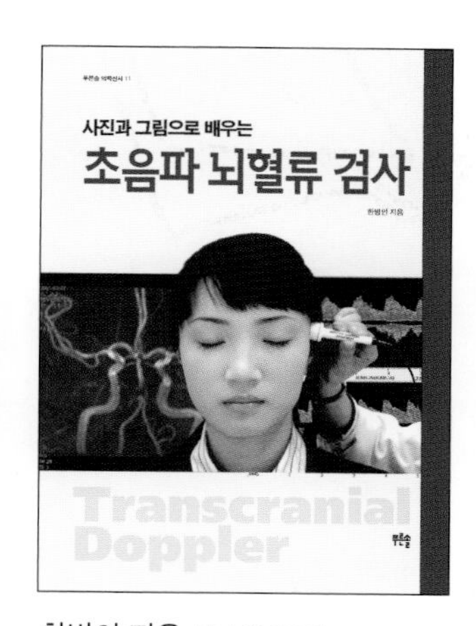

'초음파 뇌혈류 검사' 를 하기 위해서는 뇌혈관의 위치와 혈류역학에 대한 지식이 필요하다. 이 책은 방사선학적 사진과 그림을 많이 인용하여, 초음파 뇌혈류 검사에 필요한 지식을 쉽게 이해할 수 있도록 하였다. 또한 뇌혈관 질환의 진단에 필요한 다양한 지표와 질환별 진단기준을 수록하여 '초음파 뇌혈류 검사' 로 정확한 진단을 할 수 있게 하였다. 이 책의 뒷 부분에는 다양한 증례, 처방전, 판독결과지 양식을 소개하였고, 마지막 부분에는 '뇌혈관 모형' 을 만드는 방법과 국내에서 구입할 수 있는 초음파 뇌혈류 검사기들을 소개하였다.

한병인 지음 정가 45,000원

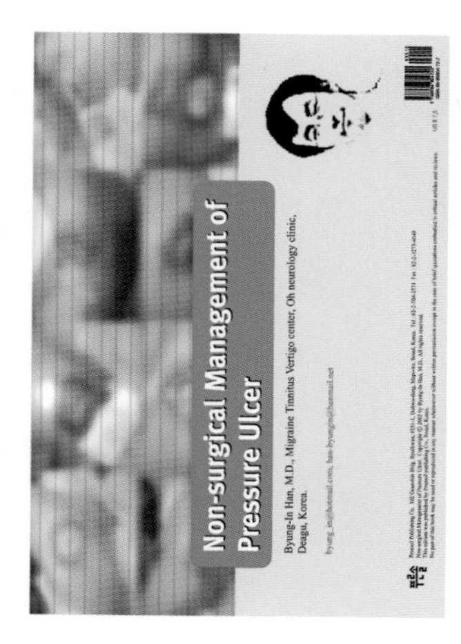

욕창의 비수술적 치료(영문판)

Non-surgical Management of Pressure Ulcer

한병인 지음 정가 $7.5

Pressure ulcers are a significant health problem for patients in long-term care facilities. My intention in this booklet is to introduce standardized wound protocols based on my experience and published materials. I owe great gratitude to the nurses and helpers who took care of the patients with me.